Repertòrium

für

Anatomie und Physiologie.

Kritische Darstellung fremder und Ergebnisse eigener Forschung.

Von

G. Valentin.

Ersten Bandes
Erstes und Zweites Heft.
Mit einer Kupfertafel.

Berlin:
Verlag von Veit und Comp.

1836.

Vorrede.

Noch nie war die Zahl der dem Naturforscher zu seinen Untersuchungen zu Gebote stehenden Hilfsmittel so groſs und deren Einrichtung so vollkommen, als in gegenwärtiger Zeit. Die auſserordentliche Verbesserung der optischen Apparate, eine feinere chemische Analyse, neue Instrumente zu delicateren experimentellen Operationen verschaffen uns ohne sehr bedeutende Anstrengung Resultate, welche noch vor wenigen Jahren den Meisten kaum erreichbar geschienen haben würden. Wie es daher leicht ist, in einem früher völlig unbekannten Welttheile Entdeckungen auf Entdeckungen zu häufen, so begegnet man

**

auch jetzt auf jedem Schritte der durch die aufserordentliche Vollkommenheit der Instrumente in so hohem Grade unterstützten Forschung früher nie geahneten Thatsachen, welche theils schon an und für sich, theils aber auch im Verein mit anderen zusammenhängenden Factis von höchster Wichtigkeit sind. Man kann deshalb nicht sowohl von einzelnen Entdeckungen sprechen, welche in unseren Tagen gemacht werden. Es sind vielmehr sämmtliche Naturwissenschaften in Reformen begriffen, bei denen selbst die ersten Grundprincipien häufig erschüttert und umgestaltet werden.

Abgesehen von dem so hohen Grade wissenschaftlichen Interesses, welchen alle diese Forschungen gewähren, greifen sie auch immer tiefer in das praktische Leben selbst ein. Um in dieser Hinsicht bei der medizinischen Wirksamkeit stehen zu bleiben, will ich nur erinnern, welchen Einflufs die neueren anatomischen und physiologischen Untersuchungen über das Leben der Pflanzen, über das Blut, das Nervensystem, die Verdauung und dergl. auf unsere Therapie und Chirurgie haben, wie sehr das genauere Studium der Entwickelungsgeschichte im gesunden und kranken Zustande die Geburtshilfe fördert, wie wesentlich die Erkenntnifs der Genese der Monstra, die Entdeckung der Flimmerbewegungen, die Versuche über die Functionen der einzelnen Theile des Gehirnes und des Rückenmarkes wichtige Satzungen unserer gerichtlichen Medizin umschaffen oder begründen. Ja soll überhaupt unsere gesammte Arzneiwissenschaft eine sichere Basis erhalten, so kann diese nur die genaueste physiologische Kenntnifs des gesunden und des kranken Zustandes seyn.

Der Verfasser sieht es nun als einen Hauptzweck seines Lebens an, nach seinen schwachen Kräften diese Tendenz, so sehr es ihm gestattet ist, zu fördern. Er sucht immer durch fortgesetzte Forschungen, theils die von Anderen gefundenen Thatsachen durch eigene Anschauung, wo möglich, kennen zu lernen, theils, so weit es angeht, Neues dem Bekannten hinzuzufügen. Um aber ein fortlaufendes Organ für seine temporären Bemühungen zu besitzen, hat er das gegenwärtige Unternehmen angefangen. In diesem ersten Doppelhefte wurden absichtlich die Aufsätze so gewählt, dafs sie die verschiedensten Fächer, Pflanzenphysiologie, menschliche und vergleichende Anatomie, Thierphysiologie und Pathologie, interessiren, damit hier zu Anfange probeweise gezeigt würde, welche Theile der Wissenschaft in dieses Repertorium gehören. Aufser den Originalabhandlungen wird aber auch noch eine möglichst kritische Darstellung der Resultate fremder Forschungen geliefert werden, so dafs diese Arbeit zugleich als summarische Uebersicht der wichtigsten Erfolge der Leistungen unserer Zeit dienen kann.

Eingedenk des ewig wahren Spruches des unsterblichen Haller: „ut naturam novi, vix eum umquam dimittit, a quo consulitur, quin laboris aliquod praemium reddat", glaubt der Verf., dafs es wohl nie an Materialien zu diesen Bemühungen fehlen werde. Um aber seinen Arbeiten die nöthige Reife geben zu können, hat er es vorgezogen, das Erscheinen der einzelnen Abtheilungen des Repertoriums nicht an bestimmte Zeiträume zu binden. Er hofft jedoch jährlich drei bis vier Hefte liefern zu können, welche zugleich stets die kritische Darstellung der physiologischen Leistungen des unmittelbar vorhergehenden Jahres enthalten werden.

Breslau, im Junius 1836.

Valentin.

Inhalt des ersten und zweiten Heftes.

Kritische Darstellung
der
Resultate der physiologischen Leistungen,
welche dem Jahre 1835 angehören.

Der objective Character, welchen die Naturwissenschaften überhaupt, und das Centrum derselben, die Physiologie insbesondere, in der neuesten Zeit sich angeeignet haben, das Bestreben, auf dem Wege der Beobachtung und des Versuches die unendlichen Formen der Natur zu erkennen und zu verarbeiten, geben den Leistungen unserer Tage einen mehr dauernden und unveränderlichen Werth, der sich so lange nicht verlieren dürfte, als die Menschheit dem eingebornen und durch die Verhältnisse der Gesellschaft gebotenen Triebe der Forschung sich hingeben wird. Wenn auch einst im Laufe der Jahre und Jahrhunderte die Namen der Forscher und Entdecker dem Andenken der Nachwelt entschwinden sollten; den Schatz der durch sie erworbenen Kenntnisse vermöchte nur die tiefste Barbarei zu vernichten, wenn nicht der hohe Einfluſs, den die gewonnenen Resultate auf unser ganzes sociales Leben haben, auch dieses sicher verhinderte.

Beinahe alle civilisirten Länder Europa's, so wie das gebildetere Amerika sind in dem regesten Wettstreite begriffen. Fast jede dieser Nationen hat ihre Häuptlinge, die mit bewunderungswerthen Kräften ausgerüstet zwar nicht als Reformatoren auftreten (etwas der Art ist im strengsten Sinne genommen in der beobachtenden Naturforschung nicht mehr möglich), doch Entdeckungen auf Entdeckungen häufen, und die Wissenschaft von dem Schwalle von Hypothesen, Verfälschungen und Irrthümern reinigen; fast jedes Volk hat eine gröſsere oder geringere Zahl von fleifsigen, mehr oder minder reich begabten Männern, die, wenn auch nicht in Vielem, doch viel arbeiten. Ueberall tritt das unselige Princip, die Natur nach eigenem Dünkel aufzufassen und zu modeln, immer mehr in den Hintergrund. Ein frischer lebenskräftiger, aller Scholastik der Schule entfremdeter Geist giebt sich da kund, wo man von der reichen Mutter Natur begierig jede Belehrung erwartet, ohne sich durch selbstgeschaffene Bilder kindisch zu hintergehen.

Wahr ist es, dafs alle diese Arbeiten mehr Probleme, als Resultate liefern, dafs jeder von uns das alte Sokratische Wort mit mehr Recht auszusprechen vermag, als der griechische Weltweise selbst. Doch scheint diese Wahrheit nur trostlos; dafs sie es nicht sey, wird jeder Naturforscher bezeugen, der mit freudigem Muthe dem Labyrinthe der Phänomene folgt, wird jeder Arzt bekräftigen, der mit Mühe und Aufmerksamkeit Symptom zu Symptom zusammenträgt, um nur den Proteus der Krankheit wahrhaft kennen zu lernen. Die Natur, wo sie auch beobachtet wird, ist kein blofses Rechenexempel, bei dem die Zahlen nur des Resultates wegen da sind. Jede Ziffer ist gleich wichtig und sie allein vermag das Gefühl schon hinreichend zu fesseln, wenn auch der Verstand Combinationen zu machen fortwährend nöthigt.

Deutschland, obgleich an Mitteln ärmer, als mancher seiner Nachbarstaaten, nimmt unbedingt auch in dieser Richtung des Wissens gegenwärtig eine der ersten Stellen ein. Ja als sey es noch nicht hinreichend, dafs in dem Mutterlande selbst die regste Theilnahme herrsche, glänzen auch in den meisten fremden Gebieten Sterne erster Gröfse, die in Deutschland nicht nur geboren sind — was am Ende mehr zufällig und weniger hervorzuheben wäre — sondern hier ihre Bildung empfangen und die heilbringende Richtung ihres Geistes zuerst entschieden geäufsert haben. Fleifs, Ruhe und Hingebung sind die Haupttriebfedern dieser edlen Bestrebungen. Wenn in Frankreich die vergleichende Anatomie aufblühte und die pathologische Anatomie kräftig sich erhebt, wenn dort in allen Gebieten der empirischen Naturforschung der regste Eifer sich stets kund gegeben und fortwährend bewährt, wenn alle von dort ausgegangenen Bemühungen und Leistungen den Charakter einer feinen Sitte und edler Humanität an sich tragen, so steht dort die in Deutschland schon beinahe verlassene Naturphilosophie in einem fast romantischen Kleide da, und lässt es auch hier an mancher unangenehmen Schattenseite keineswegs fehlen. Wie bei jeder genialen Nation sind aber auch die Ausnahmen um so rühmlicher und unantastbarer. Englands Stellung, besonders zu den transmarinen Ländern, giebt ihm schon von vorn herein einen mächtigen Vorsprung bei Behandlung von Naturgegenständen, während die ruhige Genialität seiner Forscher sich wohl der Neuheit, jedoch weniger glücklich der Kürze befleifsigt. Italien, obgleich der Zahl nach an Gelehrten ärmer, liefert doch Arbeiten, denen im Allgemeinen jener ihm eigenthümliche künstlerische Sinn weder im Worte noch in der Zeichnung abgeht. Endlich Rufsland mit seinen grofsartigen Mitteln und Leistungen, so wie Schweden und Dänemark mit seinen bedächtigen und emsigen Arbeitern tragen nicht wenig bei, unserem Zeitalter den Namen des goldenen in der Geschichte der Naturwissenschaften zu erwerben.

Aber mögen auch diese unendlichen Vorzüge uns nicht verblenden, dafs wir die wesentlichen, unserer Zeit noch anhängenden Mängel übersehen oder beschönigen. Je mehr eine Wissenschaft nur ihre Objectenwelt darstellt, ohne durch die transitorischen Verhältnisse des bürgerlichen Lebens afficirt zu werden, um so mehr entspricht sie ihrer hohen und göttlichen Bedeutung. Der kleinliche Egoismus, die Sucht in den Gesehenen sich eine Ehrensäule zu errichten, oder gar die philisterhafte Ansicht, als habe man über Dinge, die man einmal bearbeitet, ein absolutes Endurtheil, als vermöge man hier eine gewisse Monarchie zu behaupten, geben sehr vielen Leistungen unserer Tage einen höchst widerlichen, bisweilen sogar einen lächerlichen Anstrich. Leider lassen sich viele Hohe und Niedere auf gleiche Weise von diesem Trugbilde der Eitelkeit und Falschheit verleiten. Wenn einst die Nachwelt, sey es schonend oder in ernster Rüge, diesen grofsen Mangel anführen wird, dürfte auch in dieser Beziehung unser Vaterland nicht den letzten Rang einnehmen.

Soll daher ein Referent, der es unternimmt, über die Fortschritte und Leistungen der Physiologie oder irgend einer andern medicinischen Disciplin zu berichten, sowohl dem Geiste des Tages, als den höheren, durch die Wissenschaft (wenn auch minder durch die Verhältnisse) gestellten Forderungen entsprechen, so mufs er einerseits die fast unabsehbare Zahl von Factis sorgfältig zusammentragen und ordnen, andrerseits rein objectiv verfahren und sich von jedem Lobe oder Tadel gleich fern halten. Nur über Wahrheit oder Unwahrheit der Facta selbst sey Bemerkungen zu machen erlaubt. Aber auch dieses Letztere könnte leicht den Schein von Arroganz und Hochmuth oder von niederer Krittelsucht an sich tragen; wenn nicht gerade in den Naturwissenschaften jede gute Beobachtung und jedes brauchbare Experiment so beschaffen seyn müfste, dafs es Jeder unter den passenden Umständen wahrzunehmen und auf das Genaueste zu sehen vermag. Das Sehen ist weniger Sache des Talentes, als des Fleifses und der Emsigkeit, besonders sobald es sich nur darum handelt, Anderen nachzuarbeiten. Hierzu kommt noch, dafs man jede medicinische Darstellung erst dann recht versteht und würdigt, wenn man sie nicht allein durch die todte Schrift, sondern auch in der Natur selbst kennen gelernt hat.

Das ganze Gebiet der physiologischen Disciplinen hat Ref. in folgende sechs Abtheilungen gebracht: 1. Allgemeine Physiologie. 2. Pflanzenphysiologie. 3. Menschliche Anatomie. 4. Vergleichende Anatomie. 5. Entwickelungsgeschichte, und 6. Experimentalphysiologie. Um jedoch alle Wiederholungen zu vermeiden, sind Nr. 3 und 4. in eine Abtheilung zusammengefafst worden.

Nicht blofs von einzelnen Aufsätzen und Abhandlungen sind die wichtigsten Resultate aufgenommen und zusammengestellt. Ref. hielt es auch für Pflicht aus den ganze Disciplinen behandelnden Werken die vorzüglichsten neuen Hauptsachen hervorzuheben und anzuführen. Die Anordnung entspricht allein dem Fortgange der Disciplinen. Daher nothwendiger Weise die meisten Schriften mehrfach angeführt werden mufsten.

Litteratur[1]).

*I. Abhandlungen der Königl. Akademie der Wissenschaften zu Berlin. Aus dem Jahre 1833. Berlin 1835. 4.

---

1) Die mit Sternchen bezeichneten Werke hat Ref. selbst zu dieser Arbeit zu benutzen vermocht. Dafs die wichtigsten in den beiden letzten Monaten des Jahres 1834 erschienenen Schriften ebenfalls berücksichtigt werden, liegt in der Natur der Sache. Einzelne später eingelaufene Werke sind dem Texte selbst noch einverleibt, oder nachgetragen.

*II. Nova Acta Academiae Caesareae Leopoldino - Carolinae. XVII. 1 et 2. 1835. 4.

*III. Mémoires présentés par divers savans à l'Academie royale des sciences de l'institut de France. VI. 1835. 4.

*IV. Philosophical Transactions. 1835. 4.

V. Königl. Vetenskaps Academiens Handlingar. 1835. 8.

*VI. Memorie della reale Academia delle scienze di Torino. XXXVII. 1835. 4.

*VI. a. Memorie della reale Academia delle scienze di Torino. XXXVIII. 1835. 4.

*VII. Mem. de l'academ. Impériale des sciences de St. Petersbourg. II. 1834—35. 4.

*VIII. Mem. de l'acad. imp. de St. Petersbourg présentés par divers savans. Tom. II. 1834—35. 4.

*IX. Nouvelles Annales du Muséum d'histoire naturelle. III—V. 1834—36. 4.

*X. Mémoires de la societé de Génève. VII. 1835. 4.

*XI. Transactions of the Linnean society. XVII. 2. 1835. 4.

XII. Proceedings of the zoological society of London. 1835. 8.

*XIII. Annalen des Wiener Museums der Naturgeschichte. Bd. 1. 1835. 4.

*XIV. Verhandlungen des Vereines zur Beförderung des Gartenbaues in den Königl. Preufsischen Staaten. 21. Lieferung. 1835. 4.

*XV. Verhandlungen der schlesischen Gesellschaft für vaterländische Cultur im Jahre 1835. 1836. 4.

*XVI. Jahrbücher des ärztlichen Vereines in München. I. 1835. 8.

*XVII. Annales des sciences naturelles a. Zoologie b. Botanique. 1835. 8.

*XVIII. L'institut. 1835. Fol. min.

XIX. Tijdschrift voor natuurlyke Geschiedenis en Physiologie. Uitgegeven door van der Hoeven en Vriese. II. 1835. 8.

*XX. Zeitschrift für Physiologie, herausgegeben von Tiedemann und G. R. und C. L. Treviranus. V. 2. 1835. 4.

*XXI. Notizen aus dem Gebiete der Natur und Heilkunde, gesammelt von Froriep. 1835. 4.

*XXII. Wiegmann's Archiv für Naturgeschichte. 1835. 8.

*XXIII. Joh. Müller's Archiv für Anatomie, Physiologie und wissenschaftliche Medizin. II. 1835. 8.

*XXIV. Rust's Magazin für die gesammte Heilkunde. 1835. 8.

*XXV. Hecker's neue wissenschaftliche Annalen. 1835. 8.

*XXVI. Hufeland's Journal der praktischen Heilkunde. 1835. 8.

*XXVII. Medizinische Zeitung des Vereins für Heilkunde in Preussen. 1835. 4.

*XXVIII. Medizinische Jahrbücher des k. k. österreichischen Staates. VIII. u. IX. 1—4. 1835. 8.

*XXIX. Gelehrte Anzeigen, herausgegeben von den Mitgliedern der Münchner Akademie. 1835. 4.

*XXX. Jahrbücher der gesammten in- und ausländischen Medizin, herausgegeben von Schmidt. 1835. 4.

*XXXI. Isis von Oken. 1835. 4.

*XXXII. Flora oder Regensburger botanische Zeitung. 1835. 8.

*XXXIII. Linnaea, herausgegeben von v. Schlechtendal. 1835. 8.

*XXXIV. Behrend's Repertorium der medizinisch-chirurgischen Journalistik des Auslandes. 1835. 8.

*XXXV. Casper's Wochenschrift für die gesammte Heilkunde. 1835. 8.

*XXXVI. v. Ammon's Zeitschrift für Ophthalmologie. V. 1835. 8.

*XXXVII. v. Gräfe und v. Walther, Journal für Chirurgie und Augenheilkunde. 1835. 8.

*XXXVIII. Siebold's Journal für Geburtshilfe. 1835. 8.

*XXXIX. Neue Zeitschrift für Geburtskunde von Busch, d'Outrepont und Ritgen. III. 1835 8.

*XL. Journal für praktische Chemie, herausgegeben von Erdmann und Schweigger-Seidel. Bd. V. 1835. 8.

*XLI. Poggendorf's Annalen der Physik und Chemie. Bd. XXXV. 1835. 8.

*XLII. G. W. Bischoff, Lehrbuch der Botanik. Bd. II. Hft. 1 u. 2. 1834—35. 8.

In dem bekannten Tone der mehr angenehmen Erzählung fortfahrend, ohne jedoch weder den Ernst der Wissenschaft, noch mögliche Vollständigkeit der Facta aus den Augen zu lassen.

*XLIII. Reum Pflanzenphysiologie. 1835. 8.

Naturphilosophiseh mit praktischen Anmerkungen.

*XLIV. L. C. Treviranus, Physiologie der Gewächse. Bd. I. 1835. 8.

Vollständig in fremden und eigenen, theils neuen, theils älteren Factis. Bedächtige, doch etwas einseitige Kritik. Die aus der thierischen Physiologie entlehnten Sätze fast sämmtlich hinter dem gegenwärtigen Standpunkte der Wissenschaft. Die gezwungene Vergleichung zwischen pflanzlicher und thierischer Organisation der Natur der Sache nach meist unglücklich und überflüssig.

*XLV. M. Römer, Handbuch der allgem. Botanik. Bd. I. 1835. 8.

Mit vielfältiger Benutzung einer philosophischen Metamorphosenlehre.

*XLVI. A. Richard, noveaux élémens de Botanique et de physiologie végetale. Cinquième édit. 1834. 8.

Neue Zugabe, zierliche, dem Texte einverleibte, erläuternde Holzschnitte.

*XLVII. A. P. de Candolle's Pflanzenphysiologie, übersetzt v. Röper. 1835. 8.

Mit erläuternden und vervollständigenden, doch oft ins Kleinliche gehenden Anmerkungen des Uebersetzers.

* XLVIII. Alph. de Candolle, Introduction à la Botanique. 1835. 8.

Mit meist vollständiger Benutzung und Verarbeitung des Neuesten, selbst der deutschen Leistungen, unter denen jedoch die von Mohl leider noch ganz unbekannt zu seyn scheinen.

XLIX. Moretti Guido allo studio della fisiologia vegetabile e della botanica. 1835. 8.

* L. J. Berres Anthropotomie. Zweite Auflage. I. 1835. 8.

Die Untersuchungen des Verf. über feinste Blutgefäfse sind einverleibt. Doch stehen die beigefügten erläuternden Steinzeichnungen den in den Wiener Jahrbüchern gegebenen Abbildungen unendlich nach.

* LI. Lauth, neues Handbuch der menschlichen Anatomie. 1835. 8.

Mit einigen, durch die Zeit und die Untersuchungen des Verf. (besonders über histiologische Gegenstände) entstandene Verbesserungen.

* LII. Römer's menschliche Anatomie. 1835. 8.

Mit beigefügten kurzen Notizen aus der vergl. Anatomie und Hinweisung auf die Wiener Sammlung.

LIII. Hueck, Lehrbuch der Anatomie des Menschen. II. 1835. 8.

* LIV. Wagner's vergl. Anatomie. II. 1835. 8.

Allgemeines Bild der morphologischen Metamorphose, mit Angabe vielfältiger litterarischer Nachweisungen und mannigfachen eigenen Beobachtungen.

* LV. Grant, Umrisse der vergl. Anatomie. 1. u. 2. Abth., übers. von Schmidt. 1835. 8.

Rein objektiv; in höchst angenehmem und unterhaltendem Tone; durch Holzschnitte erläutert.

LVI. G. Cuvier leçons d'anatomie comparée. Nouv. édition. 1835. 8.

LVII. Todd the Cyclopaedia of anatomy and physiology. 1835. 8.

* LVIII. Magendie Physiologie, übersetzt von Heusinger. 1835.

* LIX. Joh. Müller, Physiologie. 2. Abth. 1834. 8.

Kritische Darstellung des neuesten Zustandes der Wissenschaft. Bestreben eines mehr exacten naturwissenschaftlichen Charakters, wie er besonders den physikalischen Wissenschaften eigen ist. Vollendete Darstellung der doctrinairen Form der Nervenphysik.

* LX. K. F. Burdach, die Physiologie als Erfahrungswissenschaft. Bd. V. Mit Beiträgen von R. Wagner. 1835. 8.

In der bekannten geistreichen Manier fortfahrend. Vergl. Hekkers neue Annalen. 1834. S. 38 u. 362.

* LXI. J. Döllinger, Physiologie. I. 1835. 8.

Rein objectiv, mit mehr räsonnirendem Charakter.

*LXII. G. Valentin, Handbuch der Entwickelungsgeschichte des Menschen. 1835. 8.

*LXIII. Burmeister's Handbuch der Entomologie. II. 1835. 8.
Fleifsige, gehaltvolle Zusammenstellung fremder und eigener Beobachtungen.

*LXIV. Encyclopädisches Wörterbuch der medicinischen Wissenschaften, herausgegeben von den Professoren der Berliner Universität. XII. u. XIII. 1835. 8.

*LXV. Fr. u. L. Nasse, Untersuchungen zur Physiologie und Pathologie. Heft 1 u. 2. 1835. 8.

*LXVI. Carus und Otto, Erläuterungstafeln zur vergl. Anatomie. IV. 1835. Fol.
In der bekannten Weise, die Verdauungsorgane in der Thierwelt erläuternd.

*LXVII. Mayer, Analecten zur vergl. Anatomie. 1835. 4.
Vgl. Hecker's neue Annalen II. 48.

*LXVIII. Ehrenberg, Organisation in der Richtung des kleinsten Raumes. Dritter Beitr. 1834. 4.
Voll eigener, wichtiger Beobachtungen.

LXIX. Legallois, Fragmens d'un Mémoire concernant le tems, durant lequel les jeunes animaux peuvent être sans danger privés de la respiration. 1835. 8.

*LXX. Purkinje et Valentin de phaenomeno generali et fundamentali motus vibratorii continui. 1835. 4.

*LXXI. C. H. Schulz, über die Hewsonschen Untersuchungen der Blutbläschen und der plastischen Lymphe des Bluts. 1835. 8.
Polemischer Natur.

*LXXII. Brünner, de vesicularum sanguinis natura observationes microspicae et chemicae. 1835. 8.
Vertheidigung der Hewson-Schulz'schen Ansicht. Mit einigen eigenen Beobachtungen.

*LXXIII. Duvernoy, chemisch-medizinische Untersuchungen über den menschlichen Urin. 1835. 8.

*LXXIV. Berthold, Versuch über die Temperatur der kaltblütigen Thiere. 1835. 8.
Viele eigene Versuche, die jedoch bei diesem unglücklichen Thema nur zu statistischen Resultaten führen können.

*LXXV. E. Burdach, Bericht von der königl. anatomischen Anstalt zu Königsberg. 1835. 8.
Vgl. Hecker's neue Annalen II. 496.

*LXXVI. Tabellarische Uebersicht der Hylologie des menschlichen Körpers. 1835. Fol.
Vgl. Hecker's neue Annalen II. 35.

*LXXVII. L Böhm, de glandular. intestinal. struct. penitiori. 1835. 8.

Viele genaue Beobachtungen über diese Theile in dem Menschen, den Säugethieren und den Vögeln.

* LXXVIII. M. Fränkel, de penitiori dentium humanorum structura observationes. 1835. 4.

LXXIX. Bach, annotationes anatomicae de nervis hypoglosso et laryngeis. 1835. 4.

* LXXX. Giesker, Splenologie. I. 1835. 8.

Meist historisch, mit einigen Resultaten eigener Forschung.

* LXXXI. Stark, commentatio de venae azygos vi atque munere. 1835. 8.

Vgl. Hecker's neue Annalen II. 8.

* LXXXII. Gluge, observationes nonnullae microscopicae fila, quae primitiva dicunt, in inflammatione spectantes. 1835. 8.

Einige eigene Beobachtungen, durch sehr schöne Zeichnungen von R. Froriep erläutert.

* LXXXIII. De actione plam nervus vagus in digestionem ciborum exerceat. Auct. Dickhoff. 1835. 8.

* LXXXIV. Carus, de paralysi nonnuella. 1835. 8.

* LXXXV. Kronenberg, experimenta in ranae exculentae plexu lumbali facta veram nervorum fibrillarum, quas primitivas dicunt, anastomosin refellentia. 1835. 8.

Eigene Versuche über den genannten Gegenstand.

* LXXXVI. Emmert, observationes quaedam microscopicae in partibus animalium pellucidis institutae de inflammatione. 1835. 8.

Auf Autopsie beruhende Bestätigung einiger älteren Erfahrungen.

* LXXXVII. Albrecht de paralysi. 1835. 8.

* LXXXVIII. F. Schneider de somno. 1835. 8.

* LXXXIX. C. Lehfeldt, Nonnulla de vocis formatione. 1835. 8.

Fleifsige Zusammenstellung des Bekannten, mit eigenen schönen Versuchen.

* XC. A. W. F. Fugger, de singulari clitoridis in simiis generis Atelis magnitudine et conformatione. 1835. 4.

Deutliche erläuternde Steinzeichnungen der abgehandelten Theile aus Ateles pentadactylus und Beelzebub.

XCI. Sur la formation et le développement des organes floraux, thèse de physiologie végétale par M. M. Guillard frères. 1835. 4.

XCII. Labat, de l'irritabilité des plantes. 1835. 8.

* XCIII. Martius, icones plantarum cryptogamicarum Brasiliae. 1828 bis 1834. 4.

Nächst dem neueren Palmenwerke, mit den prachtvollsten und schönsten phytotomischen Zeichnungen, welche die Wissenschaft aufzuweisen hat, von Mohl versehen.

* XCIV. C. Hagenbach, die Paukenhöhle der Säugethiere. 1835. 4.

Vgl. Hecker's neue Annalen III.

* XCV. Troschel, de limnaeaceis. 1834. 8.

*XCVI. Pictet, recherches pour servir à l'histoire et à l'anatomie des phryganides. 1834. 4.

Mühsame Untersuchungen durch gute Zeichnungen erläutert.

*XCVII. Marquart, die Farben der Blüthen. 1835. 8.

Eine der interessantesten Arbeiten, welche die neueste Zeit in dem Gebiete der Pflanzenphysiologie erhalten hat.

*XCVIII. Herold, Untersuchungen über die Bildungsgeschichte der wirbellosen Thiere im Eie. 1835. Fol.

Prachtvolle Abbildungen, die jedoch leider mehr bloſse Aeusserlichkeiten oder untergeordnete Dinge betreffen. Letzterer Mangel rührt mehr von der mangelhaften Untersuchungsmethode des Verf. her, der auch hier wiederum mit eisernem Fleiſse und bewunderungswerther Geduld gearbeitet hat.

*XCIX. Bär, Untersuchungen über Entwickelung der Fische. 1835. 4.

Gediegene neue Beobachtung über das noch wenig bearbeitete Thema.

*C. J. Raschkow, Meletemata circa mammalium dentium evolutionem. 1835. 4.

*CI. Mauro Rusconi lettera al sigl. Enrico Weber, in cui si risponde ad alcune critiche osservazioni state fatte dal Prof. Bär all' Opera del Dott. Rusconi sopra le sviluppo della rana commune. Milano, 1835. 8.

Polemischer Natur, gestützt auf eigene neue Beobachtungen.

*CII. Lettera seconda del dottore M. Rusconi al sigl. Ernesto Weber. 1835. 8.

Desgleichen.

*CIII. Beiträge zur Aufhellung der Verbindung der menschl. Frucht mit dem Fruchthälter. 1835. Fol.

Gröſstentheils raisonnirenden Inhaltes.

*CIV. C. F. Burdach, die Physiologie als Erfahrungswissenschaft. Bd. 1. Zweite Aufl. Mit Beiträgen von E. Meyer, H. Rathke und G. Valentin. 1835. 8.

Vorzüglich viel neue Beobachtungen enthalten die neuren Zusätze von Rathke, während die von E. Meyer sich mehr durch Gediegenheit ihres Raisonnements auszeichnen. In dem Texte selbst sind die durch die Zeit gebotenen Verbesserungen und Nachträge an passenden Stellen angebracht.

*CV. Joh. Müller's Handbuch der Physiologie des Menschen. Bd. 1 Zweite Aufl. 1835. 8.

CVI. Eschricht, Forelaesninger over Physiologien. 1834—35. 8.

*CVII. S. A. W. Stein, de thalamo et origine nervi optici in homine et animalibus vertebratis. 1834. 4.

Eigene genaue Untersuchungen.

CVIII. Delmas, nouvelles recherches sur les nerfs de l'oreille. 1834. 8.

CIX. Jeffroy, Observations on the heart and on the peculiarities of the foetus. 1835. 8.

*CX. Guil. Eques, de Pratobevera diss. sistens additamenta ad primam ovi evolutionem. 1834. 4.

Neu sind die von Czermak hinzugefügten Beobachtungen und Ansichten.

*CXI. Nippon. Archiv zur Beschreibung von Japan, von Ph. Fr. von Siebold. 1835. Fol.

*CXII. Fauna Japonica, edidit Ph. Fr. a Siebold. II. 1835. Fol.

*CXIII. Ed. Pöppig, Reise in Chile, Peru und auf dem Amazonenflusse, während der Jahre 1827—1832. Bd. 1. u. 2. 1835. 36. 4.

*CXIV. Baur, über das Bauchfell des Menschen. 1835. 8.

CXV. Mathieu élemens de phytologie. 1835. 8.

*CXVI. G. Valentin, über den Verlauf und die letzten Enden der Nerven. 1836. 4.

*CXVII. John Lindley a Key to structural, physiological and systematic Botany for the use of classes.

Höchst angenehme und ächt wissenschaftliche Darstellung der Grundprincipien in kurzen Aphorismen, welche jedoch in manchem Einzelnen die neuesten Ansichten noch nicht umfassen.

*CXVIII. Joh. Müller, vergleichende Anatomie der Myxinoiden, der Cyclostomen mit durchbohrtem Gaumen. Erster Theil. Osteologie und Myologie. 1835. 4.

*CXIX. Trommsdorffs Journal der Pharmacie. 1835. 8.

*CXX. Büchners Repertorium für die Parmacie. 1835. 8.

*CXXI. J. Gerson, experimenta de chymificatione artificiosa. 1835. 8.

Erweiterung und fernere Fortführung der durch Eberle angeregten Versuche über künstliche Verdauung.

*CXXII. C. L. Preufs, tuberculorum pulmonis crudorum analysis chemica. 1835. 8.

Eigene chemische Untersuchungen.

*CXXIII. M. F. Nettekoven, de morbis senii nonnulla. 1834. 8.

*CXXIV. C. J. Lampferhoff, du vesicularum seminalibum, quas vocant, natura atque usu. 1835. 8.

Fleifsige historische Zusammenstellung. Eigenthümliche Bemerkungen über Spermatozoen nach Henle's und nach eigenen Erfahrungen.

*CXXV. H. G. Emmert, de inflammatione, torpore et erectione. 1835. 8.

Einige eigene Beobachtungen über die bekannten Entzündungsphänomene.

*CXXVI. E. Salbach, de diversa ventriculi forma in infante atque in adulto. 1835.

Vergleichende Beschreibung und Abbildung des Magens zarter

Kinder und der Erwachsenen nebst Anwendungen zur Erklärung des Erbrechens.

*CXXVII. F. Miescher, de ossium genesi, structura et vita.

Des Verf. und Joh. Müller's Untersuchungen über das feinere Gewebe der Knochen enthaltend.

*CXXVIII. Memoires de l'académie royale de medécine. Tom. V. 1836. 4.

*CXXIX. H. M. Asmufs, Monstrositates Coleopterorum. 1835. 8.

Mannigfaltige, interessante neue Beobachtungen.

*CXXX. L. Dragendorff, annotationes quaedam aphoristicae de foetus sanguine. 1834. 8.

*CXXXI. F. F. Schulze, de Planariarum vivendi ratione et structura penitiori nonnulla. 1835. 8.

Fleifsige, eigene Beobachtungen.

*CXXXII. F. G. G. Göring, de nervis vasa praecipue extremitatum adeuntibus. 1834. 4.

Mehrere eigene Untersuchungen, besonders über die zu den Gefäfsen verlaufenden Cerebrospinalnerven.

*CXXXIII. J. Redemann, de caloris ratione in asphycticis. 1835. 4.

Wiederholung, und Fortsetzung der Nasse'schen Versuche.

*CXXXIV. F. J. F. Meyen, Grundriss der Pflanzengeographie. 1836. 8.

Viele aus einer reichen Autopsie hervorgegangene Schilderungen.

*CXXXV. B. Panizza, Versuche über die Verrichtungen der Nerven, übersetzt von Schneemann. 1836. 8.

Uebersetzung des bekannten Panizzaischen Briefes. Die Zusätze betreffen mehr das Historische.

*CXXXVI. H. Kronenberg, plexuum nervorum structura et virtutes. 1836. 8.

Viele eigene Experimente, um auf dem Wege des Versuches die Isolirtheit der Primitivfasern der Nerven darzuthun, und die Eigenschaften des Plexus zu ermitteln.

*CXXXVII. C. B. F. Williams, observations on the changes produced in the blood. 1835. 8.

Mehr historische Vollständigkeit, als eigene Ansichten und Beobachtungen.

*CXXXVIII. The Dublin Journal of medical and chemical science. 1835. 8.

*CXXXIX. A. W. Volkmann, neue Beiträge zur Physiologie des Gesichtssinnes.

*CXL. a. G. R. Treviranus, Beiträge zur Aufklärung der Erscheinungen und Gesetze des organischen Labens. Bd. I. Hft. 1. 1835. 4.

CXL. b. Desselben Werkes 2. Hft. 1836. 8.

* CXLI. Hugo Mohl, Erläuterung und Vertheidigung meiner Ansicht von der Structur der Pflanzensubstanz. 1836. 4.

* CXLII. Uebersicht der Arbeiten und Veränderungen der schlesischen Gesellschaft für vaterländische Cultur, im Jahre 1835. — 1836. 4.

I. Allgemeine Physiologie.

Act der Krystallisation. — Die Bildung der Krystalle in einer mit krystallisirbaren Stoffen gesättigten Flüssigkeit, deren fluider Bestandtheil verdampft oder sich auf andere Weise der in ihr aufgelösten festen Theile entledigt, geschieht ungemein rasch, so daſs ein Krystall von $\frac{1}{24}'''$ Gröſse in 15—20 Sekunden um das Doppelte an Volumen zunimmt. Kanten und Flächen scheinen fortzukriechen, indem sich wahrscheinlich neue Materie von auſsen nach innen ansetzt. Spieſsige Krystalle zeigen bei raschem Wachsen eine der Oscillation ähnliche Bewegung, ohne daſs jedoch eine sichtbare Strömung der Flüssigkeit gegen die krystallisirende Stelle Statt findet. Schon gebildete Krystalle werden durch gröſsere Anziehung von neu entstehenden Nachbarkrystallen wiederum zerstört. (Ehrenberg LXVIII. 24.) Bei der Verdunstung einer Kochsalzlösung schieſsen in der Regel sechsseitige Tafeln an. Sehr schnell bildet sich nur oft ein kleiner Cubus, wodurch die Masse der tafelförmigen Krystalle angezogen und aufgelöst wird, während dieser eine Würfel oder mehrere nach ihm entstehende Cuben an Masse bedeutend zunehmen, und zuletzt allein die Krystalle darstellen. Vorzüglich constant zeigt sich diese Erscheinung bei dem Verdunsten des Seewassers. Wird eine Salpeterlösung mit Karmin oder Indigo vermischt, so finden sich in den auch sonst mit blasenförmigen Räumen versehenen Krystallen des Salpeters diese Stoffe enthalten. (Ehrenberg XLI. 237.) Ref., der ebenfalls zahlreiche Versuche über diesen wichtigen Gegenstand unter dem Mikroskope angestellt hat, muſs Wort für Wort diesen Beschreibungen beistimmen. Am besten dienet zu solchen viele Geduld erfordernden Beobachtungen das allmählige Verdampfen von reinen auf ebenen Glasplatten schwach aufgestrichenen Solutionen, da jede Beförderung des Actes der Krystallisation, z. B. durch Einwirkung höherer Temperatur, durch Application von Reagentien und dergleichen, eher verwirrt, als aufhellt. Oft sieht man eine primitive Kerngestalt, an welche sich dann secundäre gleichartige oder ungleichartige Flächen ansetzen. Umgekehrt tritt im Acte der Solution von schon gebildeten Krystallen, jedoch in verhältnifsmäfsig weit seltneren Fällen, eine primitive Kerngestalt hervor. Um diese letztere Erfahrung zu machen, bedarf es aber um so mehr Aufmerksamkeit, je schneller jede Lösung der einzelnen kleinen Krystalle bei einer hinreichenden Menge der Flüssigkeit vor sich geht. Das Wichtigste ist jedoch jene oben als der Oscillation ähnlich bezeichnete Bewegung. Hier schreitet die dunkele Linie, welche die Begrenzung des werdenden Krystalles bezeichnet, und die sich stets so fest und schnell vorwärts bewegt, als werde sie mit sicherem Meissel aus der Masse des Fluidum ausgehauen, zuerst, wie gewöhnlich, vorwärts, dann einen Moment rückwärts, und erst in dem dritten Momente ist die bestimmte Gestalt des Krystalles fixirt. Diese wichtige Wahrnehmung wurde jedoch bis jetzt von mir nur bei wenigen Salzen gemacht, am deutlichsten bei essigsauerem Kali und dem essigsaueren Ammonium. Bei den meisten anderen gefärbten oder farblosen Salzen geht die Vergröfserung ruhiger vor sich, indem jede neue Schicht sich allmählig an die ältere schon existirende der Kerngestalt anlegt.

Fragen wir nun aber, welche Erwartungen die wissenschaftliche Krystallkunde von den Leistungen der mikroskopischen Untersuchungen hegen kann, so dürfte sich hier schon zur Zeit eine ziemlich bestimmte Antwort geben lassen. Es wäre unbillig, zu verlangen, dafs noch so starke Vergröfserungen über atomistische oder dynamische Ansichten entscheiden sollten. Denn beide sind durchaus transcendental, liegen gänzlich aufserhalb des Bereiches jeder möglichen Erfahrung und sind nur Ideen, welche unseren empirischen Kenntnissen als Erklärungsmomente zum Grunde gelegt werden. Der Atomistiker erklärt mehr und anschaulicher, wenn man ihm seine Grundidee zugesteht; der Dynamiker erklärt weniger, genügt aber von vorn herein mehr den Postulaten des subjectiven Geistes und erscheint daher philosophischer, während der Erstere mehr den Ausdruck der exacten Empirie an sich trägt. Beide Vorstellungsarten liegen in uns und werden nie widerlegt oder bewiesen werden.

Viele Erscheinungen, welche sich mit blofsem Auge auf diesem Gebiete bisweilen wahrnehmen lassen, zeigt das Mikroskop häufiger und deutlicher. Hierher gehört vor Allem das

Anschiefsen der Krystalle, die Wahrnehmung, wie in dem Moment, wo das Feste aus dem Flüssigen hervorgeht, auch schon die bestimmte Form existirt und dafs diese wesentlich dem Festen involvirt, auch immer mit ihm zugleich erscheint. Die oben von dem Salpeter angeführte Erscheinung stellt sich dem gleich, was man nicht selten an den mit Blasenräumen versehenen Krystallen vorfindet. Das scheinbar so paradoxe Phänomen, welches das Kochsalz darbietet, reducirt sich auf den Unterschied, der zwischen einem einfachen Salze und dessen Hydrate statt findet. Der Umstand, dafs schon existirende Krystalle von neu entstehenden vernichtet werden, d. h. dafs ihre Masse für einen Moment wiederum aufgelöst und entweder dem neuen Krystall einverleibt oder angesetzt wird, giebt im Grofsen zu dem bekannten Fortkriechen und Aussintern der krystallisirenden Niederschläge Veranlassung, wie man auch schon so häufig in chemischen Laboratorien offen stehende Präparate, welche früher flüssig waren und dann ihre Flüssigkeit durch Verdunstung verloren haben, über den Rand des Glases fortkriechen sieht — ein Phänomen, welches immer durch chemische Wahlverwandtschaft mit anderen in Conflict tretenden Körpern bedingt zu seyn scheint.

In der organischen Welt haben die Bemühungen der neuesten Zeit nachgewiesen, dafs die Gröfse durchaus nicht die Eigenthümlichkeit der Organisation bestimme. Ganz dasselbe gilt auch in noch vollerem Maafse von den unorganischen Körpern. Dafs die kleinsten mikroskopischen Krystalle in keiner Hinsicht eine Ausnahme von den allgemeinen Eigenschaften und Gesetzen dieser Körper machen, zeigen z. B. die in den drei höheren Wirbelthier-Classen vorkommenden rhomboedrischen Säulchen, welche oft nicht blofs eine ungleiche Ausbildung der Flächen, Kanten und Winkel an den verschiedenen Endpunkten entsprechender Axen zeigen, sondern auch oft, wie die gröfsten Krystalle, an einem oder dem anderen Ende, gleichsam aus Mangel krystallisirbaren Materials, nach den Gesetzen der Krystallisation und der Structur ausgehöhlt, d. h. defect sind. Eben so finden sich auch besonders häufig im Pflanzenreiche, doch bisweilen auch im Thierreiche, einfache Verwachsungen oder durchwachsene Krystalle, ja sogar z. B. in den Zellen von Musa, Vanilla und dergleichen, allen Gesetzen der Krystallisation genau entsprechende Zwillingsgestalten. Kurz hier kann das Mikroskop an diesen kleinen und kleinsten Krystallen nur dasjenige ebenfalls lehren, was durch das Studium der gröfseren schon hinreichend bekannt ist.

Dagegen dürfte es gerade im Stande seyn, manche Verhältnisse zu erläutern, welche theils dem unbewaffneten Auge leichter oder gänzlich entgehen, theils aber durch die bei der mikroskopischen Untersuchung nothwendigen Nebenumstände herbeigeführt werden. Zu der ersteren Art gehören viele Bestimmungen in Rücksicht der Aufeinanderfolge der primären und secundären Gestalten. Denn nicht immer entsteht, wie man nach den bisherigen Erfahrungen im Grofsen geschlossen hatte, eine bestimmte secundäre Gestalt von vorn herein, sondern nicht selten ändern sich im Acte der Krystallisation die Formen um. Wenn auch diese Metamorphose der Gestaltung keineswegs den künstlichen Deductionen entspricht, welche der wissenschaftliche Gelehrte a priori construirt, um die Verwandtschaften der einzelnen Krystallgestalten zu erläutern, und auf ihre Urtypen zu reduciren, so sieht man doch oft statt Kanten Flächen (also Abstumpfungen) und umgekehrt (also Zuschärfungen) entstehen. Ja nur auf dem Wege der mikroskopischen Untersuchung dürfte es sich oft ermitteln lassen, welche Nebenumstände eine und dieselbe Masse bestimmen in verschiedenen Formen auszukrystallisiren, wie z. B. gerade die Kalkspathformation in der anorganischen und der organischen Welt in fast unzählbaren Beispielen lehrt. Der Grund dieser Verschiedenheit liegt in der chemischen Beschaffenheit der Masse selbst, der Natur und der Menge der Flüssigkeit, der Schnelligkeit der Scheidung beider, der Zahl der angrenzenden gleichartigen oder ungleichartigen Krystalle (?), der Anlagerungsfläche, der Temperatur und dergl. Wenn auch dieselben Momente mit denselben Effecten im Grofsen wiederkehren, so ist hier doch die Beobachtung der einzelnen Umstände unendlich schwieriger, als im Kleinen unter dem Mikroskope.

Mit diesen Veränderungen der Flächen steht auch die Bestimmung der Winkel in genauem Verhältnisse. Um diese wenigstens mit einer ziemlichen Schärfe der Approximation zu messen, hat Frankenheim an das Ocular eines Mikroskopes, welches Behufs des Schraubenmikrometers ein Spinnwebefadenkreuz enthält, einen circulären Gradmesser angebracht. Vermittelst des, sowohl longitudinal als transversal verschiebbaren

Tisches wird nun der Krystall so gestellt, daſs der Scheitel des zu messenden Winkels in den Schneidepunkt der beiden Spinnwebefäden kommt und zugleich der eine Schenkel des longitudinellen oder transversellen Fadens den einen Schenkel des Winkels genau deckt. Der Grad der Stellung des Fadens wird nun an dem Gradmesser abgelesen. Hierauf dreht man das Ocular so lange, bis derselbe Faden den anderen Schenkel des Winkels deckt. Der durch den Gradmesser leicht bestimmbare Raum, welchen das Ocular bei dieser Drehung durchläuft, giebt natürlich einen aliquoten Theil der ganzen Gradeintheilung, welcher eben so groſs ist, als die Gröſse des Winkels für die Eintheilung von 4 R. à 360° beträgt. Auf diesem Wege dürften sich auch manche Eigenthümlichkeiten der Winkelveränderung während des Actes der Krystallisation ermitteln lassen, abgesehen davon, daſs die Winkel sehr kleiner Krystalle, welche sich vermittelst des Reflexionsgoniometers nicht bestimmen lassen, durch dieses Mittel — ein Analogon des Positionswinkels der Astronomen — noch mit einiger Genauigkeit gemessen werden könnten.

Je langsamer ein fester Stoff aus einer Flüssigkeit krystallisirt, um so schöner vermögen bekanntlich die einzelnen Krystalle sich hervorzubilden, da bei jeder tumultuarischen Krystallisation die einzelnen Kerngestalten sich zu sehr häufen. Nun liegt es aber gerade in der Natur der mikroskopischen Krystallbeobachtung, daſs dieser Procefs relativ sehr langsam vor sich gehe. Wir haben schon oben bemerkt, daſs die Beschleunigung der Krystallbildung vermittelst erhöhter Temperatur oder chemischer Reagentien hier zu nichts führe. Während der allmähligen Verdampfung dünner aufgestrichener Solution belegen sich die Kerngestalten mit immer mehr Lagen secundärer Flächen, wie vor Allem schon deutlich das Kochsalz zeigt. Denn hier sieht man zuerst einen primären Cubus oder eine quadratische Tafel sich bilden, die sich allmählig oft mit 30 und mehr secundären gleichartigen Flächenschichten belegt. Oft zeigt sich auch hier schon insofern einige Anomalie, als z. B. die Kerngestalt mehr die Form einer quadratischen Säule hat und sich dann secundäre Flächen so an drei ihrer Seiten regelmäſsig anlegen, daſs eine reguläre quadratische Tafel oder eine ihr ähnliche Form herauskömmt. Um deutlicher zu werden, will ich mich eines einzelnen Beispieles bedienen. So betrug in einem Falle dieser Art:

Der	Querdurchm.	Längendurchm.	Verhältn. Beider.
	Par. Zoll.	Par. Zoll.	
der Kerngestalt . . .	0,000850	0.002625	1 : 3,088
- 1sten Belagsgestalt	0.001950	0,002960	1 : 1,517
- 2ten - -	0,002520	0,003233	1 : 1,282
- 3ten - -	0,005660	0,004680	1 : 0,826
- 4ten - -	0,008750	0,008620	1 : 0,985
- 5ten - -	0,013420	0,010850	1 : 0,808

Wir sehn also wie in der Kerngestalt der Längendurchmesser den Querdurchmesser überwiegt, so dafs die reinere Säulenform herauskömmt, wie aber in den Belagsformen diese Verschiedenheit abnimmt, so dafs eine gröfsere Annäherung zur quadratischen Tafelform entsteht. Wenn die Dimensionen selbst hier noch mehr denen eines Rechteckes, als eines Quadrates entsprechen, so ist dann doch das Verhältnifs von der Art, dafs gerade der Querdurchmesser über den Längendurchmesser präponderirt. Diese Formen treten auch hier, wie im Grofsen, besonders da ein, wo aus Mangel an Material die Belegungsschichten nach allen Dimensionen nicht vollständig sind. In dem Acte der Solution stellt sich nur selten die Kerngestalt für einen Augenblick dar. Alle diese höchst interessanten Verhältnisse lassen sich nur vermittelst des Mikroskopes leicht und genau ermitteln. Wie hier in einfacher Form, so zeigen sie sich bei Körpern, welche noch einem anderen, als dem regulären Systeme krystallisiren, in noch weit complicirterem Maafse.

Dadurch, dafs der erstarrende Stoff sich unmittelbar an die dichte und glatte Glasplatte anlegt, entstehen jene Formationen von scheinbar nadelförmiger Krystallisation, welche schon von Beobachtern der beiden vorigen Jahrhunderte, wie Leeuwenhoek, Ledermüller, Gleichen und Anderen vielfach abgebildet worden sind. Der Zeit nach erscheinen sie in der Regel erst nach der Bildung von regelmäfsigen unvollständigen gröfseren Krystallen. Eben so stellen sie sich auch nach dem Verdampfen sehr schwacher Solutionen, welche auf eine relativ gröfsere Fläche gestrichen sind, ein. Aus diesem Allen erhellt also, dafs ein gewisser Mangel an bedeutenderem Volumen krystallisirbaren Materials mit ihrem Erscheinen verbunden sey. Man würde sehr irren, wenn man sie für wahrhaft nadelförmige Krystalle erklärte. Sie sind vielmehr durch Apposition (vielleicht durch eine Art homogener Anziehung?) entstandene Anhäufungen kleiner vollkommener oder meist unvollkommener Krystalle. Ueberhaupt sieht man auch hier, wie im Grofsen, dafs ein schon gebildeter Krystall die krystallisirende Masse anzieht, und entweder zu seiner ferneren Vergröfserung benutzt oder wenigstens die neuen aus ihr entstehenden Krystalle um sich lagern läfst.

Für die innere Zusammensetzung der Solutionen kann die Anwendung des Mikroskopes gar nichts nützen, da man in jeder chemischen Auflösung durchaus keine Molekule des gelösten Stoffes unterscheidet. Eben so wenig vermag man im Momente der Einwirkung chemischer Wahlverwandtschaft irgend etwas Näheres, Werthvolles zu erkennen. Die durch fremdartige chemische Stoffe erzeugte Metamorphose der Gestalten gehört unter die Rubrik dessen, was eben über die Krystallisationsverhältnisse gesagt worden. Dagegen hat man das Mikroskop schon vielfach mit dem glücklichsten Erfolge angewandt, um mechanische Vertheilungen und Aggregate zu erkennen und zu unterscheiden.

Möchten diese unvollständigen Andeutungen eines Laien recht bald einen Fachgelehrten dazu vermögen, ein Feld gründlich und nach Gebühr zu bearbeiten, welches bei nicht zu hoch gestellten Erwartungen sicher belehrende Resultate liefern dürfte.

Das bisweilen im Acte der Krystallisation entstehende Leuchten kann man willkührlich hervorbringen, wenn man glasartige arsenigte Säure mit nicht rauchender, mit Wasser vermengter Salzsäure begiefst, diese Mischung einige Zeit kochen und dann ganz langsam und allmählig erkalten läfst. Unter diesen Umständen ist das Anschiefsen eines jeden kleinen Krystalles von der Erscheinung eines Funkens begleitet. (H. Rose, XLI. 431. und XL. 470.)

Vorkommen von Krystallen und krystallinischen Massen in organischen Körpern. — Die in den Pflanzen vorkommenden Krystalle finden sich sowohl in den Zellen, als in den Zwischenräumen oder in gröfseren eigenthümlichen Zellen und existiren bisweilen neben den Saftkugeln in einer und derselben Zelle. (Treviranus XLIV. 47.) So wahr dieses ist, so unrichtig ist die Behauptung, dafs das Innere der in den Pflanzen vorkommenden Krystalldrusen eine degenerirte körnigte Masse sey. (XLIV. 46.) Es besteht vielmehr, wie das Compressorium lehrt, aus durchaus krystallinischer Substanz. — Die aus Aloë arborescens erhaltenen Krystalldrusen sind, wie die der Mirabilisarten, ein Doppelsalz von phosphorsaurem Kalke und phosphorsaurer Magnesia. (Fr. Nees v. Esenbeck XXXII. 412.)

Bei Sepia ist das Steinchen des Gehörorganes eine Krystalldruse von scharfkantigen Rhomben. (R. Wagner LIV. 447.) Besonders grofs sind die mit vielen abgestumpften Endkanten (wohl richtiger Seiten- und Endkanten. Ref.) versehenen Ohrkrystalle bei Picus, Corvus und dergl. (LIV. 459.). Eben so besteht bei Squalus der steinige Kern am Vorhofe zum Theil aus Krystalldrusen, während sich in den häutigen Röhren keine regelmäfsigen Krystalle vorfinden. Dagegen zeigte sich bei Petromyzon fluviatilis keine Spur von Krystallen. (LIV. 453.) Gelegentlich erlaubt sich auch Ref. auf einiges, die Anordnung dieser im thierischen Körper vorkommenden Krystalle Betreffende aufmerksam zu machen, welches weiter verfolgt zu werden verdient. Im Allgemeinen scheinen auf den ersten Blick die Krystalle ohne alle Ordnung gelagert zu seyn. Allein eine aufmerksamere Beobachtung der Lagena der Vögel macht es schon wahrscheinlich, dafs auch hier ein bestimmtes Gesetz ihrer Stellung obwalte. Denn bei den gröfseren Formen der Flasche z. B. der Gans, läfst sich die Krystallanhäufung in Form eines zusammenhängenden halbmondförmigen Körpers unversehrt isoliren und herausnehmen. Bewiesen wird jedoch die Richtigkeit jener Vermuthung durch die Amphibien. Das Gehörsteinchen der Eidechse, des Frosches und der Natter ist ein rundes oder mehr oblonges und plattes Körperchen, scheinbar ohne reguläre Krystallform. Wird es aber auf schwarzem Grunde und unter starker Vergröfserung bei Beleuchtung von oben angesehen, so bemerkt man, dafs hier Tausende von kleinen Krystallen (rhomboedrischen Säulchen und deren secundären Formen) so aneinander gefügt sind, dafs die bestimmteste und glatteste Kugeloberfläche herauskommt. Noch interessanter ist es jedoch, dafs, während bei den Vögeln, den Schildkröten und dergl. die Krystalle nur in den häutigen Ampullen vorkommen, den häutigen halbzirkelförmigen Kanälen dagegen durchaus fehlen, sie in diesen letzteren Gebilden der Eidechsen Polyeder, gleich den Wänden des Pflanzenzellgewebes, beschreiben.

Rundliche den dichten Kalkspathbildungen einerseits und den Hyalithformationen andererseits dem Aeufseren nach verwandte Gestalten finden sich in dem Chorion der Eier von Lacerta (Valentin XXIII.), in dem Hirnsande der Zirbel und der plexus choroidei des Menschen (Valentin CXVI. 48.), in der Zahnpulpe des Menschen und einiger Säugethiere (Purkinje C. 5.) und in eigenthümlichen Säckchen des Regenwurmes (Henle XXIII. 581.). Alle diese, welche Ref. aus eigener Beobachtung genau kennt, bilden isolirte oder verschmolzene kugliche Concremente, haben auf ihrer Oberfläche eine strahlig aus einander laufende oder bisweilen eine concentrisch strahlige Structur, brausen mit mineralischen Säuren auf und zeigen dann eine concentrisch schalige Absonderung. Durch Zerdrücken springen sie nach den durch ihre Structurverhältnisse gebotenen Richtungen. Selbst die in dem Regenwurme vorkommenden Concremente, welche leicht in Krystalle und krystallinische Partikeln zerfallen, zeigen dann deutlich, dafs sie dem rhombischen und nicht etwa als rechtwinklichtaxige Würfel dem regulären Krystallisationssysteme angehören. Nach der Einwirkung von Säuren bleibt eine weiche, wahrscheinlich zum Theil oder gänzlich aus organischen Bestandtheilen zusammengesetzte Masse zurück, welche äufserlich noch die frühere Form und Structur an sich trägt.

Allgemeiner Bestandtheil eines jeden der beiden organischen Reiche. — Wie der Kalk in der Thierwelt, so ist die Kieselerde im Pflanzenreiche ein allgemeiner Bestandtheil, welcher das Skelett der Vegetabilien constituirt. Durch die Behandlung des durch sorgfältiges Glühen erhaltenen Pflanzenskelettes mit Säuren werden zwar mehrere alkalische und erdige Bestandtheile aufgelöst; allein das Skelett selbst zeigt sich unter dem Mikroskope noch unverändert. Es besteht vermuthlich aus reiner Kieselerde, welche wahrscheinlich mit den übrigen Bestandtheilen der Pflanze nicht chemisch verbunden ist, und welche merkwürdiger Weise auch bei den Infusorien wiederkehrt. Die bedeutende Prävalenz der Kieselerde zeigt sich in folgenden Resultaten der vorgenommenen Analysen.

	Kieselerde.	Thonerde.	Kalk.	Mangan.
Equisetum hiemale . . .	97,5	1,7	0,69	—
- - limosum . . .	94,8	0,9	1,5	1,6
- - arvense	95,6	2,5	1,6	—
Spongia lacustris.	94,6	1,7	2,9	—
Calamus Rotang.	99,2	—	0,5	—

Die Kieselerde selbst wird im aufgelösten und nicht im festen Zustande von den Pflanzen aufgenommen. (Struve XL. 450.)

Grundlage beider organischen Reiche. — Allem Organischen soll eine eigenthümliche Materie zum Grunde liegen, welche das Leben zur wesentlichen und unzertrennbaren Eigenschaft hat. Sie ist die gerinnbare Substanz, aus welcher sich als aus etwas Elementarischem die sogenannten Elemente darstellen. (Treviranus XLIV. 3.) Eine Modification dieser Ansicht, als sey die Urmaterie in die Infusorienwelt zu versetzen, ist durch die neuesten Beobachtungen über den feineren Bau der scheinbar niedersten Thiere und die Verfolgung ihrer Fortpflanzungsweise hinreichend widerlegt worden. (Ehrenberg LXVIII. 9.) Allein selbst in der eben angeführten Gestalt ist diese Ansicht zum Theil direkt falsch, zum Theil jeder wahren Naturforschung fremd. Ihre einzige Stütze ist und bleibt die Unvollkommenheit unserer organischen Chemie, welche bei aller ihr zu Gebote stehenden Feinheit, doch in ihren kleinsten Apparaten gegen die Natur selbst nur grob und roh ist. Die wenigen aus anorganischen Radicalen darstellbaren organischen Substanzen oder ihnen ähnliche Stoffe liefern den hinlänglichen Beweis gegen jene Ansicht. Ja wenn man selbst diesen ein angeblich noch vorhandenes organisches Radicale zum Grunde legt, warum, frage ich, giebt Ammoniakgas mit cyanichtsaueren Dämpfen in Verbindung gebracht bei gewöhnlicher Temperatur cyanichtsaures Ammonium und erst nach dem Schmelzen Harnstoff, da sonst durch höhere Temperatur organische Stoffe in Kohle, nicht aber Kohle in organische Stoffe umgewandelt werden? Die Hypothese, daſs die zur Zeit angenommenen einfachen Stoffe, besonders die vier allgemeinen Grundlagen der organischen Körper, nicht einfach sind, Basen von organischer Lebensmaterie haben oder daſs sie etwa erst secundäre Produkte und Combinationen aus diesem organischen Urstoffe seyen, ist überall willkührlich und hat weder theoretische, noch experimentelle Gründe für sich. Am wenigsten aber kann hierüber der Physiolog anders, als der Physiker urtheilen (Treviranus XLIV. 4.), als ob Jeder von ihnen ein anderes Object, eine andere Natur zum Vorwurfe hätten. Solche transcendente Ansichten vermögen freilich auf ihrem höchsten Standpunkte weder bewiesen, noch widerlegt zu werden. Allein selbst von hier aus können sie den Geist der Forschung bloſs lähmen, ohne auch nur eine wahrhaft ersprieſsliche Seite der Belehrung darzubieten.

Die Grundlage aller organischen Formation sey die Bläschenbildung. Das Nervensystem bestehe nur aus Bläschen, welche in bestimmten Reihen geordnet sind. Ja die Blutkörperchen in den Hirnarterien des Frosches erschienen den Körnchen der grauen Hirnsubstanz so ähnlich, dafs beide nicht von einander unterschieden werden könnten. Die Elementarfiber der Muskeln sey eine Reihe ovaler Bläschen; die Muskelfaser selbst eine von einem Längscanale durchzogene Röhre, an deren innerer Wand die Fibern sitzen. (Zu diesem Ausspruche hat vielleicht die Umstülpung gereizter und durchschnittener Muskeln verleitet. Ref.) Die Knochenfibern seyen actuell verlängerte Muskelfibern, welche vererdet sind. Die Zellenwand der Pflanzen bestehe aus einer Vereinigung von Kügelchen, welche den Saftkügelchen ähnlich sind. Die Samenkügelchen der Monilia digitata haben so lange selbstständige Bewegung, bis sie sich in einer gewissen Ordnung an einander reihen. (Jacquemin XXXI. 472.) Diese Sätze widersprechen jeder Erfahrung und jeder Logik zu sehr, als dafs sie noch einer speciellen Widerlegung bedürften.

Generatio aequivoca und Generatio ex ovo. — Der feinkörnige Schleim, welcher sich auf Infusionen ansetzt, und sich später zu Cyclidium, Vorticella und anderen Thieren entwickelt, sey eine Art von primitivem Eierstock für diese Wesen. (R. Wagner LIV. 292.) Diese durchaus unrichtige Ansicht dürfte wohl nur in dem Gebrauche von zu schwachen Vergröfserungen (wenigstens für diese Gegenstände) ihren Grund haben. Unter einer hellen Vergröfserung von 800 Durchm. sieht man deutlich, dafs jene angeblichen Körnchen der die Infusion überziehenden Haut nur Tausende von lebhaft sich bewegenden Infusorien, welche jedoch selbst nur die Gröfse von Brownschen Molekülen haben, sind. Die Ueberreste organischer Stoffe, insbesondere der Schleim pflegen in diesen Fällen mehr unter der Oberfläche zu liegen und sind leicht zu erkennen und zu unterscheiden. Er ist dann häufig ein wahres Nidament, besonders für gröfsere Polygastrica. In selteneren Fällen bilden sich auf der Oberfläche mehr schleimartige Concretionen, während die darunter befindliche, meist reinere Flüssigkeit die gröfseren, mit deutlicher wahrnehmbaren Organtheilen versehenen Infusorien enthält. Aufserdem finden sich aber noch, besonders in Aufgüssen schwer faulender thierischer Substanzen, durchsichtige und farblose kleine Conferven und Schimmelformen, welche bald ihre der ferneren Entwickelung fähige Sporen bilden. Diese alle, so äusserst verschiedenen Dinge wurden nun ohne besonderen Unterschied zu dieser einen Urmembran zusammengeworfen. Wie sie entstehen, ist kein Problem der Empiric. Dafs sie aber, sie mögen dem Pflanzen- oder dem Thierreiche angehören, aus Eikeimen sich entwickeln, kann unmittelbar wahrgenommen werden. — Vgl. auch CIV. 461.

Nach Verschiedenheit der Intensität des Lichtes sollen in Infusionen durch Generatio spontanea die Pflanzen vor den Thieren, die einfachen Thiere vor den zusammengesetzten entstehen. (Morrèn XVII. Janv. 1. Mars. 184.) Je weniger Licht durch die Wasserschichten absorbirt wird, desto mehr wird das Wachsthum höherer Hydrophyten begünstigt. (XVII. Juillet. 26.) Abhaltung oder geringere Intensität des Lichtes hindert die Entwickelung dieser Wesen. (XVII. Juillet. 26.) Um den Einflufs des farbigen Lichtes zu ermitteln, wurden Infusionen, welche einen Tag offen gestanden hatten, in gefärbte (rothe, orangenfarbene, grüne, dunkelblaue und violette) Gefäfse gebracht, während gleichzeitig behufs der Controllirung ein weifses Gefäfs mit demselben Aufgusse gefüllt wurde. Zuvörderst zeigte sich nun kein Unterschied, ob die Farben nur äufserlich dicht aufgestrichen waren, oder ob sie die ganze Masse des Glases durchdrungen hatten. Roth und gelb begünstigen am meisten das Erscheinen organischer Wesen, — ein Umstand, der vorzüglich durch ihre erwärmende Eigenschaft bedingt wird. Violett dagegen ist von keinem speciellen, besonders begünstigenden Einflusse. (XVII. Sept. 142.) Dafs der erste dieser Sätze auch durch die ihnen zum Grunde liegenden Experimente nichts weniger, als erwiesen wird, läfst sich schon im voraus erwarten. Wenn immer zusammengesetztere Pflanzen und Thiere in den Infusionen erscheinen — ein Gesetz, welches sich durchaus nicht einmal allgemein bewährt, wenn man die neuesten Entdeckungen auf diesem Gebiete genau in Erwägung zieht — so hat dieses offenbar darin seinen Grund, dafs die immer mehr mit organischen Stoffen sich sättigende Infusion reichlichere Nahrung für jene höher entwickelte Wesen darbietet. Um aber zu entscheiden, ob im Lichte oder in der Finsternifs sich eher Hydrophyten oder Infusorien darstellen, ist es durchaus nothwendig, dafs man die speciellen vorgefundenen Arten genau bestimmt und verzeichnet, da gerade dieses Verhältnifs von den speciellsten Lebenseigenthümlichkeiten eines jeden einzelnen Wesens abhängt, und sich im Allgemeinen hierüber auf diesem Felde gar nichts bestimmen läſst. — Bei gleicher Einwirkung von Licht, Luft, Feuchtigkeit und Temperatur sollen durch die Verschiedenheit des Bodens verschiedene Laubmoose unter denselben Umständen erzeugt werden. (Hornschuch XXXII. 445.) So wahr es auch seyn mag, daſs die kleinen Moossporen dieser oder jener Species in einer Art des Bodens nur gedeihen, in einer anderen dagegen untergehen, so unwahr ist der Satz, daſs dieselben Moosspore zu verschiedenen Pflänzchen nach Verschiedenheit des Bodens sich umzuwandeln vermag. Daſs die hier gelieferten Aussaatversuche gar nichts beweisen, könnte schon die Erinnerung an die bekannten Willdenowschen Erscheinungen mit den meist gröſseren und im Allgemeinen auch definiteren Farrenkrautsaamen zeigen. Ueberhaupt müſste man, um über so sehr delikate Dinge zu entscheiden, durchaus nicht im Groſsen experimentiren. Ein sorgfältig verfolgter exacter Versuch nützt hier mehr und führt hier zu bestimmteren Resultaten, als noch so viele statistische, durch ihre Aeuſserlichkeit leicht blendende Beobachtungen. Das beste Beispiel giebt in dieser Beziehung der Proteus der Landkryptogamen, die Klasse der Flechten. Ref. ist fest überzeugt, daſs aus einer einzelnen Spore nur eine bestimmte Art z. B. einer Parmelia oder einer Lecanora entstehen kann, obgleich offenbar auch hier wahrscheinlich durch Verschiedenheit der äusseren Verhältnisse oder im Laufe der individuellen Entwickelung Formen sich bilden, welche nach unseren unvollständigen und künstlichen Gattungs- und Artbestimmungen zwischen den Formen beider Gattungen in der Mitte stehen. Solche Uebergänge überhaupt liegen entweder in den Urideen des Ganges der Naturentwickelung oder in unseren eigenen subjectiven Ansichten, also immer nur in der Abstraction. In der Welt des Reellen hindert die bestimmte Individualität, eine solche transitorische Verschmelzung, wie überall die bis zu den genügendsten Einzelheiten fortgeführte Beobachtung deutlich lehrt.

Die Annahme einer Urzeugung oder einer bloſs durch Geschlechtsvermittelung bedingten Zeugung beruht auf der individuellen Anschauungsweise der Natur überhaupt. (C. F. Burdach CIV. 9.) Die beiden scheinbar so schroff entgegenstehenden Ansichten, nämlich die Annahme einer Generatio aequivoca und einer Generatio ex ovo verhalten sich zu einander, wie dynamische und atomistische Naturlehre, wie Dynamismus und Materialismus überhaupt, von denen das eine eben so wenig erklärt, als das Andere. Solche ihrer ganzen Natur nach transcendente Dinge, über die sich vermöge der Eigenthümlichkeit unserer geistigen Kräfte nie wird entscheiden lassen, sollten endlich aus dem Gebiete der ihrem wahren Wesen nach durchaus empirischen Naturwissenschaften gänzlich verwiesen werden. Das Räthsel ist in jedem Falle dasselbe. Wir begreifen eben so wenig, warum sich aus dem unvollkommenen Eie das vollkommene organische Wesen entwickele, als warum (einst oder jetzt) aus heterogenen Stoffen die Keime der Organismen oder diese selbst neu hervorgegangen. Auf welchem Wege man aber auch hier nur in das Speciellere fortschreite, werden nothwendig, bei dem Festhalten an der einen oder der anderen Richtung Annahmen erzeugt, welche von der Schwäche unseres Geistes eben nicht auf die ehrenvollste Weise ein Zeugnifs ablegen. Ich erinnere nur an das Circuliren der Eier der Eingeweidewürmer in und mit dem Blute einerseits und an die urplötzliche Entstehung von vielfach organisirten Wesen andererseits. Ist es nicht besser, frei zu bekennen, dafs es eine Grenze unseres möglichen Wissens gebe, als uns und unsere Bemühungen mit abgeschmackten Phantasmen zu prostituiren? —

Allgemeine Processe und Verhältnisse beider organischen Reiche. — Ein allgemeiner, im Laufe jeder organischen Entwickelung erscheinender Vorgang ist die Dehiscenz, welche sich in den Pflanzen im Samen bei dem Keimen, in den Zellensystemen zur Bildung der Intercellulargänge, der Spaltöffnungen und dergleichen zeigt. Im Thierreiche findet man dasselbe Phänomen in allen jenen Systemen, deren Bedeutung auf lebendige Wechselwirkung mit der Aufsenwelt gegründet ist. So in dem System des Verdauungscanales in der Bildung von Mund und After; in dem der Respirationsorgane in der Kiemenspaltung, der Bildung der Nasenöffnung; in dem der Geschlechtsorgane in dem Austritte des Eies, in der Oeffnung der Harnröhre; in den Sinnesorganen besonders im Auge; in dem Nervensysteme vielleicht in der Erscheinung der Hirnhöhlen, des Sinus rhomboidalis und dergl., und in dem Hautskelette in dem Phänomen der Häutung. Auf dem Felde der Pathologie begegnet man der Dehiscenz häufig bei den Hemmungsbildungen, den abnormen Productionen der Entzündung, der Ruptur von Blutaderknoten, Pulsadergeschwülsten und des Herzens, verschiedener Theile des Verdauungskanales, der Geschlechtsorgane und dergleichen. (Carus XXIII. 321.) So oft nun auch überhaupt, und so sehr in allen den genannten Theilen und Fällen insbesondere eine Trennung des Zusammenhanges sich darstellt, so ist doch die Art und Weise, wie diese zu Stande kommt, äufserst verschieden. So wird die Oeffnung des Samens bei dem Keimen durch Entfernung der continuirlich bei einander liegenden Zellen bewirkt; so entstehen die Intercellulargänge entweder dadurch, dafs die merenchymatischen Zellen einander unvollkommen berühren oder dafs die analog den Gesetzen der Krystallisation erfolgende Ausbildung der polygonen Formen der Pflanzenzellen diese Zwischenräume übrig läfst, welche also nicht erst durch eine secundäre Dehiscenz entstehen, wie Ref. Beobachtungen über die individuelle Entwickelung der Pflanzen deutlich lehren. Eine wahre Discontinuität des Zusammenhanges, sogar der Elementartheile tritt in den Lufthöhlen vieler Stengel und (vielleicht vermittelst eines Actes von Resorption) in dem Schwinden der Scheidewände der Zygnemen u. dergl. ein. Im Thierreiche wird diese sogenannte Dehiscenz durch Resorption des früher geschlossenen Punktes vermittelt oder vorbereitet, und oft sogar noch durch eine vorbereitende Einfurchung unterstützt. Wahre Discontinuität des Zusammenhanges findet sich in dem Processe der Häutung äufserer und innerer Häute des Körpers, der Ruptur der Eihäute und vielen pathologischen Vorgängen. Endlich haben mehrere Acte der Ein- und Ausstülpung mehr den Schein von Dehiscenzen. Es leuchtet aber ein, dafs eben diese genaueste Unterscheidung der ursachlichen Momente von Wichtigkeit ist.

Stellungsverhältnisse. — Als Grundzahl der Stellungsgesetze der Blätter sey die Zahl 2 anzusehen, aus welchen zunächst die Spiralen $\frac{1}{3}$ und $\frac{2}{5}$ entstehen und von denen sich die übrigen (von letzteren selbst die $\frac{8}{21}$ Diverg.) herleiten lassen. Sowohl im Laufe der individuellen Entwickelung, als auch unter abnormen Zuständen kann man diese Verhältnisse verfolgen (wie schon vielfach und leicht bestätigt worden, Ref.) (Dutrochet IX. P. III. 161.) Vergl. auch die kurze Darstellung der Lehre von den Stellungsgesetzen der Blätter von Alex. Braun XXXII. 145. und einige, doch nicht ganz schlagende Einwendungen dagegen von Steinheil XVII. Aout 100. — Der Letztere gründet seine Theorie, deren Belege hier nicht ausführlich dargestellt werden können, darauf, dafs die Blätter im normalen

Urzustande entgegengesetzt, decussativ seyen, dafs sie durch Verschmelzung von zwei entsprechenden Blättern zu einem abwechselnd werden, und dafs die aus vielen Blättern bestehenden Quirle durch Verdoppelung der ursprünglichen Blätter so geworden seyen. Die ideelle Bedeutung jedes späteren Blattes ist also von seiner actuellen Erscheinung wesentlich verschieden. XVII. Sept. 142. Wenn auch in diesen Annahmen, besonders in Rücksicht des Verlaufes, der individuellen Entwickelung und der höheren Bedeutung der einzelnen Gefäfsbündel sehr viel Wahres liegt, so bleibt doch der Schimper-Braunschen exacten mathematischen Auffassung der Stellungsverhältnisse ihr entschiedener formeller Werth. — Die von der Zweizeiligkeit abweichende Richtung der Grasblätter wird meist durch den jederzeit regierenden Wind, so wie dasselbe Phänomen bei Festuca fluitans durch die Strömung des Wassers bedingt. (Röper XLVII. 579.) — Die Hautdrüsen und die Haare sind in ähnlichen, aber entgegen gesetzt laufenden Spiralen gestellt. Daher fällt bei den gleichen Distanzen beider in den Schneidepunkten der Spiralen, Hautdrüse und Haar in eins zusammen, was besonders durch das spätere Erscheinen der Haare im Laufe der individuellen Entwickelung klar wird. (Valentin LXII. 276.) Ueberhaupt bleibt sich wie in Allem, so auch in Rücksicht der Stellungsgesetze die Natur im Grofsen, wie im Kleinen consequent. Dafs, gleich den Schuppen, Federn, Haaren, Stacheln und dergl., gleich den Augen der Insekten, auch die einfachsten Elementartheile nach den Gesetzen der Stellungsspirale geordnet sind, lehren die Aderhaut, die Jakobsche Membran, die eigenthümliche auf dem Grunde des Foramen centrale retinae erscheinende Körnerschicht, die Colliculi und Haare der Flimmermembran und dergl. mehr, ja mehr oder minder alle Elementartheile, welche den thierischen Organismus zusammensetzen.

Temperatur organischer Körper. — Bei Colocasia odora fand sich eine bedeutende Temperaturerhöhung und zwar bei 21 ° der Luft an den fruchtbaren Staubfäden um 2 °, an den abortirten Staminibus um 5 °, und endlich in der Mitte der letzteren um 7,5 °. In anderen Versuchen betrug bei 24,5 ° der Luft die Wärmerhöhung am Pistille 1,5 °, an den Staubfäden 4,5 °. Ja in den Kolben war sogar das Maximum der Differenz bei 24 ° und 20,5 ° Luftwärme 11 °. (Brogniart IX. P. III. 145.) Bei einem Arum viviparum zeigte sich an der Antherenmasse nur eine Differenz von 2 °, welcher Unterschied an allen schlechten Wärmeleitern überhaupt wahrgenommen wurde. (Meyen XXII. 185.)

Bei dem Menschen sind, wie man mit Hilfe eines von Becquerel construirten thermoelektrischen Apparates beobachten kann, die Muskeln um 2 ° — 1,25 ° wärmer, als das Zellgewebe. Die mittlere Temperatur der Muskeln eines jungen Mannes betrug 36,77 °; die Wärme der eines Hundes 38,30 °. Bei dem Letzteren ist die Temperatur des Bauches und des Gehirnes dieselbe, wie die der Muskeln. Die Karpfe gab nur eine Differenz von ½ ° gegen die Wärme des umgebenden Wassers. Durch Bewegung wird die Temperatur erhöht, so wie durch Compression der Arterien vermindert. (Breschet und Becquerel XVII. 257.) Durch Fieber steigt die Temperatur der Muskeln bis um 3 ° C. Sehr entzündete skrophulöse Geschwülste übersteigen diese Erhöhung nicht, an welchen auch die eiternden Partbien keinen Antheil nehmen. Keine bedeutenden Unterschiede zeigten sich bei Krebs und Paralyse. Kurze Zeit nach dem Tode war die Temperatur des Brachialis um 1½ ° und die der Hand um 5 ° gesunken. (Dieselben XVII. N. 118. 259.) Eine specielle Tabelle über die an verschiedenen Kranken gefundenen Temperaturen geben Becquerel und Breschet XVII. Octobre 243. — Durch Einbringen kleiner Thermometer in den Magen von Verstorbenen fand sich, dafs die Magenwärme von der Temperatur der nächsten Umgebung 2 St. nach dem Tode um 10 ° — 11 °, nach 4 St. um 10 — 14 °, nach 6 St. um 9¾ — 12¼ °, nach 11 — 15 St. um 7¼ — 11 ° differirte. (Fr. Nasse LXV. 129.) — Bei Kaninchen und Katzen, welche durch Hemmung der Respiration asphyktisch oder gar getödtet worden, sinket die Temperatur um 1 — 2½ °, ohne dafs die specielle Art und Weise des Erstickens einen besonderen Einflufs ausübt. Das schnelle Sinken der Temperatur hört aber dann auf, wenn die Wärme sich bis zu ungefähr 25 ° vermindert hat. Auch wenn selbst das Thier wiederum zu athmen anfing, sank die Temperatur noch ferner bis zu 26 — 25 °, und stieg von da erst wieder, wenn das Thier fortlebte. Dann fand sich bei fortbestehendem Leben nie eine Temperatur unter 24 — 25 °. (Redemann CXXXIII. 14.) — Thynnus Pelamys Cuv. zeigte eine Temperatur von 90 ° F., während die umgebende Flüssigkeit nur 80,5 ° F. hatte. Dieser Fisch besitzt sehr entwickelte Branchialnerven; daher vielleicht diese auffallende Erscheinung. (J. Davy XVIII. Nr. 108. 179.) — Aus sehr zahlreichen, wirbellose und Wirbel-Thiere betreffenden Wärmemessungen ergiebt sich, dafs alle Thiere ohne Ausnahme ihre specifische Wärme haben. (Berger X. 1.) Auch an den sogenannten kaltblütigen Thieren zeigt sich ein Vermögen der Wärmentwickelung. Es findet sich bei ihnen keine constante Behauptung der eigenen Wärme innerhalb der verschiedenen Veränderungen der äufseren Temperatur. (Berthold LXXIV. 42.) Nackte Amphibien haben im Allgemeinen wegen des Verdunstungs-Prozesses ihrer Oberfläche eine niedere Temperatur, als die äufsere Luft. Im Begattungsacte begriffene Frösche zeigen $\frac{1}{4}$—1° mehr Wärme, als die des Wassers, und eines nicht in diesem Acte begriffenen Frosches. Der Froschlaich hat aber dieselbe Temperatur, als das Wasser. Trockne Amphibien haben bei mittlerer und höherer äufserer Temperatur $\frac{1}{4}$—1° mehr Wärme, als die umgebenden Medien. Fische zeigen im Allgemeinen keinen Unterschied von der Temperatur des Wassers. Nackte Mollusken verhalten sich wie die Frösche. Eben so ist die Wärme der Muscheln, Annulaten und Krebse von der des Wassers nicht verschieden. Insekten zeigen gruppenweise die grösste Temperaturerhöhung. Bei Erhöhung der Temperatur haben die kaltblütigen Thiere anfangs niedere, und bei Erniedrigung der Temperatur höhere Wärmegrade. Meist wird diese Differenz erst nach mehreren Stunden ausgeglichen. (LXXIV. 40.) Schmetterlinge bieten bei Bewegungen eine Temperaturerhöhung von 18—19° R. dar, verlieren jedoch während der Ruhe bis auf 1—2° Differenz. Die Wärme ist am Hinterleibe immer geringer, als an dem Rückenstücke, wo die Flügel sitzen. (Schulze XXI. Nr. 996. 92.) — Die Fähigkeiten, Wärme und Licht zu erzeugen, sollen in der Thierwelt in umgekehrtem Verhältnisse stehen, (Bragley XXI. Nr. 963. 256.) was jedoch nichts weniger als erwiesen ist.

Elektricität der Organismen. — Bei positiver Elektricität (welche bei heiterem Himmel immer stattfindet), läfst sich in dem Inneren des Gehölzes eines Waldes keine freie Elektricität wahrnehmen, während 10 Schritte von den Bäumen entfernt sich schon Elektricität zeigt. Da die Bäume vor Sonnenaufgang negative Elektricität haben, während die Luft keine freie wahrnehmen läfst, so dürfte anzunehmen seyn, dafs am Tage in den Wäldern positive Elektricität der Luft und negative des Gehölzes einander ausgleichen, so dafs dann gar keine im Walde selbst wahrgenommen wird. (Matteucci XXI. Nr. 1003. 193.) — Bei Application der Drähte eines magneto-elektrischen Apparates an Magen und Leber eines Kaninches finde eine Abweichung von 15—20°, nach Durchschneidung der Gefäfse und Nerven nur eine Differenz von 3—4°, und nach der Enthauptung gar kein Unterschied Statt. (Matteucci XXI. Nr. 927. 35.) Durch Einbringen der Drähte in die weifse und graue Substanz des Rückenmarkes soll eine Deviation von 6° nach Westen entstehen. (Folchi XXI. Nr. 950. 55.) Ueber die Natur und den Werth dieser Beobachtungen s. Hecker's neue Annalen I. 473.

Irritabilität der Pflanzen und der Thiere. — Die Divergenz oder das Auseinandertreten und die Krümmung der Hälften longitudinell zerschnittener Pflanzenstengel hänge nicht von der Elasticität ab, und wird durch Gifte, z. B. Arseniksolution, Schwefelwasserstoff und dergl. vernichtet. (Johnson Phil. Magazine 1835. 164.) Die Einwirkung anderer Körper, als des Kirschlorbeerwassers, der verdünnten Salpetersäure, des Branntweines, des Terpentinöles, des Salzwassers, einer Mischung von Aether und Ammoniak und dergl. vermehren diese Kraft der Divergenz. Sie soll der Irritabilität der Thiere entsprechen (XXII. Decembre 321.); welches jedoch nichts weniger als erwiesen ist, da die genannten Effekte nur für die mit dem kräftigen lebenden Zustande verbundene Turgescenz und nicht für eine besondere zusammenziehende Kraft der Elementartheile sprechen. Ueberhaupt hinkt, wie jeder, so auch dieser zwischen den Kräften und Processen der Thiere und Pflanzen angestellte Vergleich. Jedes dieser Reiche hat durchaus seine eigenthümlichen Functionen und es ist nicht einmal ganz consequent, wenn man von einem Athmen, einer Verdauung und dergl. der Pflanzen spricht. Alle diese Ausdrücke könnten höchstens nur metaphorisch genommen werden. Ihre Identification führt dagegen nur zu irrthümlichen Ansichten.

Eben diese Divergenz soll auch die Ursache seyn, durch welche die Pflanzentheile sich mit ihren blattartigen Organen nach dem Lichte hinwenden. Allen Monokotyledonen mit gegliederten Stengel fehlet die Divergenz entweder gänzlich, oder sie besitzen dieselbe nur in sehr geringem Grade (welches offenbar mit der Saftturgescenz ihres Zellgewebes zusammenhängt, Ref.). (XVII. Dec. 326.) — Die Staubfäden der Berberis werden durch bloſse Electricität ohne alle mechanische Erschütterung in Bewegung gesetzt. Durch Vermittelung des Weingeistes wird dieser Act befördert; dagegen durch vollständiges längeres Eintauchen in Wasser von gleicher Temperatur, als die der umgebenden Luft, vermindert. (Fr. Nasse LX. 1.) Als ein Beweis für die eigenthümliche, lebendige Reizbarkeit der Pflanzentheile wird angesehen, daſs, wenn man die sich öffnenden Blumen von Parietaria und Urtica mit Camphoremulsion oder Linimentum ammoniatum berührt, das Aufplatzen der Antheren erfolgt. Dagegen bleibt dieser Effekt bei Application eines trockenen Pinsels gänzlich aus. (Fr. Nasse XXIII. 196.) Daſs dieses Factum jedoch nichts für die lebendige Reizbarkeit dieser Theile darthue, zeigt der Gegenversuch des Ref., der denselben Erfolg an Individuen von Parietaria prostata, lusitanica, Urtica membranacea und cuspidata sah, die schon Jahre lang im Herbarium gelegen hatten, wo also nur von einem chemischen, nicht aber einem vitalen Effekte die Rede seyn kann. — Da narkotische Gifte ins Blut aufgenommen tödten und schnelle Veränderungen der Reizbarkeit der willkührlichen und unwillkührlichen Muskeln zu erzeugen im Stande sind, so ist es um so merkwürdiger, daſs bei den durch solche Stoffe vergifteten Thieren das Flimmerphänomen ganz ungestört, wie bei enthaupteten oder auf andere Weise getödteten Thieren fortdauert. (Purkinje und Valentin XXIII. 159.) Diese Versuche gelingen auf gleich leichte Art bei allen vier Wirbelthierklassen. Nur muſs man es bei Amphibien in Betracht ziehen, daſs das Einbringen weingeistiger Präparate in den Mund, die Flimmerbewegung in dem Rachen und dem Schlunde aufhebt. Werden diese Thiere dadurch getödtet, daſs man durch Hautwunden Blausäure, Opiumtinctur und dergl. einbringt, so ist das Phänomen auch in den Schlingorganen eben so lebhaft, als in den Lungen und dem Eileiter.

Befruchtende Theile organischer Wesen. — Die organischen Theile des thierischen Samens sollen keine wahren Thiere, sondern den mit boyeaux versehenen Pollenkügelchen der Pflanzen analog seyn. Es soll zwischen beiden keinen äuſseren wesentlichen Unterschied geben, und man soll daher fortan ein thierisches Pollen und ein pflanzliches unterscheiden. (G. R. Treviranus XX. 136.) Allein daſs diese ganze Ansicht eine durch und durch irrige sey, erhellt schon daraus, daſs die wahren Spermatozoen, wie jedes andere Thier, willkührliche, durch keinen äufseren Grund bestimmte Bewegung haben. Ja Ref. glaubt in den Spermatozoen eines Onanisten, der an Samenergiefsungen nach dem Uriniren litt, deutliche, leere Mägen, wie in den nicht gefütterten Paramäciumformen gesehen zu haben. Andererseits mufs er nach seinen bisherigen Beobachtungen jedes Vorkommen von wahren Spermatozoen im Pollen der Pflanzen durchaus läugnen, da er an den Kügelchen der Fovilla wohl sehr lebhafte Molekularbewegung, aber durchaus keine selbstständige Contraction oder bestimmte Organisation oder auch nur eine von dieser abzuleitende Bewegung zu sehen Gelegenheit hatte. Die Anwesenheit von Thieren scheint also für den Samen im Thierreiche, so wie die Abwesenheit derselben für die Pollenflüssigkeit des Pflanzenreichs charakteristisch zu seyn. — **Treffliche Bemerkungen über die Bedeutung der Zeugungstheile der Pflanzen, wiewohl ohne neue Facta, giebt E. Meyer. CIV. 209.**

Angeblicher Uebergang zwischen Pflanzen- und Thierreich. — Die Rotation der Sporen ist auch an den Seealgen beobachtet worden, und zwar an Draparnaldia tenuis und einer Varietät von Bryopsis arbuscula. Die Bewegung sey mit den Bewegungen der Schwämme und Ascidien vergleichbar. (Agardh jun. XVIII. Nr. 114. 230.) Allein dieser Vergleich ist durchaus unstatthaft. Denn die letzte Art von Bewegungen wird durch das Flimmerphänomen bedingt, von dem im ganzen Pflanzenreiche durchaus keine Spur zu finden ist. (Purkinje und Valentin. LXX. 5.) — Da die Bewegung dieser Sporen nach dem Gesetze der Spirale erfolgt, (Valentin XXXIII. 122.) so ist sie mit der spiraligen Zellensaftrotation in eine gewisse Analogie zu bringen. So unerklärt der Urgrund von beiden ist, so wird doch ein höchst wichtiges Verhältnifs hierdurch angedeutet. Da jedes Wachsthum eine gleichsam local durch Ablagerung von Bildungsstoffen fixirte Bewegung ist, da die Pflanze ohne Centrum im Innern ihre Elementartheile und deren Combinationen linear aneinander reiht, so ist es ganz übereinstimmend, wenn die Spirale, welche die Bewegung der Pflanzentheile beherrscht, auch die Grundlage der Stellunggesetze ausdrückt. Wenn Letzteres auch in der Thierwelt der Fall ist, so werden hier doch die Flüssigkeiten entweder durch ein centrales Herz im Kreise oder in netzförmigen Bahnen durch secundäre Kräfte oder rein flächenartig vermittelst der Flimmerbewegungen fortgetrieben. Keine dieser Bewegungsarten konnte aber bisher in dem Pflanzenreiche genügend dargethan werden. — Dafs die Bewegungen der Algensporen durchaus nichts Thierisches seyen, bezeugt ebenfalls ein anderer Beobachter (Ehrenberg LXVIII. 13.), wenn man auch andererseits noch die alte Ansicht zu halten sucht. (Treviranus XLIV. 20.) — An einem neuen Algengenus, Aphanizomene, dessen Fäden sich conjugiren und wie die Oscillatorien schwingen, sollen die einzelnen losgelösten Glieder gleich den Bacillarien sich bewegen. (Morrèn XVIII. Nr. 116. 244.) Wie dem auch sey, so rührt doch weder dieses Phänomen, noch die Bewegung der Closterien, bei denen die von Ehrenberg als Augen gedeuteten rothen Punkte von Morrèn für neue im Utriculus enthaltene oscillirende Körperchen angesehen werden, wie der letztere Naturforscher will, von entgegengesetzten Elektricitäten her.

Allgemeines über die Organisation des Thierreiches. — Dafs keine, selbst der sogenannten niedersten Thierclassen ganz einfach organisirt sey, erhellt aus den Forschungen unserer Tage über den Bau der Wirbellosen. (Ehrenberg XXII. H. 4. 123.) Dafs dieses jedoch nur von dem Numerus der Organsysteme gelte, versteht sich von selbst. — Dafs histiologische Charaktere ebenfalls bei zoologischen Eintheilungen benutzt werden können, zeigen die Blutkörperchen und zum Theil die Muskelfasern. (R. Wagner XXIII. 314.) Ref. erlaubt sich hinzuzufügen, dafs in dieser Beziehung wohl kein Gewebe instructiver ist, als das der Knochen und Knorpel. Wahre, mit Knochenkörperchen und Knochenkanälchen versehene Knochensubstanz findet sich nur bei den Wirbelthieren. Das Os sepiae und Anderes dergl. ist blofse Hornsubstanz. Eben so findet sich der wahre Knorpel mit seinen eigenthümlichen Körnern, die wiederum eine oder mehrere Generationen von Körnchen eingeschachtelt enthalten, nur in den 4 Wirbelthierclassen. Die Knorpel der Cephalopoden bilden einen Uebergang zu dem Fasergewebe, welches einzig und allein die sogenannten Knorpelmassen der übrigen Wirbellosen constituirt.

Die Bedeutung der Mägen der Infusorien wurde von einem neueren Beobachter geläugnet. Dieser glaubt vielmehr, dafs ein eigenthümlicher Stoff, Sarcode, (eine blofs neue Benennung für dasjenige, welches man früher mit dem Namen organisirten

Schleimes belegte. Ref.), der sich zwischen den übrigen Geweben der Thiere vorfinde, die Eigenschaft besitze, in sich leere Räume zu bilden, welche die umgebende Flüssigkeit aufzunehmen vermögen. Ueberhaupt komme jenen Thieren keine specielle Organisation zu. (Dujardin XVII. 343.) Wenn auch manche Theile der Infusorien, wie z. B. die Geschlechtsblasen, oder Hoden, das Nervensystem und dergl. in ihrer Deutung gegenwärtig noch problematisch seyn dürften, so kann doch, wie man sich leicht überzeugen kann, über die Existenz eines Mundes, eines Zahnapparates, eines Darmes und dergl. kein Zweifel mehr obwalten. Ueberhaupt sieht man bei immer weiterer Fortsetzung der Forschungen stets bestimmter, dafs jedes Thier nothwendig die Urtypen aller einzelnen Systeme des Körpers enthalten müsse. Hierher sind aber zu rechnen: das Nervensystem, das Blutgefäfssystem, Sinne (wenigstens Haut), Verdauungsorgane, Respirationsorgane, motorische Organe und Geschlechtsorgane. Wenn von Einfachheit des Baues in niederen Thieren die Rede ist, so kann dieses nur von der einfacheren oder complicirteren Ausbildung dieser einzelnen Organsysteme gelten, nicht aber von einem einfachen, fast unterschiedslosen Totale eines thierischen Geschöpfes. In dieser Hinsicht aber scheinen eben die Infusorien nicht die unterste Stufe der Organisation einzunehmen. Ueberhaupt dürfte gerade diese bisher angenommene Klasse bei weiter fortgesetztem Studium der Organisation der wirbellosen Thiere immer mehr an Umfang abnehmen. Vielleicht wird es noch möglich, alle hierher gehörenden Formen unter andere Classen zu vertheilen, wie dieses schon mehrfach vorgeschlagen, und zum Theil sogar versucht worden ist.

2. Phytotomie und Phytophysiologie.

Allgemeine Eintheilung der Pflanzengewebe. — Alle Pflanzengewebe lassen sich unter drei Rubriken bringen, nämlich Zellen, fibröses Gewebe und Gefäfse (L. C. Treviranus XLIV. 24. und Lindley CXVII. 8.) Allein wenn es auch seit den ersten Zeiten der erwachenden wissenschaftlichen mikroskopischen Phytotomie mit Recht als wahr anerkannt wurde, dafs Zellen und Gefäfse zwei Hauptabtheilungen der Gewebeformationen der Pflanzen ausmachen, so ist gerade die dritte hier vorgeschlagene Classe offenbar aus der auf diesem Gebiete gar nicht anzuwendenden äufseren Betrachtung mit freiem Auge hervorgegangen. Sie zeigt zwar auch unter passender Vergröfserung eigenthümliche Merkmale, durch welche sie sich sowohl von den Zellen, als von den Gefäfsen wesentlich unterscheidet; allein einerseits sind diese Charaktere nicht blofs denjenigen Gebilden eigen, welche unter dem Namen des fibrösen Gewebes subsumirt werden, andrerseits ist durchaus kein durchgreifender Grund anzugeben, weshalb gerade diese Formation in den Rang einer selbstständigen Abtheilung erhoben würde. Wie bei allen Naturobjecten überhaupt, so insbesondere auf dem Gebiete der vegetabilischen Organisation (vermöge des mehr adponirenden Charakters ihrer gesammten Bildungen) kann nur durch die individuelle Entwickelungsgeschichte jede Eintheilung ihre Begründung und Erläuterung finden [1]). Zuerst begegnen wir hier den einfachen Zellen, die als integrirende Charaktere eine einfache, durchsichtige, überall vollkommen geschlossene, gleichartige Zellenwand mit einem (für immer oder für die erste Zeit) flüssigen, gleichen oder ungleichen körnerhaltigen oder körnerlosen Inhalte haben. Aus dieser Urformation gehen sowohl in der individuellen Entwickelung, als in der Pflanzenwelt die Verholzungsbildungen hervor, die als immer und überall wiederkehrende Zeichen: Verdickung der Wandungen (entweder der ganzen Masse oder in einzelnen Schichten) und Luftinhalt haben. Die Verholzungen sind aber entweder a) extendirte Verholzungen, d. h. solche, bei denen die Verholzung die ganze Dicke der Wandung ohne Unterbrechung des Zusammenhanges an einzelnen Stellen einnimmt, und zwar α) gleichmäfsig oder β) mit knotigen Verstärkungen an einzelnen bestimmten Punkten oder Stellen, oder b) partielle Verholzungen, bei denen nur gewisse Theile der

---

1) Ref., der vielleicht bei der hier nothwendig zu beobachtenden Kürze in Manchem unverständlich seyn dürfte, bezieht sich in dieser Hinsicht auf seine bei der Pariser Akademie-eingereichte und von derselben mit dem Preise beehrte Histiogenia comparata, in welcher alle diese Ansichten durch Beobachtungen und Abbildungen ausführlich erläutert und belegt sind. Da dieses Werk nur noch im Manuscripte existirt, so hielt es Ref. für Pflicht, die Resultate desselben hier noch mit Stillschweigen zu übergehen.

Wandung verdickt, andere dagegen in dem einfachen Zustande der primären Zellenwand (die bisweilen bei fortgesetztem Wachsthume in allen Dimensionen auch in dem der Länge und der Dicke sich vergröſsert) verblieben sind. Die letztere Classe hat drei Unterabtheilungen, die jedoch, da sie alle auf dem Typus der Spirale beruhen [1]), unmittelbar in einander übergehen; und zwar die ringförmige, die spiralige und die netzförmige. Im Laufe der individuellen Entwickelung liegt zuerst jeder partiellen Verholzung eine extendirte, und zwar zuerst eine gleichmäſsig extendirte und darauf eine knotig extendirte, Verholzung zum Grunde, wie sich am besten an den Faserzellen der Antheren, denen mancher Blätter und dergl. nachweisen läſst. Aber auch in der Evolution des Pflanzenreiches scheint etwas Analoges Statt zu finden. Den Verholzungsbildungen begegnen wir zunächst bei den Moosen, wo sich gröſstentheils in der Blattepidermisschicht die knotige oder seltener die gleichmäſsig extendirte Verholzung vorfindet, während die partiellen Verholzungen hier als seltenes Beispiel in Form von Faserzellen in den sogenannten Gefäſszellen der Sphagna hervortreten. Die ausführlichere und beweisende Darstellung dieser neuen und nach des Ref. Ueberzeugung durchaus naturgemäſsen Eintheilung, die aus Mohl's unübertrefflichen Untersuchungen und des Ref. Beobachtungen sich von selbst ergiebt, kann hier natürlich am allerwenigsten geliefert werden.

Intercellularsubstanz. — Es sey unrichtig, wenn (von Mohl) behauptet wird, daſs die Pflanzenmembran nicht bloſs aus Zellenrudimenten bestehe, sondern daſs diese noch durch eine gelatinöse Masse mit einander verbunden werden, und daſs diese letztere bei manchen niederen Pflanzen fast das ganze Gewächs zusammensetze, bei höheren dagegen beinahe gänzlich schwinde. (Mirbel XVII. Juillet. 5.) Hierauf wurde nun Folgendes erwiedert. Bei Nostoc wird erst durch die Begrenzung der verbindenden Schleimmasse das Individuum in einer Beziehung bestimmt. Bei Hydrurus, Rivularia, Oscillatoria und dergleichen ist die Schleimmasse der einzelnen Zellen deutlich ausgebildet, während diejenige, welche das ganze Individuum verbindet, auf ihrem ursprünglichen halbweichen Zustande verharrt.

1) Eine projicirte Spirale geht, sobald das Wachsthum der Radien = 0 wird, in den Kreis über.

Die erstere stellt dann ein äufseres Rohr dar, welches den Confervenfaden einschliefst. Dieses findet sich auch bei den eigentlichen Conferven, welchen eine allgemeine schleimige Hülle abgeht, und die höchstens durch einen schleimigen, auf der Oberfläche jeder Einzelnen sich findenden Ueberzug schlüpfrig erhalten werden. Eben so erscheint diese schleimige Masse bei den Florideen und Fucoideen und füllt alle Zwischenräume aus, so dafs hier keine Intercellulargänge existiren. Auf gleiche Weise läfst sich diese Intercellularsubstanz bei den Flechten, besonders allgemein in deren obersten Lage deutlich erkennen. Schwieriger wird es diese Intercellularsubstanz in allen mit Blättern und Stengeln versehenen Pflanzen nachzuweisen. Am besten gelingt es in den Blättern der Laub- und Lebermoose, in den die Gefäfsbündel umhüllenden braunen Prosenchymzellen der Farren, in den Holzzellen der Coniferen und der Dikotyledonen, zwischen den langgestreckten, dickwandigen Zellen unter der Epidermis der Rinde des Stammes und der Blattstiele mehrerer Dikotyledonen, oder der äufseren Rindenlage sehr vieler holzartiger und krautartiger Gewächse, der äufseren Rindenschicht einjähriger Triebe mancher Bäume, in der parenchymatischen, einfachen oder mehrfachen, farblosen Zellenschicht unter der Epidermis lederartiger Blätter, in den wulstartig angeschwollenen Blattstielen mancher Blätter, in dem öligen Albumen mancher Monokotyledonen und in der äufsersten Schicht der Epidermis. (Mohl CXLI. 1.) Diese Intercellularsubstanz, welche auch Ref. aus vielfacher eigener Anschauung kennt, und die offenbar mit dem z. Th. zusammenfällt, was z. B. Moldenhauer Zellgewebe (zum Unterschiede von seiner zelligen Substanz, dem Zellgewebe der übrigen Phytotomen) nannte, ist bei den mit Stengeln und Blättern versehenen Pflanzen kein metamorphosirter Ueberrest dessen, was in den frühesten Stadien der individuellen Entwickelung in reichlicherem Maafse existirte. Denn im Anfange enthalten, wie man am deutlichsten an den Parenchymzellen der allerjüngsten Blättchen der Knospe sieht, die Elementartheile eine verhältnifsmäfsig dichte und weiche, meist gallertartige Masse, welche entweder gänzlich schwindet oder wenigstens, wenn sie verbleibt, in einen fast eben so harten Zustand ihrer Consistenz übergeht, als die Zellenmembran selbst. Da beide zugleich auch hell und durchsichtig sind, so ist natürlich die Unterscheidung beider in ausgebildeten Stadien mit vielfachen Schwierigkeiten verbunden. Doch kann über die Existenz jener Intercellularsubstanz selbst im vollkommenen Zustande sehr vieler Gewächse kein Zweifel seyn. S. unten Nr. III.

Beschaffenheit der Wände der Zellen. — In der Wandung der Bastzellen vieler Apocyneen und Asklepiadeen, in denen von Nerium und dergl. findet sich ein deutlich ausgeprägtes, bei beschattetem Lichte und einer 200—300maligen Durchmesservergröfserung sichtbares netzartiges Ansehen. In dem Mitteltheile der Bastzellen von Vinca minor zeigen sich spiralförmige Linien, welche an beiden Enden in netzförmige übergehen. Aehnliche querliegende faserige Gebilde finden sich an den verlängerten Holzzellen von Gingko biloba, den porösen Gefäfsen von Abies excelsa, den dickwandigen Baströhren von Cocos botryophora, an den parenchymatösen Zellen des Hollundermarkes und dergl. (Mohl CXLI. 23.) Ref. hat in Folge dieser Angaben die genannte Structur nachgesucht und wiedergefunden. Wie sich aber einerseits in vielen der genannten Theile, besonders in den porösen Gefäfsen der Coniferen, eine faserige Structur erkennen läfst, so sieht man in vielen Zellenwänden z. B. der Epidermis einen mehr oder minder feinkörnigen Bau. Am deutlichsten zeigen sich alle jene Dinge an Verholzungsformationen, wo also die Trockenheit und Rigidität der Wandungen diese Ungleichheiten der Oberfläche zu erhalten scheint. Kaum dürfte es aber erlaubt seyn, aus diesen schwierigen Beobachtungen einen Schlufs auf die innere Conformation der einfachen Zellenwandungen zu machen.

Körnchen in den Zellen. — Dafs die Chlorophyllkügelchen hohle Bläschen seyen, wie man als charakteristisch für diese Theile angegeben, wird mit Recht bezweifelt. (Treviranus XLIV. 45.) Behandelt man einen sehr feinen Schnitt eines frischen grünen Pflanzentheiles mit dem Compressorium, so überzeugt man sich, dafs die grünen Kügelchen durch und durch solide sind, und nicht aus einer äufseren festeren Hülle und einem flüssigen Inhalte bestehen, obgleich ihre ganze Masse mit einem hellen und durchsichtigen Safte imprägnirt zu seyn scheint.

Rotation des Zellensaftes. — In dem kreisenden Zellensafte der Zannichellia palustris, welcher durch Opium zum Stillstande gebracht wird, finden sich zwei Arten von Kügelchen, nämlich glatte und rauhe. Die Unebenheiten der Letzteren schwinden durch die Einwirkung von Säuren und von Jod, und sind vielleicht Krystalle von Kleesäure, welche sich in der abgedampften Flüssigkeit in reichlichem Maafse vorfindet. Die in den Körnchen enthaltenen kleineren Kügelchen werden (jedoch mit Unrecht) für Samenthierchen ausgegeben (Pouchet XVII. Janv. 39.), da sie nur Brownsche Molekularbewegung besitzen. — Dieser Zellensaftkreislauf der Zanichellia läfst sich jedoch nur ganz deutlich in den verlängerten Zellen des Stengels wahrnehmen. Die Zellen, welche das Bündel der verlängerten Zellen unmittelbar umgeben, enthalten glatte und durchsichtige, die äufseren Zellen dagegen kleinere grünliche Körperchen. Die ersteren sind Stärkemehlkügelchen, die anderen durch Chlorophyll gefärbte schleimige Körnchen. Die kleinen von Pouchet angegebenen Spitzen wurden jedoch nicht wiedergefunden. An dem rotirenden Strome hängen oft Schleimmassen, welche bisweilen seinen einfachen Lauf unterbrechen und daher eine mehrfache Strömung, wie z. B. in den Haaren der Blume der Tradescantia zu veranlassen scheinen. Das Rotationsphänomen existirt wahrscheinlich bei allen Pflanzen, kann jedoch nur da natürlich gesehen werden, wo der Saft Körperchen enthält. (Meyen XVII. Novemb. 257.)

Mit Unrecht ist von einem Beobachter die rotirende Strömung des Zellensaftes der Jungermannia geläugnet worden. (Treviranus XLIV. 528.)

Feinere Anatomie der Pflanzengefäfse. — Ob die Spiralfiber hohl sey, oder nicht, ist bis jetzt durch keinen exacten Beweis dargethan. (XLIV. 87.) Dieser dürfte jedoch darin zu suchen seyn, dafs, wenn man die abgerollte Spiralfaser, besonders die gröfsere und leichter lösliche von Monocotyledonen und jungen Farren unter dem Compressorium behandelt, die Begrenzungslinie in allen Situationen, immer einfach, nie deutlich doppelt ist. Der feinere innere Rand, der hier oft sichtbar wird, und dessen auch Mohl (CXLI. 26.) erwähnt, scheint Ref. nichts, als ein optisches Phänomen zu seyn. (Valentin CXVI.) Dafs auch nie Luftblasen innerhalb der in Wasser eingetauchten Faser wahrzunehmen seyen (Mohl CXLI. 27.), zeugt mit Bestimmtheit für ihre vollkommene Solidität. — Wenn auch für den äufseren, ersten Anblick Löcher und Erhabenheiten vielleicht gleich unter dem Mikroskope erscheinen (XLIV. 101.), so entscheiden doch starke Vergröfserungen, sey es durch einfache Linsen oder durch das zusammengesetzte Mikroskop, sobald nur eine sehr kurze Focaldistanz existirt, mit aller Bestimmtheit. Und so ergiebt es sich, was auch schon Mohl nachgewiesen und Ref. nur zu bestätigen vermag, dafs alle Poren der Gefäfse und Zellen einem Typus angehören. Es sind kreisförmige Oeffnungen, welche nur die Verholzungsschichten, nie die primäre Zellenwand betreffen, während zwischen diesen beiden noch eine kleine kreisförmige Lücke oder ein nach aufsen schmäler werdender Halbkanal um und zugleich unter dem Porus herumläuft. Dafs sie befeuchtet kein anderes Aussehen erhalten, als in dem trockenen Zustande (XLIV. 114.), kömmt nur bisweilen vor, und zwar blofs aus dem Grunde, weil meist sowohl der kleine Porus, als die kanalförmige Umgebung selbst unter dem Wasser mit Luft gefüllt bleiben. Geschieht dieses nicht, so werden sie heller, ohne dafs jedoch dadurch die Bestimmtheit ihrer Begrenzungen durchaus verschwände.

Entwickelung der Pflanzengewebe. — Daſs die Bläschen, welche die primitiven Zellen ausmachen, durch Ausdehnung von Kügelchen, d. h. soliden Körperchen entstehen (XLIV. 152.), ist noch nicht vollständig erwiesen. Die bisher allgemein angewandte Methode, nach welcher man den keimenden Samen für das Studium der Entwickelung der Pflanzengewebe benutzte, kann sehr leicht zu dieser Hypothese verleiten, weil es hier unmöglich wird, das Développement intercellulaire von jeder anderen Art des Zellenwachsthumes genau zu unterscheiden und von der secundären Ausdehnung der primitiven Zellen bestimmt zu trennen. Zu exacteren Resultaten führt hier der schon von C. F. Wolff angewandte Blattknospenembryo, sobald dessen Untersuchung mit Hülfe des Compressoriums vorgenommen wird. Hier sieht man, dafs innerhalb des zähen, primären Cambiums sich einzelne, isolirte Zellen selbstständig bilden, nicht aber secundär durch allmählige Ausdehnung der in diesem Urstoffe enthaltenen Kügelchen entstehen, dafs sie von dem ersten Momente an nach bestimmten Stellungslinien sich ordnen und dann sich aneinanderlegen, von selbst in ihren Formen krystallisiren, nicht aber durch gegenseitige Anlagerung und Zusammendrückung diese erste erhalten. — Dafs die fibrösen Röhren durch Verschwinden der mittleren Scheidewände sich bisweilen bilden mögen (XLIV. 159.), ist zur Zeit noch immer eine reine Hypothese. — Die Faserzellen der Samen von Collonia zeigen sich in jungem Zustande als helle, cylindrische

Schläuche, deren Mittelpunkt eine einfache, zusammenhängende Reihe von Kügelchen einzunehmen scheint. (XLIV. 164.) Ref. bemerkt bei dieser Gelegenheit, dafs alle Faserzellen, welche doch zu den partiellen Verholzungsformationen gehören, als Uebergangsstadium ihrer individuellen Entwickelung eine transitorische, knotig-extendirte Verdickung der Zwischenwandungen haben, von der man die einzelnen Fasern nach und nach ausgehen und fortschreiten sieht. Zuletzt schwindet diese Uebergangsformation gänzlich.

Bau und Natur der niederen Cryptogamen. — Die Hutpilze sollen die Fructificationen eines Byssus und keine selbstständige Bildung seyn (Dutrochet IX. P. III. 59.), wogegen jedoch schon mit Recht Einspruch gethan worden. (Meyen XXII. 213.) Auf gleicher Stufe steht die Behauptung, dafs das in seiner Vegetation durch die Kälte aufgehaltene Mycelium in die verschiedensten mykologischen Formen übergehe, oder überzugehen strebe. (XXXII. 308.) — Die Auswüchse an den Blättern der Linde entstehen durch ein Thier, Sarcoptes Gallarum tiliae, bei dem sich erst später, wahrscheinlich nach vollbrachter Häutung vier neue Extremitäten entwickeln. (Turpin III. 219.) — In destillirtem Wasser, welches den Dämpfen von Essigsäure in einem feuchten und dunkelen Lokale ausgesetzt war, entwickelte sich eine von Turpin für neu gehaltene Alge (Cagniard-Latour XVIII. Nr. 104. 150.) — In einer neuen merkwürdigen Pilzform, Pyronema marianum, zeigt sich eine zwiefache Formation von Röhren, nämlich weitere, welche ovale, oft den ganzen Schlauch nicht ganz ausfüllende, glasartig durchsichtige Kügelchen enthielten, und engere, welche an der Spitze mit kleineren, gelblich gefärbten Kügelchen erfüllt waren. Dieser Gegensatz scheint schon auf dieser niederen Stufe des Gewächsreiches an die Differenz von Anthere und Pistill zu erinnern. (Carus II. Vol. XVII. 369.) — Die auf absterbenden oder abgestorbenen Fliegen im Herbste sich zeigende Vegetation gehört zu der auf todten Thierkörpern vorkommenden Pilzgattung Isaria. Die von ihr ausgestreuten Sporen entwickeln sich in einem begünstigenden feuchten Medium, und stellen dann die Achlya prolifera Nees dar, welche nicht blofs auf todten Thieren, sondern auch auf faulenden Pflanzen vorkommt. In einer Beobachtung zeigten sich unter einer solchen Fliegenpilzvegetation gegliederte Fäden, deren äufserste Utriculi knopfförmig angeschwollen, und mit Sporen gefüllt waren. (Meyen XXII. 354.) — Die Zellen der Tange enthalten eine gefärbte, gesonderte Materie, welche wahrscheinlich von einer eigenen Membran umschlossen wird. (Chromatidia.) Aus ihnen entstehen Keimmassen entweder dadurch, dafs sich Reihen von Zellen absondern, eine Erhöhung bilden, und nach aufsen loslösen, oder dafs die Keimmasse sich in Körner trennt, und auf der Oberfläche des Tanges hervorbricht. (Link I. 457.) — Dafs den Algen kein wahrer Stengel zukomme, sondern dafs alle scheinbar stengelartigen Gebilde aus den blattartigen Organen hervorgehen, wird auch durch die Formation des Fucus pyriferus erwiesen. (Meyen XXII. 389.) — Vgl. auch über die Bildung der Confervensporen Wimmer CXLII. 89, über eine in einer Quelle von 41 ° Wärme wachsende Alge, Schönlein XXXII. 1. 42., und über den Bau und die Natur der Befruchtungsorgane der Lebermoose, Bischoff II. Vol. XVII. 909.

Innerer Bau der Farren. — Der Stamm der baumartigen tropischen Farren besteht im Allgemeinen aus Mark, Gefäfsbündeln und Rinde. Die Rinde enthält zwei Schichten. Die erstere von diesen hat rundliche, dickwandige Zellen, von denen die äufserste Lage die Epidermis bildet, welche immer der Stomatien ermangelt. Alle diese Zellen sind punktirte. Die Punkte bilden auch hier Kanäle, welche ebenfalls in der schichtenweisen Ablagerung auf der Innenfläche der Zellenwand sich zeigen. Zwischen den Zellen liegt eine braune, gleichförmige Masse, welche die einzelnen mit einander verbindet. Wo die Gruben der äufseren Oberfläche sich befinden, da ist die Rinde durchbohrt. Hier erscheinen auch gröfsere Intercellulargänge. Das Holz bildet einen vollständigen Cylinder, der nur an den Stellen, welche einem oberen Pulvinus und einer unteren Blattnarbe entsprechen, von Zellgewebschichten durchbrochen wird. Die Ränder dieser Spalten beugen sich nach aufsen und schicken viele Gefäfsbündel in die Blätter. Das Holz der Farren bildete also einen vollständigeren Ring, als das durch die Markstrahlen vielfach durchschnittene Holz der Dikotyledonen, da die Lücken des Ersteren nur den Uebergang des Markzellgewebes in das Blatt darstellen. Die aus der Peripherie des Holzkörpers entspringenden und in die Blätter übergehenden Gefäfse verlaufen eine Strecke von innen nach aufsen gerichtet, in dem zwischen Rinde und Holz gelegenen Zellgewebe. Das Holz selbst hat durchaus keine Jahresringe, und besteht aus sehr grofsen Gefäfsen, zwischen denen nur bisweilen kleinere Zellenhaufen liegen, die allmählig nach innen gebogene Reihen bilden, und mit dem den Holzkörper umgebenden Zellgewebe in Verbindung stehen. Diese Theile werden jederseits von einer Lage brauner Zellen umgeben. Die Gefäfse sind treppenförmige oder poröse, je nachdem sie an anderen Gefäfsen oder an Zellgewebe anliegen. Der übrige Stamm besteht aus Zellgewebe, welches jedoch von zweierlei Art ist. In der den Holzkörper einschliefsenden Scheide bildet es zwei Cylinder von braunen, prosenchymatischen Zellen. Bisweilen enthalten sie auch rothe, harzige Körperchen. Zwischen den parenchymatischen Zellen finden sich längliche, welche mit harziger Materie gefüllt sind. Die in den Blattstiel eintretenden Gefäfsbündel bestehen, wie das Holz, aus treppenförmigen Gefäfsen, welche von einer dünnzelligen Schicht umgeben werden. In der Nähe findet sich auch ein festes prosenchymatisches Zellenlager. Mitten in jeder Blattnarbe zeigen sich Gefäfse eigenthümlichen Ursprunges. Es sind nämlich im Marke ohne alle Ordnung Bündel von treppenförmigen Gefäfsen zerstreut, die ebenfalls von einigen rothen Zellenreihen umgeben werden. Diese gehen durch die Spalten in die Blattnarben und bilden hier ein gesondertes Bündel. Aufserdem finden sich noch im Marke zarte, runde, Bündel prosenchymatischer Zellen, welche jene dann kreisförmig umgeben. In dem Blattstiele selbst verschmelzen diese Bündel mit den aus dem Holzkörper kommenden. Die Luftwurzeln entspringen aus dem Holzkörper. Diese ganze Structur stimmt weder mit der der Mono-, noch mit der der Dikotyledonen, sondern mehr mit der der Cycadeen, wo sich jedoch constante Bast und Markstrahlen vorfinden. Was nun aber die krautartigen Farren betrifft, so unterscheiden sie sich von den baumartigen dadurch, dafs die harte, das Holz umgebende prosenchymatische Scheide ihnen fehlt. Es findet sich zwar bei allen eine braune, die Gefäfsbündel umgebende Membran, allein bei einigen Farren ist nur die eine Zellenwand verdickt, und braun gefärbt; bei Polypodium aureum nur verdickt, aber ungefärbt. Bei anderen sind alle Zellenwände des Kreises, ja auch der Inhalt braun. Bei Hymenophyllum und Trichomanes verbinden sich alle Gefäfse zu einem centralen Bündel, wodurch ein Uebergang zu Lycopodium, so wie zu Marsilea und Pilularia entsteht. Um so auffallender mufs es seyn, dafs bei Pteris lanuginosa zwei concentrische Kreise von Gefäfsbündeln vorkommen. Aufserdem unterscheiden sich die baumartigen Farren noch dadurch, dafs in ihnen die prosenchymatischen und parenchymatischen Zellen nicht so streng geschieden sind, dafs die ersteren oft noch Amylon enthalten, und keine für alle Species gleich bestimmte Lagen bilden. Die das Holz umgebende prosenchymatische Scheide gehört zum Zellgewebe des Stammes. Die Farren haben eine Vegetatio terminalis d. h. die neuen Theile entstehen nur an den Spitzen der älteren, während der untere Theil blofs der Zuführung der Säfte dient. Dieselbe Vegetationsweise findet sich aber in allen mit Stengeln versehenen Cryptogamen überhaupt. (Mohl XCIII. 40.) Diese Verhältnisse, besonders was die Natur des Holzringes betrifft, wurden durch die Untersuchungen eines jungen Cyatheastammes, vollkommen bestätigt. (Treviranus XLIV. 187.) Dagegen wird jedoch mit Recht eingewandt, dafs zwar die Vegetatio terminalis der Farren, aus deren Baue erhelle, dafs jedoch auch hier, wie überall, herabsteigende Fasern der neu entwickelten Theile entstehen, welche sich jedoch wahrscheinlich nicht isoliren, sondern sich innerhalb des Gefäfscylinders befinden und diesen daher an Umfang zunehmen lassen. (Treviranus XLIV. 361.) Gegen die durch die trefflichsten Abbildungen erläuterte Arbeit von Mohl sind jedoch von Meyen vielfache Einwürfe gemacht worden, welche mit den von ihm unabhängig über diesen Gegenstand angestellten Untersuchungen innig zusammenhängen. Nach diesem Naturforscher bilden im Allgemeinen die Holzbündel der Farren, getrennt von einander, einen Holzring, der jedoch keinen geschlossenen Kreis ausmacht (Meyen XXII. 162.), welche Behauptung aber wiederum gänzlich bestritten wird. (Treviranus XLIV. 560.) Diese Holzbündel werden bei vollkommen entwickelten Stämmen von rothbraunem Pleurenchym eingefafst, an dessen innerem Rande eine dünne Schicht von amylumartigem Parenchym liegt. Innerhalb dieser letzteren befindet sich eine feine Einfassung, von schmalen, langgestreckten, parenchymatischen Zellen, welche das Bündel Spiralröhren unmittelbar umgeben. Aufserdem existiren noch bei verschiedenen Gattungen entweder aufserhalb des Holzringes oder zugleich innerhalb desselben kleine cylindrische Holzbündel; oft fehlen diese auch dem centralen Zellgewebe gänzlich. Bei Sadleria cyathloides Kaulf. besteht der Stamm aus Holzmasse, die aus braunem Prosenchym gebildet wird, und dicht um das Centrum 5—6 Bündel gestreifter Spiralröhren enthält, welche sich durch seitliche Aeste mit einander verbinden. Eine andere Form ist die, wo die Bündel von keinem besonderen Zellgewebe begleitet, sich verästeln und sehr unregelmäfsig verlaufen. In den Wurzeln des Farrenstammes nehmen die Spiralröhren das Centrum ein, und schicken radienartige Fortsätze nach der Peripherie. Das Zellgewebe des ganzen Stammes besteht aus grofsmaschigtem, Amylon haltigem Parenchym und Prosenchym. (Meyen XXII. 162., wo auch einige noch Details in Bezug auf die Arbeiten von Link und Mohl angegeben sind.)

Innerer Bau der Monokotyledonen. — Die äufsere Peripherie der Monokotyledonen, welche mit Ausnahme der Palmen (der gröfseren Gräser und.dergl. Ref.) nicht fibröser, sondern rein zelligter Natur ist, zeigt bisweilen z. B. bei Neottia discolor eigenthümliche Färbungen, an welchen die Zellen des Centrums keinen Antheil haben. (Treviranus XLIV. 192.) — Dafs die fibröeen Röhren sich von den verlängerten Zellen der Gefäfsbündel auf dem Längendurchschnitte nicht unterscheiden (XLIV. 193.), kann höchstens in manchen Fällen für die äufsere Conformation, nicht aber für die Dicke der Wandungen gelten, wie starke Vergröfserung verbunden mit leiser Compression feiner Schnitte deutlich zeigen. — Dafs die wesentlichen Kennzeichen des Markes, der Rinde, des Holzes und des Bastes der Dikotyledonen den Organtheilen der Monokotyledonen abgehen (XLIV. 198.), ist zwar im Allgemeinen wahr; allein schon deshalb müssen hier bestimmte Analogieen existiren, weil das früheste Wachsthum der Dikotyledonen mit denen der Monokotyledonen so bedeutende Aehnlichkeiten darbietet. Nur auf dem Wege der individuellen Entstehung kann der noch keinesweges vollkommen erläuterte Bau der Monokotyledonen wissenschaftlich genau erkannt werden. — Die Rinde ist hier eine Ausbreitung des parenchymatösen Theiles der Blätter und vergröfsert sich, wie man z. B. bei Cyperus alternifolius auf das Evidenteste sieht, in gleichem Verhältnisse mit diesen. — In den Monokotyledonen erzeugt die bildungsfähige Substanz Fasern und Gefäfse in alternirenden Portionen, welche einander zwar nahe rücken, aber dessenungeachtet getrennt bleiben, obgleich ihre bedeutende Annäherung bisweilen allerdings den Schein von Kreisen zu erzeugen vermag. (XLIV. 206.)

Innerer Bau und Wachsthum der Dikotyledonen. —

Die äufsere Rindenlage nimmt im Fortgange des Sommers an Stärke zu, steht mit der Bildung der Blätter in genauem Zusammenhange und reproducirt sich nie wieder. (XLIV. 212.) — Die Rinde derjenigen Dikotyledonen, die keine Rindenlagen besitzen, besteht aus Fasern, die nichts anderes, als blofse Lebensgefäfse seyn sollen. (Mirbel XVII. Mars. 143.) — Ueber die Natur und das Wachsthum der Mono- und Dikotyledonen, so wie des Farrenstammes s. auch Mohl XXXII. Bd. I. 113.

Dem Stengel und dessen Anhangstheilen liege bei allen Pflanzen eine Uridee zum Grunde, deren Grundtypus am deutlichsten im Embryo der Monokotyledonen dargestellt wird. Hier constituire das Würzelchen, das absteigende und der kleine Stengel, d. h. der Cotyledon und seine Stütze (support) das aufsteigende System, wie auch in der erwachsenen Pflanze die Wurzel das erstere und Merithallus, Blätter und Blattstiel das aufsteigende System ausmachen. Der einfache in dem Monokotyledonenembryo dargestellte Typus vervielfältige sich gleich den enthaltenen Gefäfssystemen, in dem dikotyledonischen und polykotyledonischen Embryo. Das Gefäfssystem sey zweierlei Art. Das Eine begiebt sich von der Wurzel zur Knospe, das andere von der Knospe zur Wurzel. Die erstere Art führe zur Knospe den rohen Saft, welcher dort ausgearbeitet wird; die letztere leite einen Theil des ausgearbeiteten Saftes zur Wurzel. Bei den Dikotyledonen finde sich dieser zwischen der Rinde und dem Holze, bilde durch die aus dem Stengel entspringenden Zellen die neuen Holzlagen und erzeuge so das Wachsthum im Durchmesser, während die andere, welche in der Mitte sich verlängert und an den Knospen endigt, einen Theil des von den Wurzeln kommenden Stoffes in organisirte Materie verwandele und so das Längenwachsthum hervorbringe. Die Knospe erhalte also von unten nichts Festes, Organisirtes, schaffe sich ganz und gar seine Gefäfse, welche zugleich in dem Innern entwickelt sich als Holzlagen des Stengels und als ähnliche Theile der Wurzel darstellen. Modificirt finde sich dasselbe auch bei den Monokotyledonen. — An der Basis der Stengelknospe von Dracaena, welche durch Maceration ihrer krautartigen Hülle beraubt worden, zeigt sich eine Fortsetzung der oberen Holzfasern, welche fingerförmig ausstrahlend sich an den Holzkörper des Stammes ansetzt. Die Knospe eines Stecklings von Cyssus hydrophora bietet seiner Rinde beraubt, an seiner Basis ein Holzfasernetz dar, welches zum Theil die untere Parthie des alten Holzes bekleidet, und sich gänzlich in die Wurzel fortsetzt. (Gaudichaud XVIII. Nr. 138. 422.)

Den Verlust von Rinde und Holz sucht die Natur dadurch zu ersetzen, dafs sich nicht blofs eine Anschwellung oberhalb, sondern auch unterhalb des Schnittes bildet. Die letztere schlägt jedoch häufig fehl. Die Holzsubstanz gleicht in diesen Fällen der normalen. Bei dem Apfelbaume hat das Gewebe keine fibrösen Röhren und mehr Markstrahlen. (Dutrochet IX. P. IV. 79.) — Macht man an Pinus sylvestris einen tiefen ringförmigen Einschnitt, so erzeugen sich Schichten oberhalb, jedoch keine unterhalb des Schnittes. Die Punkte in den Gefäfsen seyen Absonderungsorgane des Harzes. (Guillemin und Magueville XVIII. Nr. 94. 60.) — Während die Hölzer im Allgemeinen zur Fortsetzung ihres Wachsthumes der Zweige und der Blätter bedürfen, vegetiren abgehauene Stämme von Pinus abies, jedoch nur im Schatten auch ohne diese fort. (Wangenheim XIV. 55.)

Acclimatisirung der Pflanzen. — Verzärtelte Pflanzen können bis zur Wiederherstellung ihres früheren Zustandes wiederum abgehärtet werden. Ja sie vermögen sich an gewisse fremde Momente des Klima's zu gewöhnen, und so selbst die Bedingungen ihres primären Zustandes noch zu überschreiten. (E. Meyer XXI. Nr. 1012. 337.)

Cambium. — Es ist eine klebrige, farblose, süfslich schmeckende Flüssigkeit, welche scheinbar frei zwischen Holz und Rinde liegt. Doch ist dieses unrichtig. Vielmehr befindet sich dieser Stoff in den zarten Zellen und Intercellulargängen des jüngsten, eben gebildeten Holzes. Bei den meisten Hölzern ist das Cambium eine schwach milchartige Flüssigkeit; nur bei den Linden zeigt es sich völlig ungefärbt. Es besteht aus runden Kügelchen, von denen mehrere im Wasser zusammentreten und lebhafte Molekularbewegung zeigen sollen. Durch Alkohol gerinnt es; durch Jod wird es braun gefärbt. Säuren und ätzende Alkalien wirken gar nicht ein. (Hartig XI. 217.)

Ein gediegenes und auch mit des Ref. Meinung vollkommen übereinstimmendes Urtheil über die Cyklose giebt Treviranus XLIV. 349.

Lenticellen. — Sie finden sich an grünen und krautartigen Dikotyledonenzweigen, wo sie die noch nicht geborstene

Oberhaut hügelartig erheben, und nach innen die krautartige Rindenlage nicht überschreiten. Sie bestehen ganz aus Zellgewebe, welches sich später braun färbt, und sollen in früherer Zeit Absonderungsorgane seyn. (XLIV. 364.)

Wurzeln. — Es gebe eine gewisse Irdwirkung auf das Wachsthum der Pflanzen, besonders durch Vermittelung der Wurzeln. Dieses zeige sich dadurch, dafs Steine einen Boden fruchtbar machen (wohl nur vermöge des gröfseren Gehaltes an Kiesel- und Kalkerde, Ref.), dafs Wurzeln längs des Festen im Boden sich verlängern (was wohl durch das Bedürfnifs nach weicherer Umgebung der Enden entsteht, Ref.), dafs Dünger um so vortheilhafter auf die Pflanzen wirke, je mehr feste Bestandtheile er enthält und dergl. Ja jede Steinart wirkt eigenthümlich auf die Vegetabilien. So werden die Wurzelzellen auf Kalksteinen kleiner, aber fester; auf gebrannten Steinen jedoch gröfser. (Reum XLIII. 29.) — Bei Ornithogalum pyrenaicum, wo die Härchen an den Fibrillen sehr stark entwickelt sind, zeigt sich immer an den entsprechenden Punkten die Rindensubstanz ohne den Gefäfskörper verdickt. — Die Härchen von spriefsendem Roggen und keimender Gerste kleben sehr fest, vermöge eines von ihnen ausgeschiedenen Stoffes an dem Sande, in welchem die Pflänzchen sich befinden. Jene sollen daher nicht das Geschäft der Einsaugung haben, sondern dem Bildungssafte zur Ableitung und zum Auswege dienen. (XLIV. 378.) — Tannin greift selbst in einer Solution von 0,001 die Wurzeln an, vernichtet sie, bräunt und verdunkelt die Fasern derselben. Roth werden auch die Spongiolen und das ganze Gefäfssystem der Pflanze durch Einwirkung des salpetersaueren Quecksilbers. In den Wurzeln nämlich ist eine stickstoffhaltige Materie, welche eine sehr wichtige Rolle zu spielen scheint und eben ein Reagens für Gerbestoff ausmacht. (Payen XVII. Janv. 1.) — Gerbestofflösung hält die Entwickelung der Radicellen auf, und macht die Spongiolen untauglich, Stoffe aufzunehmen. Destillation der Wurzeln und der Radicellen giebt eine sauere, die der Spongiolen eine alkalische oder ammoniakalische Flüssigkeit. (Payen XVIII. Nr. 87. 8.)

Bau und Wachsthum der Blätter. — Die Blätter von Drosera rotundifolia und longifolia bestehen blofs aus Zellgewebe ohne Gefäfsbündel. (XLIV. 436.) — Was die Poren betrifft, so ist mit Unrecht deren Anwesenheit in Riccia geläugnet (XLIV. 465.), so wie ihre Natur als wahre Poren oder Oeffnungen, welche zu den Luftgängen des Blattes, und oft auch des Stengels führen, bestritten worden. — In jungen Blättern von Pancratium maritimum fand sich bei Tage und bei Nacht ein gleiches Wachsthum, welches jedoch durch die Temperatur sehr bedingt wird. (Fr. Nees v. Esenbeck XXXII. 411.) — Die Ranken der Mutisia und ähnlicher Pflanzen werden auf höheren Regionen der Cordilleren zu Blättern ausgebildet. Ueberhaupt verwandeln sich hier diese Gewächse zu Kriechpflanzen. Auch erhalten hier die Pflanzen dachziegelförmig übereinanderliegende Blätter, welche unter diesen Verhältnissen oft zähe und hart sind. (Gay XXI. Nr. 934. 153.)

Genese der Blüthentheile. — Die einfachen Pistille, z. B. der Leguminosen bilden zuerst ein kleines oblonges Blatt, dessen Ränder einander genähert sind, ohne sich mit einander zu verbinden. Das Letztere geschieht erst später. Die Eichen erscheinen als Zähnchen dieses primären Blattes. Die zusammengesetzte Pistille z. B. von dem Niefswurz, dem Aglei, dem Eisenhute u. dergl. gleichen einer Zusammenhäufung der einfachen Pistille der Leguminosen. Diejenigen zusammengesetzten Pistille dagegen, welche verschmolzene Ovarien haben, z. B. die der Euphorbien, zeigen sich zuerst in Form eines Gefäfses, dessen sich verschmälernder Rand mit Festons versehen ist. Jeder von diesen entspricht einem Ovarium. Der Endpunkt des kleinen, das Ovarium zuerst repräsentirenden Blattes verlängert sich immer und wird zum Griffel. (Guillard XCVI. u. XVIII. Nr. 132. 375.)

Luftförmige und wässerige Einsaugung und Ausscheidung der Pflanzen und deren Effekte. — Die Pilze verderben die Atmosphäre dadurch, dafs sie ihr Sauerstoff entziehen und viel Kohlensäure abgeben. Dieses scheint sich bei Tage und bei Nacht gleich zu bleiben. In reinem Sauerstoffe absorbiren sie einen Theil dieses Gases. Es bildet sich Kohlensäure und Stickstoff. Auch in Stickstoff gehalten nehmen sie etwas von dieser Luftart auf, während ein wenig Kohlensäure ausgeschieden wird. (Marcet XVIII. Nr. 110. 200. u. X. 191.) — Die Pflanzen auf Torfmooren sind stets grüner, als die auf Wiesenboden. Stengel von Cotyledon orbiculata und mehreren Mesembryanthemumarten zeigen in schwache Karminauflösung gestellt, zwar mindere Turgescenz, jedoch ein lebhafteres Grün der Blätter. (XLIV. 546.) — In der Höhle der noch grünen und saftvollen Hülsen der Podaliria australis mit ausgebildeten Samen findet sich ein klares Wasser ohne Geruch und ohne Geschmack, welches sich bei Annäherung der Reife wieder verliert. Auch zeigen sich in den sehr jungen Hülsen von Colutea orientalis an der inneren Oberfläche der Schotenwand Wassertröpfchen, besonders an den Theilungsstellen der in die Quere verlaufenden Adern, zerstreut. (XLIV. 565.)

Pflanzen, welche in schwefelsauerer Strontianerde wuchsen, oder mit einer Auflösung von salpetersauerem Strontian begossen wurden, enthielten keinen Strontian, sondern Kalk; diesen jedoch nur in sehr geringer Menge. Wenn zwar immer bei jedem Boden ein Zuwachs von erdigen Bestandtheilen in den Pflanzen sich zeigt, so findet doch mehr Kalk in solchen, welche in cararischem Marmor und mehr Kieselerde in solchen, welche in Sand gewachsen waren. Die Pflanzen haben die ihnen inwohnende Kraft, die Strontianerde zurückzuweisen. (Eben so legten auch Perlhühner, die zur Legezeit nichts als gepulverten Strontian frafsen, Eier, deren Schale nur eine sehr geringe Spur von Strontian enthielt.) — Im unverletzten Zustande scheinen die Pflanzen überhaupt die für sie nicht passenden Stoffe zurückzuweisen. Die in zwei Bündel getheilte Wurzel eines Pelargonium wurde in zwei Particen getrennt, von denen man die eine in Strontianauflösung, die andere in destillirtes Wasser tauchte. Nach einer Woche zeigte sich in dem destillirten Wasser keine Spur von Strontian, welches der Fall hätte seyn müssen, wenn die andere Abtheilung der Wurzel diesen Stoff in sich aufgenommen und dann erst secundär ausgeschieden hätte. Dagegen wird das Wasser einer solchen Lösung ungehindert aufgenommen, wie der bedeutende Verlust desselben bei einem Versuche deutlich zeigte, wo zur Abhaltung der Verdunstung die Oberfläche mit einer Oelschicht bedeckt worden war. Wenn jedoch, wie dieses z. B. bei dem chromsaueren Kali-Deutoxyd und dem schwefelsaueren Eisenprotoxyd der Fall ist, die Stoffe nach Zerstörung der Wurzelspitzen in die Pflanzen selbst übergehen und an fernen Enden wiederum ausgeschieden werden, so geht das Gewächs bald zu Grunde. (Daubeny XI. 253.) — Ueber die Ernährung der Pflanzen überhaupt, siehe Schnaubert XL. 337.

Blüthenfarben. — Jedes Blumenblatt ist in der ersten Zeit grün. Aus dieser Urfarbe gehen die gelben Blumenblätter unmittelbar; die übrigen mittelbar durch eine mehr weifsliche, weifse oder weifslichgrüne Farbe hervor. Das Chlorophyll wird durch Maceration von jungen Blättchen, z. B. der Gramineen in Alkohol von 84 % dargestellt. Man verdampft die weingeistige Lösung, und zieht aus dem grünen Rückstande durch Schwefeläther den Extractivstoff aus. Wird Chlorophyll mit destillirtem Wasser bei 14—15 ° R. digerirt, so bildet sich eine etwas trübe, gelbe Lösung, welche durch einige Tropfen Weingeist wiederum klar wird. Concentrirte Schwefelsäure macht sie wiederum farblos. Durch kohlensaueres Kali wird sie dunkelgelb. Concentrirte Schwefelsäure löset Chlorophyll mit intensiv blaugrüner Farbe auf und hinterläfst einen öligten Rückstand. Wird diese Lösung mit Weingeist von 40 ° übergossen, so dafs sich beide Flüssigkeiten anfangs nicht mischen, so wird zuerst die sauere Flüssigkeit, dann der Weingeist dunkel indigoblau. Beim Verbrennen liefert das Chlorophyll kein Ammoniak, scheint daher keinen Stickstoff zu enthalten. — Es giebt zwei allgemein verbreitete Farbestoffe der Blüthen. 1) Anthokyan. Farbestoff der blauen, violetten und rothen, auch Vermitteler der braunen und zum Theil der pomeranzenartigen Färbungen. Blau, violett oder roth, sehr hygroscopisch, im trockenen Zustande unveränderlich, im feuchten sich bald zersetzend, leicht löslich in Wasser und in Weingeist von 50—60 %, unlöslich in absolutem Alkohol, Schwefeläther, ätherischen und fetten Oelen. Die anfangs blaue, wässrige Lösung wird bald farblos; durch Säuren dagegen roth gefärbt. Der violette Farbestoff ist wahrscheinlich ein durch schwache Säuren (Kohlensäure) verändertes (blaues) Anthokyan. Der rothe Färbestoff, dessen wässerige Lösung immer sauer reagirt, ist ein gesäuertes Blau. Die gefleckten Balsaminen enthalten unter der Epidermis Zellen mit rothem Färbestoff. Entweicht durch Zerschneiden dieser Zellen die in ihnen enthaltene Kohlensäure, so stellt sich die blaue Farbe sogleich wieder ein. 2) Antoxanthin. Färbestoff der gelben Blumen, verschieden löslich in Wasser und Weingeist nach Verschiedenheit der Pflanzen. Durch concentrirte Schwefelsäure wird es dunkel indigoblau; welches, sobald die Schwefelsäure Wasser anzieht, wieder verschwindet. Das Anthoxanthin besteht aus einem farblosen Extractivstoffe und einem wenig gefärbten Harze.

Blumenharz. Die pomeranzenfarbigen Blumen entstehen dadurch, dafs die in getrennten Zellen befindlichen, rothen und gelben Farbestoffe einander decken. In den braunen Blumen ist eine Mittelschicht von Chlorophyll auf beiden Seiten von Schichten von violetten Zellen gedeckt. Schwarz wird durch ein dunkeles Anthokyan oder durch mehrere Lagen dunkel violetter Zellen, welche warzig erhoben sind, oder durch gehäuftes Chlorophyll und dergl. erzeugt. Durch Combinationen der in den verschiedenen Zellen enthaltenen verschiedenen Farbestoffe entstehen die mannigfaltigsten Nüancirungen. Dadurch, dafs dem Chlorophyll Wasser oder dessen Elemente entzogen werden, entsteht Anthokyan; durch Aufnahme von Wasser bildet sich aus demselben Antoxanthin. (Marquart XCVII. 40.) — Dafs die brennenden Farben der Früchte, besonders die rothen, sich so sehr lange Zeit unversehrt erhalten, hat seinen Grund darin, dafs hier der Farbestoff innig mit einem Wachse verbunden ist. (Mulder XXXII. 575.) — Ueber den wachsartigen Ueberzug von Beninacasa ceriferas. CXIX. 313.

Geruch der Blüthen. — Eine Art der Gattung Tetracera, die auf Cuba vorkömmt, verbreitet, jedoch nur des Nachts, einen so intensiven Veilchengeruch, dafs man ihn auf der See mehrere Meilen entfernt schon deutlich wahrnimmt. Dieselbe Erscheinung findet sich auch an anderen Pflanzen der Tropen. Mit feinerem Geruchssinne, als der Mensch begabte Thiere empfinden auch den Landgeruch noch früher. (Poeppig I. 44.)

Pollen. — Die äufsere Pollenhaut soll nicht, wie Mohl angiebt (und E. Meyer (CIV. 100.) bestätigt) bisweilen aus Zellen und einem durchsichtigen Bindemittel bestehen, sondern ihre sogenannten Zellen seyen Warzen, gleich denen, welche besonders an den verholzten Zellen der Oberhaut und dergl. überhaupt vorkommen. Die Spiralfiber in den Antherenzellen sey hohl, und nicht solide. (Mirbel XVII. Juill. 5.) Doch mufs Ref. offen bekennen, dafs seine eigenen Beobachtungen eher für Mohls Ansicht sprechen dürften. Ueber die Mohlschen Pollenuntersuchungen s. auch Meyen XXII. 151.

Pollenschläuche. — Eine Beschreibung der Genitalien und der Befruchtungsweise der Stapelia, welche die Untersuchungen Brown's an den Asclepiadeen bestätigt, liefert Savi VI. b. 189. — An den nackten Eichen der Coniferen läfst sich der Verlauf der Pollenschläuche bestimmt beobachten. Sie steigen durch das Exostomium in das Endostomium, von da die Höhle der Secundine durchlaufend, in die Oeffnung der Nucula (Embryostomium), wo sie am Ende ihren Inhalt entleeren, und den ersten Anfang zur Bildung des Embryo hergeben, indem gleichzeitig der Inhalt der Zellen der Nucula verschwindet. Bis zur Zeit des Erstarrens des Albumens sind die zusammgefallenen Schläuche noch zu erkennen. (Corda II. 599.) — Specielle Beschreibungen der Pollenschläuche oder der dafür gehaltenen Gebilde von Hemerocalis flava, Iris pseudacorus, Cypripedium calceolus, Tellima grandiflora und Hypericum perforatum giebt G. R. Treviranus XX. 148.

Ei und Embryo. — Viele Samen der Coniferen enthalten mehrere Embryonen, welche an den Enden der ramificirten Nabelstränge aufsitzen. (R. Brown XVII. Juin. 379.) — Das Perisperm zeigt sich bei Tamus communis zuerst als eine durchsichtige Schichte einer weichen und hellen Masse, welche zwischen der inneren weifsen Hülle und der im Centrum befindlichen Flüssigkeit liegt. Acht Tage später besteht es aus geradlinigten gegen das Centrum des Samens convergirenden Zellenreihen. Immer entstehen neue Zellen nach innen zu, so dafs zuletzt die in der Mitte enthaltene Flüssigkeit ganz schwindet. (Dutrochet XVIII. Nr. 91. 41.) — Bei Cucumis sativa zeigt sich das Eichen ebenfalls zuerst als eine kleine Warze, welche, wie die Höhlung, in der sie sich befindet, von der, aus fast cubischen Zellen bestehenden, farblosen Oberhautschicht bekleidet wird. Nun bildet sich auf der Oberfläche durch zwei Einschnürungen eine kreisförmige Wulst, welche durch eine Falte der oberflächlichen Zellenschicht bedingt wird. So ist nun die Wulst die rudimentäre Secundine, das Eingeschlossene der Kern und das Uebrige Primine und Nabelstrang, welche sich erst spät von einander sondern. Die Secundine senkt sich immer tiefer in die Masse des Ovulum ein, während sich die Primine über die Secundine und beide über den Nucleus immer mehr hinüberziehen. Dieses dauert so lange, bis einerseits der Kern nur an der Chalaza sich noch mit den Primine verbindet, andererseits beide Hüllen nur kleine Mündungen an der Spitze des Exostomium und Endostomium zeigen. (Fritsche XXII. Hft. 5. 229.)

Eine specielle Schilderung der Genese und Fortbildung des Embryo von Tamus communis giebt Dutrochet XVIII. Nr. 100. 111. (die ausführlichen Details s. IX. Tom. V. 169.), und der

Bildung der Rindenknospenembryone der Dikotyledonen Dutrochet XVIII. Nr. 101, 188. (die ausführlichen Details s. IX. T. V. 189.) Ueber Entwickelung der Sporangien der Farren s. Martius XXII. 30. Ueber Keimen der Seealgen s. Agardh jun. VIII. 105.

Keimen und Wiederaufleben. — Die in den Behältern ägyptischer Mumien eingeschlossenen Waizenkörner zeigten sich noch keimfähig. (v. Sternberg XXXII. 3. Vgl. auch Jouannet XXI. Nr. 946. 345. u. Nr. 1000. 152.) — Das Keimen unreifer Samen wurde wiederum bestätigt. (Knorr XXXII. 4.) Ueber das Keimen der Trapa natans s. Braun XXXII. 40.

Arten von Sedum und Sempervivum, welche in der Sommerhitze des Jahres 1834 so sehr ausgetrocknet waren, dafs sie bei der geringsten Berührung zusammenfielen, erholten sich nach dem später eingetretenen Regenwetter wiederum vollständig. Eben so leben die völlig ausgetrockneten Wurzeln von Rhodiola rosea, wenn sie in die Erde gebracht werden, so sehr wiederum auf, dafs sie bald Stengel treiben. (XXXII. 605.)

Technik. Ueber die conservirende Einwirkung des Sublimates auf thierische Theile s. Keraudren CXXVIII. 41. Ueber die Gestalt der Fasern von Baumwolle, Wolle, Flachs und Seide s. Ure in Dingler's polytechnischem Journ. LVIII. 157.

3. Menschliche und vergleichende Anatomie.

A. Morphologische Urformationen [1]).

a. Morphologische Urgebilde.

α. Zellgewebe.

Die Fäden des Zellgewebes sollen bisweilen bauchigt angeschwollen oder abwechselnd erweitert und verengt seyn (was jedoch Ref. niemals wahrnehmen konnte), und bei vielen Thieren mit der Gröfse der Blutkörperchen in einem gewissen Ver-

1) Das Schema, nach welchem wir die einzelnen Theile des thierischen Organismus unserem Zwecke gemäfs durchgehen werden, soll binnen Kurzem an einem anderen Orte ausführlich erläutert und mit den zum Verständnifs und zur Rechtfertigung nothwendigen

hältnisse stehen (welches eben so unrichtig ist, wie die Vergleichung an jedem Frosche lehren kann, Ref.). Eben so sollen im Fettkörper der Insekten variköse Zellengewebsfäden vorkommen, welche bald ein Oel, bald einen eiweifsartigen Stoff führen, während wahres und umhüllendes Zellgewebe den Insekten gänzlich mangelt. (G. R. Treviranus CXL b. 16.) Diese Angaben sind aber durchaus ungegründet. Der Fettkörper besteht aus einer Menge von mehr oder minder dunkel graugelblichen Oeltropfen, welche, wie dieses auch bei den Wirbelthieren der Fall ist, in zellwebigten Gebilden eingebettet liegen. Dafs übrigens gradlinigt begrenzte und keinesweges varikös angeschwollene Zellgewebsfäden auch in dieser Klasse der Thierwelt vorkomme, sieht man, wenn man ein Stückchen eines Muskels unter dem Compressorium behandelt und bei gedämpftem Lichte betrachtet.

β. Fett und Pigment.

Das Fett, welches in eigenen Zellgewebscysten enthalten ist, befinde sich ursprünglich in den Elementarcylindern selbst, und dehne diese blasig aus. (G. R. Treviranus CXL b. 29.) Dieser Angabe widerspricht jedoch die Genese des Fettes auf das Entschiedenste. (Valentin LXII. 126.) Hier zeigt sich deutlich, dafs einzelne diskrete Oeltropfen in den halbweichen Bildungsstoffe sich ablagern, und dafs um diese herum dann eine vollkommen geschlossene Zellgewebscyste sich bildet.

Das schwarze Pigment der thierischen Theile verdankt seine Entstehung der äufsersten Kleinheit und der bedeutenden Licht-

---

Belegen versehen werden. Vorläufig möge es genügen, die Reihenfolge dieser Eintheilung der leichteren Uebersicht wegen hier anzuführen.

A. Morphologische Urformationen. a. Morphologische Urgebilde. α. Allgemeiner, concretester Natur. Zellgewebe. β. Specieller, eigenthümlicher Natur. Fette. Pigmente. Anorganische Deposita. b. Morphologisches Urphänomen, Flimmerbewegung. B. Concreto allgemeine Systeme. a. Animaler Natur. Nervensystem. b. Animal vegetativer Natur. Blut- und Lymphsystem. C. Concrete, beharrende und erhaltende Systeme. a. Animaler Natur. α. Ingestive. Sinnesorgane. β. Egestive. Motorische Organe. b. Animal-vegetativer Natur. α. Ingestives Endziel. Verdauungsorgane. β. Egestives Endziel. 1. Mit concret allgemeinerem Charakter. Respirationsorgane. 2. Mit concret speciellstem Charakter. Harnorgane. D. Schaffende Systeme. Geschlechtsorgane.

brechung der dasselbe constituirenden Körperchen. Daher wird auch die Farbe um so heller, je stärker die angewendete Vergröſserung ist. — Das Tapetum des Säugethierauges erhält seine Farbe dadurch, daſs äuſserst dünne und durchsichtige Fäden, welche eben hierdurch entoptische Farben darbieten, die schillernde Membran zusammensetzen. Dasselbe ist auch der Grund des Metallglanzes vieler Theile der Fische, welche aus Aggregationen äuſserst dünner Blättchen bestehen. (Valentin CXVI. 49.)

b. Morphologisches Urphänomen. Flimmerbewegung.

Die Flimmerbewegungen auf der Oberfläche organischer Membranen sind ein durchaus allgemeines Urphänomen der Thierwelt. Sie sind schon bei dem Menschen, den Säugethieren, den Vögeln, den Amphibien (Purkinje u. Valentin LXX. 39.) (Vgl. auch die bestätigenden Beobachtungen von Sharpey XVII. Juin. 347., von Jones CXXXVIII. Nr. XXI. 198., von Wagner LIV. 598. 607., von Grant LV. 153. und von G. R. Treviranus CXL b. 116.), den Fischen (Purkinje u. Valentin II. 843.), so wie bei den meisten Klassen der Wirbellosen nachgewiesen. Daſs die Flimmerbewegung, wie ein Beobachter behauptet (L. C. Treviranus XLIV. 308. 561.), nicht durch Wimpern bedingt werde, sondern auf einer hypothesirten Wechselwirkung des Festen und Flüssigen beruhe, ist unrichtig, wie leicht selbst unter minder vortrefflichen Mikroskopen wahrgenommen werden kann. (Mit gleichem Unrechte behauptet derselbe Autor (l. c. 562.), daſs Bagliv das Phänomen zuerst entdeckt habe, wie die allgemeinen Ausdrücke der citirten Stelle bald lehren können.) Vielmehr sind die Cilien in niederen Thieren einfache Wimpern, in den höheren dagegen wahre Läppchen. (Purkinje und Valentin II. 844.) Ueberhaupt gehört das Flimmerphänomen zu den merkwürdigsten Erscheinungen in der Thierwelt, weil es in keiner Klasse derselben fehlt, und wegen seiner bis in das Kleinste sich behauptenden, isolirten, localen Individualität in vielen seiner Verhältnisse von allen beobachteten Eigenschaften der übrigen Theile des Körpers abweicht. (Das Nähere s. Purkinje u. Valentin LXX.) — Daſs jedoch bei den Bivalven auch unabhängig von den Bewegungen der Cilien Strömungen durch ein Pulsiren der Membran selbst entstehen (Erman I. 527.), ist unrichtig. Durch Betrachtung der Muschelkiemen von oben, besonders mit Hilfe des Sonnenlichtes wird dieser trügerische Schein nur zu leicht erzeugt, da hier einerseits die tiefer gelegenen Haare dem Anblicke schwinden, während deren Bewegung in der Flüssigkeit sichtbar bleibt (Purkinje u. Valentin II. 848.), andererseits viele durch Lichtreflexion hinzukommende Scheinbewegungen sichtbar werden, welche nur zu leicht diese Täuschung veranlassen. In sehr dünnen Kiemenstückchen dagegen, welche bei hellem Tageslichte in ihrer ganzen Masse genau und deutlich beobachtet werden können, zeigt sich auch nicht die entfernteste Spur einer anderen Bewegung als der, welche durch die Wimpern erzeugt wird.

Bei Seesternen flimmert die ganze innere Fläche des Magens, der in den Strahlen liegenden Blinddärmchen, des Eierstockes und die äufsere Körperfläche; bei Actinien die Häute des Eierstockes und der Hoden. (R. Wagner XXIX. 209.) In den schleifenförmigen, sogenannten Respirationsblasen des Regenwurmes findet sich Flimmerbewegung. (Henle XXIII. 580.) Aufser diesen Organen aber flimmert, wie des Ref. neueste Untersuchungen lehren, die innere Haut des Darmkanales dieses Thieres auf das Lebhafteste. Bei Branchiobdella findet sich in der vorderen Hälfte des Körpers ein paariges, aus gewundenen Schläuchen bestehendes Organ, welches nach innen in parallel neben einander liegende Röhren übergeht (Respirationsorgan). Eben so existirt in der hinteren Hälfte des Körpers ein paariges drüsigtes Organ, welches sich in einzelnen discreten Röhren und zuletzt in einen einfachen Ausführungsgang fortsetzt. (Weibliche Genitalien.) Die inneren Oberflächen aller dieser Theile sind mit langen Flimmerhärchen besetzt. (Henle XXIII. 576.) Vgl. auch v. Siebold in Müllers Arch. 1836. S. 43. Ref., welcher diese Beobachtungon nachträglich ebenfalls zu machen Gelegenheit hatte, kann nur hinzufügen, dafs die hier mehr läppchenartig gebaueten Cilien reihenweise schwingen, und dafs daher die Flimmerbewegung weniger die combinirtere Form von zusammengesetzten und coincidirenden Wellen, als von reihenweise sich hebenden und senkenden Bewegungen oder von Schlangenlinien darbietet. Dasselbe gilt auch von demselben Phänomene, wie es sich in den schleifenartigen Organen des Regenwurmes zeigt. — Die Existenz der Flimmerbewegung in den weiblichen Genitalien der Schnecken wurde wiederum bestätigt. (Carus XXIII. 494., u. Henle XXIII. 596.) Ueber andere flimmernde Theile dieser und anderer Thiere wird Ref. im Folgenden einiges Neuere mittheilen.

B. Concret allgemeine Systeme.

a. Animaler Natur. Nervensystem.

Alle Nerven des Menschen lassen sich ihren morphologischen Elementarverhältnissen nach in 3 Klassen bringen. I. Nervengebilde mit rosenkranz- oder perlenschnurähnlichen, bauchigt aufgetriebenen Röhrchen. Sie finden sich in den höheren Sinnesorganen und in einem Theile des Gehirnes. a) Die gröfseren Rosenkranzgefäfse oder Perlenschnüre. Beträchtlicher Durchmesser und in kurzen Zwischenräumen folgende bauchigte Anftreibungen. Sie gehen in Zweige über, welche denen der folgenden Ordnung gleichen. (Schon dieses ist ein wesentlicher Mifsgriff, da die varikösen Fäden sich nie und nirgends verzweigen. Ref.) Im Riechstreifen. b) Gröfsere Blasenschnüre mit aufsitzenden Bläschen. Meist einseitige, bauchigte Anschwellung; mehr geschlängerter Zug; schwellen bei eintretender Fäulnifs oder durch Wärme auf. Seh- und Geruchsnerven, vordere innere und beide hintere Markstränge des Rückenmarkes, Stränge des verlängerten Markes und der Schenkel des kleinen Gehirnes; Corpus rhomboideum; Brückenarme und eigenthümliche Brückenfaserung; mehrere Abtheilungen der Haube und des Bogens. c) Die kleineren Perlenschnüre oder die Rosenkränzchen. Bläschen und Röhrchen kleiner; letztere gestreckter. Stamm des N. sympathicus, vorderster Theil des Sehnerven, Kernstrang und grauer Rückenmarksfaden, uneigenthümliche Schicht der Brücke, Bindearme, grauer Streifen, Seh- und Vierhügel, Zirbelstiel, Bogen und Ammonshorn, Linsenkapsel und Stabkranz mit Röhrchen anderer Klassen vermischt. d) Die engbäuchigen grofsen Rosenkranzröhrchen. An der Seite stark entwickelte Blasen; in ihrer Continuität nur einseitige und schwach hervortretende bauchigte Auftreibungen. Gehörnerve, innerer Hülsenstrang, Haube. (Diese Form ist nach des Ref. Erfahrung immer nur ein durch die Präparation erzeugtes Kunstprodukt. Die früheren dagegen sind blofs durch die Gröfse ihrer Durchmesser und die Dicke der Scheiden bedingt. Vergl. Valentin CXVI. 32.) II. Nervengebilde mit zarten Röhrchen und aufsitzenden Bläschen. Finden sich in den Empfindungsnerven, in mehreren Strängen der Medulla spinalis und oblongata und in verschiedenen Gehirntheilen. Ihre Bläschen sind nie dem Rohre einverleibt, sondern sitzen ihm nur auf. (Diese ganze Klasse existirt nach des Ref. Erfahrungen in der Natur durchaus nicht, sondern wird künstlich dadurch erzeugt, daſs man die nicht mehr ganz frischen Stücke, um dünnere, durchsichtigere Objekte zu erhalten, mechanisch zertheilt. Die aufsitzenden Körperchen sind Blutkörperchen, Kügelchen der grauen Substanz, Fettbläschen, in sich verwickelte Zellgewebsfäden und dergl.) a) Baumzweigähnliche Röhrchen mit aufsitzenden zarten Bläschen. Trigeminus, Vagus, N. communicans faciei, hintere Wurzeln der Rückenmarksstränge, Olive, Keil- und zarter Strang, Schenkel des groſsen und des kleinen Gehirnes, Bindearme, uneigenthümliche Schicht der Brücke, Mammillarkörper, Streifenhügel, Ammonshorn und Stabkranz. b) Baumzweigähnliche Röhrchen mit kleineren und gröſseren aufsitzenden Bläschen. Hintere Wurzeln der Spinalnerven, vordere und hintere äuſsere Markstränge des Rückenmarkes, Riechkolben in der Nähe des N. ethmoidalis, Sehstreifen, N. glosopharyngeus, Zweige des Vagus, Zungenschlundkopfast des Accessorius, Haube, Schenkel des groſsen Gehirnes, Zickzack, Vier- und Sehhügel, Hornstreifen, Trichter, Hackenganglion, Balken, Brückenarme und eigenthümliche Faserung der Brücke. c) Die parallel fortgesponnenen, gekämmten Röhrchen mit gruppenähnlich aufsitzenden Bläschen, hintere Wurzeln der Sacralnerven, einzelne Zweige des fünften Paares, Zweige des Hüftnervengeflechtes. d) Gekämmte Röhrchen mit eingeschalteten Zellenbläschen (welche Ursprünge der Lymphgefäſse seyn sollen!) (in der That aber nichts als anlagerndes Fett sind. Ref.). An den Empfindungs- und Bewegungsnerven in der Nähe des Neurilems. III. Nervengebilde mit eingeschalteten Röhrchen finden sich in den Bewegungsnerven. (Hier ist der Vf. nicht bis zu dem Nerveninhalte selbst, sondern nur bis zu der äuſseren zelligten Hülle derselben vorgedrungen, Ref.) a. Schlangenförmig invaginirte Nervenröhrchen. In den Nerven der Flexoren, besonders im N. hypoglosus. b) Gekämmte invaginirte Nervenröhrchen. Nerven der Extensoren. c) Zweigestaltete invaginirte Nervenröhrchen. Vegetative Nerven und deren Ganglien. — Die specifischen Empfindungsnerven, die Gefühlsnerven und die Bewegungsnerven haben jeder einen eigenthümlichen, unterschiedenen Bau. In den höheren Sinnesorganen findet sich ein specifischer Empfindungsnerve, ein Gefühls- und ein Bewegungsnerve. (Berres XXVIII. Bd. 9. 274.) — Alle diese angeblich der reinen, vorurtheilsfreien Beobachtung entnommenen Resultate liefern wiederum ein warnendes Beispiel, zu welchen Irrungen man verleitet wird, sobald man nur auf das Gerathewohl die äufseren Objekte untersucht, wie sie sich in ihrer Zufälligkeit und Unvollständigkeit darbieten, beschreibt und an einander reihet, und ihre speciellen Relationen, ihre durch Fäulnifs, durch vorbereitende Präparation und dergl. erfolgten Veränderungen nicht berücksichtigt. Interessant ist es, dafs der Vf., als wolle er es gleichsam mit Keinem verderben, sowohl für Bell's als für Bellingeri's Theorie, sinnliche Unterschiede und Belege findet. Als Ref. diese Arbeit zu Gesichte bekam, hatte er sich eben vielfach und anhaltend mit der Beobachtung des feineren Nervenbaues beschäftigt. Er hatte wiederum oft gesehen, dafs in dem Hirne und dem Rückemarke die varikösen Fäden bestimmte Unsterschiede behaupten, welche theils durch die Individualität der Theile selbst, theils aber auch durch die Art der Behandlung bedingt werden. Er hatte genau die Veränderungen, welche die Nervenmasse durch Gerinnung, Fäulnifs und Reagentien erleidet, verfolgt. Allein bei Durchlesung der eben betrachteten Arbeit glaubte er eine Relation, von Dingen zu lesen, welche er nie gesehen habe. Er prüfte daher Alles noch ein Mal in der Natur u. vermochte sich von der Wahrheit der meisten Angaben durchaus nicht zu überzeugen. Von allen beigefügten Zeichnungen, deren feinste Ausführung äufserst sauber ist, konnte er auch nicht eine einzige ganz wahr finden. Fig. 1. u. 2. stellt wahrscheinlich durch Fäulnifs oder Compression behandelte variköse Fäden dar. Die in Fig. 4. sich findenden aufsitzenden Kugeln sind durchaus fremdartiger Natur. Fig. 5. u. 6. sind entweder zu dicke und daher gar nichts lehrende oder von den durch Behandlung oder Maceration erzeugten Nebenpartikeln nicht hinlänglich gereinigte Schnitte. Fig. 7. ist die zellgewebigte Nervenscheide mit aufliegenden Blutkörperchen. In Fig. 8. sind offenbar die an der Nervenscheide so oft haftenden Fettblasen abgebildet. Dasselbe gilt auch von Fig. 11. Fig. 9. u. 10. zeigen die Zellgewebfasern der Nervenscheide, und Fig. 12. einen dunkelen Schnitt in der Verbindung beider Nervenmassen, doch in Rücksicht der Kügelchen offenbar idealisirt. — Die

Corticalsubstanz der Centraltheile des Nervensystemes soll aus verschlungenen Cylindern bestehen, welche bei dem Uebergange in die weiſse Substanz sich gerade strecken, in dieser nebeneinander verlaufen und endlich in die Primitivfasern der Nerven übergehen. (G. R. Treviranus CXL b. 26.) (Ueber das Unrichtige in diesen Angaben s. Valentin CXVI.) Die varikösen Fäden verdanken (gröſstentheils Ref.) der Behandlung des Präparates (und der primär angelegten Stärke der Scheide. Ref.) ihre Entstehung. (G. R. Treviranus ibid. 32.) — Untersuchungen über die varikösen Fäden, welche die früheren Beobachtungen von Ehrenberg und Valentin gröſstentheils bestätigen, giebt Volkmann CXXXIX. 1.

Das Rückenmark besteht aus zwei vorderen, zwei hinteren und zwei seitlichen Strängen, von denen jeder aus concentrischen Lagen zusammengesetzt werden soll, und mit einer Hülle von grauer Hirnsubstanz versehen ist. Die hinteren Stränge divergiren seitlich in dem Calamus scriptorius und gehen in das kleine Gehirn. Aus den seitlichen Strängen entspringen die sensiblen, härteren Rückenmarkswurzeln. Im Gehirn endigen sie sich sowohl in der Gegend der Wurzel des fünften Paares, als auch da, wo beide Stränge sich vereinigen und einander kreuzen. Zwischen den seitlichen und den vorderen Strängen verläuft continuirlich von der Cauda equina bis zu den Wurzeln der Gehörnerven eine ununterbrochene Lage grauer Substanz. Nur (ihrer Funktion nach) gleichartige Stränge verbinden sich mit einander. (Ch. Bell XVIII. Nr. 119. 270.) — Aus einer Vergleichung der Hirnwindungen der Säugethiere ergiebt sich, daſs man hier drei Klassen, nämlich Circumvolutiones externae proprie s. d., mediae und internae unterscheiden muſs. Bei dem Menschen, dem Affen und dem Elephanten kommen noch Circumvolutiones transversae hinzu. (Leuret XXI. Nr. 957. 164.) — Untersucht man ganz frische Hirntheile, nachdem man sie unmittelbar vorher durch Alaunauflösung oder durch Weingeist befeuchtet hat, unter einer stark vergröſsernden Linse, so zeigen sich von einer eigenen Membran umhüllte, netzartige oder baumförmige Fasergeflechte (?). Die eintretenden Nerven verstricken sich hier mit einander. (Makartney XXI. Nr. 998. 117.) So richtig aber auch vielleicht für den ersten Anblick dieses Factum ist, so wenig läſst sich immer, wie Ref. an einem andern Orte nachgewiesen, ein bestimmtes genaues Resultat hierdurch erhalten. — Von oben betrachtet zeigt das Gehirn der Gräthenfische folgende Abtheilungen: Cerebellum. Lobi optici. Lobi olfactorii, oft noch ein einfaches, seltener ein doppeltes Paar von Tuberculis olfactoriis. Auf der unteren Fläche befinden sich die Lobi inferiores mit einer Vulva, aus welcher die Hypophysis hervorgeht. Hinter dieser liegt ein Saccus vasculosus; vor der Vulva eine Commissura transversa; unter dem hinteren Theile der Lobi optici eine Commissura ansulata und hinter dem kleinen Gehirne die Lobi posteriores. Die Lobi optici, ein Analogon der mittleren und hinteren Hirnlappen des Menschen sind, mit Ausnahme von Muraena, gröfser, als die Lobi olfactorii und haben immer eine graue Schicht, in welcher weifse Fibern sich befinden. Kleinere Lobi optici entsprechen auch kleineren Augen. Allgemein findet sich ein Corpus callosum; ja oft ein vollkommener Fornix, welcher entweder hinter oder auf den Vierhügeln befestiget ist. Nur bei der ersteren Art zeigen sich Eminentiae mammillares an der Uebergangsstelle der vorderen Schenkel in den Ventriculus communis. Wo ein unvollkommener Fornix existirt, haftet er unter dem Corpus callosum auf der Mittellinie der Hemisphären. Anzahl und Gröfse der Vierhügel sind sehr verschieden, Doch findet sich nie eine vollkommene Spalte zwischen den Letzteren. Der Thalamus opticus ist der gewöhnlich für das Corpus striatum gehaltene Körper. Unter diesem befindet sich das Stabkreuz. Zwei Lobi inferiores kommen überall vor. Sie bestehen aus einer Hülle von Rindensubstanz mit bisweilen eingestreuten weifsen Fibern und einem markigen Körper, so wie einer einfachen Höhlung. Die Spalte der Vulva führt in den Ventriculus communis durch das hinter der Commissura anterior befindliche Loch. Die Fische haben in Vergleich mit anderen Thierklassen in Verhältnifs zum Gehirne die gröfste Hypophysis. Ein eigenthümlicher Theil ist der Saccus vasculosus. Die Commissura ansulata ist ein Analogon der Pons Varolii, so wie die früher noch nicht gekannte Fascia annularis vielleicht der Schleife entspricht. An dem Lobus olfactorius findet sich häufig ein Tuberculum olfactorium, aus welchem dann der Riechnerve entspringt. Der Lobus selbst ist immer bläulichgrau, ohne Gefäfsmembran, weicher, als die Lobi optici, in eine feine eigenthümliche Haut gehüllt, durchscheinend und mit Unebenheiten der Oberfläche versehen. Die Glandula pinealis ist wahrscheinlich ein ähnlicher Sack, wie der Saccus vasculosus. Das Cerebellum enthält in seinem Innern eine Höhlung. In dasselbe strahlen die Fasern der Corpora restiformia, nachdem sie sich nach oben gebogen, aus. Die Lobi posteriores bestehen aus der Pons mammillaris Halleri und dem Lobus vagus oder Lobus striatus Halleri. In der vierten Hirnhöhle finden sich immer markige Querstreifen. Auf dem Kopftheile des Rückenmarkes zeigen sich auf der unteren Fläche weifse, von einem Pyramidenstrange zum andern gehende Querstreifen. Eine Kreuzung der Pyramidalfasern findet aber hier durchaus nicht Statt. Was die Strahlung der Fasern betrifft, so gehen die unteren Pyramiden mit einem Aste in die Seitenanschwellungen, dann aber durch die Commissura ansuluta zu dem Thalamus opticus und dem Stabkranze. Die innersten Bündel geben Marksubstanz in die Lobi inferiores und strahlen in die Lobi olfactorii aus. Der Pedunculus restiformis geht in das Cerebellum und bildet die Crura ad eminent. quadrigem. und die Crura ad pontem oder hier ad commissuram ansulatam. Die Commissura anterior erhält einen Faden aus dem Cerebellum, welcher unter dem N. opticus verläuft. Bei den Fischen existiren 10 Hirnnervenpaare. Oft findet sich bei Symmetrie des Körpers Asymmetrie des Gehirnes. (Gottsche XXII. 189. 238.)

Jeder Knoten des sogenannten Ganglienstranges der Wirbellosen (Krustazeen, Insekten, Mollusken, Annacliden) besteht aus mehreren Lappen, welche entweder im Ganzen oder in ihren einzelnen Theilen oder in Beiden zugleich äufserst symmetrisch sind. Ihre Organisation ist gröfstentheils analog dem Hirn der Wirbelthiere, doch mit allen Zeichen einer niederen Bedeutung versehen, während die Structur der Ganglien des Eingeweidenerven mit dem Baue der Ganglien der höheren Thiere vollkommen übereinstimmt. Die Details s. Valentin CXVI. — Bei Helix, Limax, Limnaeus, Planorbis und wahrscheinlich allen Mollusken sind die Verbindungsfäden zwischen Kopf und Brustganglion jederseits doppelt. Das Ganglion oesophageum repräsentirt hier das vegetative; das Ganglion thoracicum das Nervensystem der irritablen Organe und das Ganglion cerebrale das des sensiblen Lebens. Bei den Limneen besteht jedes Ganglion cerebrale aus drei Knötchen. (Berthold XXVIII. 378.) — Bei Sphinx ligsutri findet sich ein Analogon des kleinen Gehirnes, des N. sympathicus und des N. vagus. Die Differenz von sensiblen und motorischen Strängen und Wurzeln ist in diesem Thiere, in der Hummer, dem Scorpione, des Scolopendra, dem

Gryllus viridissimus, Carabus und Papilio urticae nachgewiesen. (Newport XVIII. Nr. 39. 34.) — Die Säulen der Bewegungsnerven sind bei Scolopendra relativ eben so grofs, als bei dem Scorpione. (Grant LV. 228.) — Ueber Pictet's Untersuchungen über das Nervensystem der Phryganiden s. unten in dem Abschnitt Entwickelungsgeschichte.

Im Allgemeinen besteht das Mundmagen-Nervensystem der Wirbellosen aus zwei seitlichen paarigen Strängen und einem mittleren, unpaarigen Strange. Das der Dekapoden unterscheidet sich von dem der Insekten durch den Mangel eines vor dem Gehirn liegenden Knotens des unpaaren Systems. Dem paarigen Systeme fehlen auch gesonderte Knoten. Bei dem Flufskrebse entsteht im Allgemeinen das Stämmchen des unpaaren Systemes als ein feiner zwischen beiden Hälften des Halsbandes nach hinten verlaufender Faden und verästelt sich in dem Magen, wo es mehrere Anschwellnngen bildet, und in die Leber. Aus der dreieckigen, ganglienartigen Anschwellung des Halsbandes entspringen zwei Fäden, welche mit dem unpaaren Nervensysteme in Verbindung stehen. Aus der Anschwelluug kommen Zweige für die Oberlippe, den Magen und die Speiseröhre, die Kiefermuskeln, welche zum Theil gangliös anschwellen, zum Theil sich mit Zweigen des unpaaren Systemes verbinden. Aehnlich ist die Vertheilung dieser Nerven bei dem Hummer. Nur bildet der vordere obere, zum unpaaren Nervensysteme verlaufende und der vordere untere Ast der Halsbandanschwellung unter dem Halsbande einen kleinen Bogen. Analoge Verhältnisse finden sich auch bei anderen Abtheilungen, z. B. den Krabben, der Squilla, bei welcher nur das ganze Mundmagen-Nervensystem bedeutend verkürzt, und weniger entwickelt ist. Bei den Onisciden kennt man nur zwei sehr kleine, hinter dem Hirne gelegene und mit demselben durch Fäden verbundene Stämme, deren Aeste zu dem Magen verlaufen. Bei der Kreuzspinne entsteht jederseits aus jeder der Hirnanschwellungen ein sehr feines Fädchen, welches sich mit dem der entgegengesetzten Seite unter einem spitzen Winkel vereinigt, und so als ein einfacher Faden bis zur zweiten cylindrischen Anschwellung des Nahrungskanales verläuft. Bei den Insekten ist der Mundmagennerve gleichmäfsig ausgebildet. Das unpaare System desselben befindet sich als ein einfaches Nervenstämmchen mitten auf der Speiseröhre uud dem Magen, und bildet vor dem Hirn ein dreieckiges Knötchen, aus welchem jederseits ein schwach bogenförmiges, anastomosirendes und in die Fühler verlaufendes Aestchen entsteht. Das Stirnknötchen giebt Zweige für die oberen Mundtheile, während das unpaare Nervenstämmchen sich mit dem paaren Nervensysteme verbindet, hier zu Knötchen anschwillt und sich in die Speiseröhre und den Magen verzweigt. Das paarige Nervensystem besteht aus zwei Paaren hinter dem Hirn auf der Mitte oder auf den Seiten der Speiseröhre gelagerten Knötchen, welche immer hintereinander folgen und durch zwei von hinten nach vorn verlaufende Aestchen in Verbindung stehen. Jedes der beiden vorderen Knötchen schickt Zweige in das Hirn, die Speiseröhre und zu dem unpaaren Nervensysteme; das hintere Knötchen in die Speiseröhre und den Anfang des Magens, bisweilen sogar in das Ende desselben und in die Gallengefäfse. Nur bei den Grylliden finden sich mehr, als zwei Knötchenpaare. Das unpaare Nervensystem ist vorzüglich bei den Käfern, Schmetterlingen und Bienen, das paare dagegen mehr bei Gryllus, Acheta und Gryllotalpa entwickelt, während sich Mantis, Phasma und Blatta mehr an die erstere Reihe anschliefsen. Bei Scolopendra morsitans beginnt das unpaare System mit einem dicht vor dem Hirne liegenden Knötchen, welches mittelst eines neben dem Fühlnerven liegenden Zweiges mit dem Gehirne in Verbindung steht. Der einfache Hauptstamm tritt auf der Speiseröhre nach hinten und verbindet sich mit dem paaren Systeme. Dieses besteht aus einem mehr schlingen- als knotenartigen Theile, welcher einen Ast nach vorn und Aeste nach hinten an den Nahrungskanal und zu dem unpaaren Systeme sendet. Spirobolus Olfersii zeigt im Wesentlichen den Typus der sechsfüfsigen Crustazeen. Eben so auch Glomeris marginata. Bei dem Blutigel finden sich vor dem Hirn auf der Rückseite ein Nervenknötchen, welches durch ein Fädchen jederseits mit dem vorderen Rande des Gehirnes in Verbindung steht und Aeste an den Oberkiefer schickt, und zwei durch Zweige mit den Seitenschenkeln des Gehirnes verbundene Knötchen, welche die Speiseröhre und, wie es scheint, die Schlundmuskeln versorgen. Auf der Mitte der Bauchseite des Magens verläuft ein einfaches, zuletzt gabelförmig sich spaltendes Aestchen. Das Mundmagen-Nervensystem der Cephalopoden zerfällt in einen Mundtheil und einen Magentheil. Der erstere besteht aus zwei rundlichen, vor dem Hirne liegenden Knoten, von denen der eine auf der Bauchseite des hinteren Endes des trichterförmigen Mundes, der andere auf der Rückenfläche des vorderen Endes der Speiseröhre liegt. Beide Knoten verbinden sich durch einen Zweig, so dafs gleichsam ein vorderer Schlundring entsteht. Der auf der Rückseite der Speiseröhre befindliche Zweig schickt Aeste nach dem oberen Theile der Mundhöhle und nach dem Gehirne, der andere dagegen in die untere Hälfte der Mundhöhle und die Speiseröhre, so wie einen einfachen Ast, welcher sich gabelförmig spaltet und zuletzt an der Verbindungsstelle beider Aeste zu einem Knötchen anschwillt, aus welchem strahlenförmige Aeste für die beiden Mägen ausgehen. Bei Helix pomatia finden sich auf dem oberen Theile des hinteren Endes der Mundmasse jederseits zwei durch Fädchen verbundene Knötchen, welche so eine Nervenschlinge bilden. Aus dieser tritt nach vorn jederseits ein Ast zum oberen Schlundknoten des Gehirnes, ein anderer an den Mund und mehrere an die Mundmasse (Brandt VIII. Tom. III. 561., wo auch die detaillirten Beschreibungen zu vergleichen sind.). — Bei Planaria torva gehen zwei zarte Nerven von den beiden Augen aus, schwellen gegen den Darm hin zu zweien neben einander liegenden Knoten an, verlaufen dann weiter, indem sie bald ein zweites Ganglienpaar bilden, und umschlingen den Darm gegen die Mundöffnung hin, ohne Knoten zu zeigen. (F. F. Schulze CXXXI. 39.) — Bei Perothis finden sich an der Speiseröhre, da wo diese aus dem Schlundkopfe hervorgeht, drei Ganglien, von welchen das eine an der unteren Seite, die beiden anderen neben einander an der oberen Seite des Oesophagus liegen. (Rathke VIII. Tom. II. 170.) — Darstellungen des Nervensystems der Infusorien s. Ehrenberg LXVIII. Tab. 10.

Der gröfste Theil der in die Corpora cavernosa eindringenden Nerven entspringt bei dem Menschen mit eben so starken Wurzeln von dem animalischen, als von dem organischen Nervensysteme. Bei dem Pferde gilt dieses von der hinteren Hälfte der cavernösen Nerven allein. Der von dem animalischen Nervensysteme kommende N. dorsalis penis liefert hier die vorderen in die cavernösen Körper eindringenden Nerven. Der N. dorsalis penis schickt bei dem Menschen nur wenige Zweige in das Corpus cavernosum. Der gröfste Theil derselben geht in die Eichel, einige in die Haut des Penis und in die Vorhaut. (Joh.

Müller XXVII. Nr. 18. 77.) Die Gefäfsnerven heften sich mit ihren auseinanderstrahlenden Primitivfasern an die Faserhaut der Arterien (Goering CXXXII. 9.) und bilden Endplexus auf und zwischen den einzelnen Lagen dieser Membran. (Valentin CXVI.) Die Gefäfse erhalten nicht blofs Zweige von dem Sympathicus, sondern auch von den Cerebrospinalnerven. (Goering CXXXII. 12.)

Messungen der einzelnen Primitivfasern nebst individuellen Ansichten und Vermuthungen liefert G. R. Treviranus. (CXL a. 36.) — Die varikōse Form der peripherischen Primitivfasern hängt nur von der entweder normalen oder künstlich erzeugten Zartheit ihrer Scheide ab. (Valentin CXVI.) Die Nerven bilden an ihren letzten Enden Plexus, welche, gleich den feinsten Blutgefäfsnetzen, in jedem Theile eines jeden Thieres eigenthümlich und charakteristisch sind, sich jedoch von der durch gleiche Momente bedingten Conformation der zugleich daselbst sich verbreitenden Capillarnetze immer unterscheiden. Zuletzt formiren die einzelnen Primitivfasern einfache Umbiegungsschlingen. Die Darstellung der bisher noch gänzlich unbekannten Ganglienstructur s. bei Valentin CXVI.

b. Animal-vegetativer Natur.

α. Blutgefäfssystem.

αα. Blut.

In dem Blute findet sich auch Titansäure, wie auf folgendem Wege nachgewiesen werden kann. Man digerirt eingeäschertes Blut in der Siedhitze mit Königswasser, filtrirt die Solution und verdampft sie bis zur Trockenheit. Wird nun der Rückstand mit sehr verdünnter Schwefelsäure behandelt, so zeigt sich am Boden ein gelbes Pulver, welches bis zum Rothglühen erhitzt eine schwarze Farbe erhält. Bei dem darauf folgenden Kochen desselben mit Königswasser bleibt ein hellfarbiges Pulver ungelöst. Dieses giebt in der äufseren Löthrohrflamme eine gelbe, nach dem Erkalten farblos werdende Perle. In der inneren Flamme wird diese während des Erkaltens röthlich, und nach völligem Erkalten purpurfarben und etwas ins Blaue fallend. (Rees XL. V. 134.) — In dem menschlichen Blute aller Art findet sich zu $1\frac{1}{2}$—$2\frac{0}{0}$ ein eigener, neuer Stoff, Subrubrin. Wird das Serum abgegossen, und die Faser des Coagulums getrennt, dann diese mit Alkohol begossen, so erhält man selbst nach dem Filtriren durch Musselin eine trübe Lösung, welche bis zum Aufkochen erhitzt, sich vollkommen aufhellt. Beim Erkalten trübt sich jedoch die Flüssigkeit von Neuem und, indem ihre Temperatur bis 26,67 ° C. sinkt, setzt sich eine fleischfarbige Substanz ab, welche durch Filtration gesondert erhalten werden kann. Getrennt ist sie undurchsichtig, pulverförmig, rothbraun, unschmelzbar und hinterläſst nach dem Glühen im Platintigel einen geringen erdigen Rückstand. Sie ist in absolutem Weingeist, in Aether und in kaltem Wasser unlöslich; löslich dagegen in verdünntem Weingeist, aus dem sie sich bei dem Erkalten wieder fällt. Dieser Niederschlag wird durch $\frac{1}{1000}$ Salpetersäure wiederum aufgelöst. Sauerstoff, Wasserstoff, Stickstoff, Kohlensäure und Schwefelwasserstoff verändern die Substanz nicht. (O'Shaugnessy XL. 165. und XXI. Nr. 957. 147.) — Ueber die färbenden Stoffe des Blutes s. Sanson CX. 271. — Das Blut der Pfortader soll schwärzer, als das übrige Venenblut und am Dunkelsten im nüchternen Zustande seyn. Es wird weder durch Neutralsalze, noch durch Einwirkung der Atmosphäre, noch durch Sauerstoff roth, coagulirt entweder gar nicht, oder bildet nur minder feste Coagula. Es enthält weniger Fibrine als Arterien- und Venenblut, weniger Eiweiſs und mehr Fett. (C. H. Schultz XXIV. 325. und XVIII. Nr. 122. 296. — Von dem aus der Ader gelassenen, weiſsen, milchähnlichen Blute eines an Blutbrechen leidenden Mannes setzte sich eine färbende Substanz ab, während die darüber stehende undurchsichtige Flüssigkeit einer gesättigten Emulsion ähnlich war, alkalisch reagirte und keinen besonderen Geruch oder Geschmack hatte. Das Blut selbst enthielt 79,4 $\frac{0}{0}$ Wasser, 6,4 $\frac{0}{0}$ Eiweiſs, 11,7 $\frac{0}{0}$ fettartige Substanz, sauere Seife, Cholosterine, Olein und 2,5 $\frac{0}{0}$ Margarin, Stearin, Salze und extractartige Theile. Faserstoff und färbende Substanzen waren fast ganz verschwunden, und an ihrer Stelle fanden sich fettartige Substanzen. (Lecanu XL. 167.) — Das Blut verliert durch wiederholte Aderlässe von seinem Gehalte an Eiweiſs und an Salzen. Dasselbe geschieht auch mit dem Fibrinegehalt. (Andrews XXI. Nr. 923. 39.) Diese letztere identificirt jedoch der Vf. der älteren Ansicht gemäſs mit den Blutkörperchen.

Das lebendige Blut besteht aus dem Plasma (nämlich seinem flüssigen Bestandtheile, Ref.) und den Blutbläschen (Blutkörperchen, Ref.). Wird frisches Blut in lebendigen, röhrigen

Theilen, z. B. Därmen, Gefäfsen, eingeschlossen, so senken sich die Blutkörperchen, während eine durchsichtige Lymphe sich darüber bildet. (Brünner u. Schultz LXXII. Nr. 11.) — Das Letztere kann nun leicht zu Transfusionen benutzt werden. (C. H. Schultz XXVII. Nr. 10.) — Die Blutkörperchen sollen nicht solide, sondern wahre Bläschen, d. h. mit Luft gefüllt seyn. Der Kern nämlich lasse sich z. B. bei Salamandern nach gesprengter Schale frei heraus drücken. (Brunner LXXII. 20.) Ref. hat oft dieses Experiment unter dem Compressorium angestellt und nur gesehen, dafs der Kern erst dann frei wurde, wenn die mit keinem freien Raume versehene, halbweiche Schale in mehrere Stücke ihrer ganzen Masse nach gebrochen oder zerbröckelt war. — Durch Einwirkung des Wassers soll der Kern selbst innerhalb des Blutkörperchens beweglich werden und bei dem Umherrollen des Letzteren immer die niedrigste Stelle einnehmen. (Brünner LXXII. 22.) Ref. kann nach seiseinen Beobachtungen hier nur irgend eine zum Grunde liegende Täuschung annehmen. Die Gelegenheitsursache derselben dürfte zum Theil darin liegen, dafs oft durch Einwirkung des Wassers die Schale ungleich anschwillt, und daher der Kern von verschiedenen Seiten des Blutkörperchens gesehen in verschiedenen Höhen erscheint. — Dafs die Schale, wie Viele z. B. noch Nasse LXV. 84. verneinen, durch das Wasser nicht aufgelöst wird (Brünner LXXII. 23.), ist vollkommen richtig, wie auch folgendes interessante Experiment (Brünner l. c. 23.), welches Ref. ebenfalls mit Glück wiederholt hat, zeigt. Werden nämlich die in Serum befindlichen Blutkörperchen des Frosches mit Wasser vermischt, und wird dann nach einiger Zeit ein Tropfen Jodtinctur hinzugethan, so vergröfsert sich die früher kaum sichtbare und nun braun werdende Schale bedeutend. Die oben erwähnte Erscheinung des Rollens des Kernes soll hier auch vorzüglich deutlich seyn. (Brünner l. c. 23.) Allein hiervon konnte sich Ref. trotz aller Bemühung nicht überzeugen. Vielmehr erscheint nur hier die schon oben erwähnte ungleiche Anschwellung, so wie eine gröfsere Durchdringung der Schale mit flüssigerem Stoffe. — Dafs die Schale der Blutkörperchen elastisch sey (LXXII. 24.), ist zwar wahr, zeugt aber durchaus nicht für ein in ihr eingeschlossenes, elastisches, luftförmiges Fluidum, sondern für die auch aus anderen, vielfachen Beobachtungen erhellende, eigenthümliche Natur der Schale, die aus einem festen, mit vieler Flüssigkeit durchdrungenen, halbweichen Stoffe besteht. Ein fast gleicher Grad von Elasticität zeigt sich z. B. in den Muskelfasern, in denen wohl kaum Jemand Luftcontentum suchen dürfte. — Die Wirbelthiere sollen gefärbte, die Wirbellosen farblose Blutkörperchen haben. (Schultz LXXII. 28.) Doch sind die des Blutigels z. B. schon deutlich röthlich, haben die des Krebses bei aller Helligkeit ihres Wesens einen Strich in das Schattige und dergl. — Aufserdem ist das Serum der Letzteren gelblich und wird durch Indigo grün. (C. H. Schultz LXXII. 29.) — Durch concentrirte Schwefel- und Salpetersäure werden die Blutkörperchen nur ein wenig zusammengezogen. (LXXII. 32.) Durch Einwirkung der Kohlensäure auf das lebende oder todte Blut wird zwar nicht die Form, doch die Farbe geändert. — Dafs nur unter künstlicher Behandlung und im Embryonalzustande die Blutkörperchen concav erscheinen (LXXII. 16.), ist unrichtig, da dieses Phänomen bei dem Menschen, wie Ref. an seinen eigenen Blutkörperchen oft zu sehen Gelegenheit hatte, sich immer in dem unveränderten Zustande zeigt. Sobald sie sich in schiefer Richtung befinden, bemerkt man in der Mitte eine deutliche grubenförmige Vertiefung. Dasselbe wird auch das Bestimmteste bestätigt, wenn man sie fast auf dem Rande stehend betrachtet. — Bei Hirudo u. Hämopis sind die Blutkörperchen länglich und rundlich, und messen 0,0002. (R. Wagner XXXIII. 311.) Um über diesen schwierigen Punkt mit Sicherheit zu entscheiden, hat sich Ref. folgender Methode bedient. Er öffnete einen grofsen lebenden Blutigel, der mehrere Wochen hindurch gehungert hatte und in seinem Darmkanale kein fremdes Blut mehr enthielt, durch einen Längenschnitt in der Mitte des Rückens und spannte die beiden lospräparirten Seitentheile mit Nadeln auseinander. Man sieht nun die Seitengefäfse sich abwechselnd entleeren und mit rothem Blute wiederum füllen, indem das Blut durch die Queräste aus- und einströmt. Dieses schöne Phänomen dauert selbst dann noch deutlich fort, wenn sogar ein Theil des Hauptstammes hinweggenommen worden, da sich das hintere Ende des Gefäfses sogleich schliefst. Man kann nun den gefüllten Hauptstamm isoliren und für sich öffnen, so dafs man dann mit Gewifsheit die wahren Blutkörperchen des Thieres erhält. Die Blutkörperchen sind ihrer Form nach denen des Krebses nicht unähnlich, haben eine meist etwas längliche Gestalt, ohne genaue circuläre

Begrenzung, erscheinen sogar am Rande, wie aus Kugeln zusammengesetzt, oder wie mit abgerundeten Warzen versehen. Sie sind halb durchsichtig, schwach röthlichgelb und haben einen mittleren Durchmesser von 0,000405 P. Z.; das Serum ist gelblich und klar. — Das Blutwasser von geronnenem oder geschlagenem Blute enthält einzelne, farblose Blutkörper, welche sich nicht zu vereinigen streben und in dem Serum von nicht faserhäutigem Blute mehr gleich grofs sind, als in dem des Krustenblutes. Dagegen kleben in dem übrigen Theile des Blutes die Körperchen theils zusammen, theils werden sie von den Gerinnungsprodukten eingeschlossen, theils durch diese getrennt, theils auch neben diesen frei gefunden. (H. Nasse LXV. 71.)

ββ. Blutbahnen und Blutgefäfse.

Aufser den ernährenden, gleich allen anderen Capillaren gestalteten Zweigen der Blutgefäfse des männlichen Gliedes giebt es hier eigenthümliche rankenartige Arterien, Arteriae helicinae, welche sich blind endigen und entweder einfach stumpf sich schliefsen oder zuletzt keulenförmig anschwellen, ohne sich fernerhin zu verzweigen. Sie bilden an einem gemeinsamen Stamme hängende Quästchen von 30—40 Zweigen. (Joh. Müller XXIII. 202.) Ref. hat in Verbindung mit Barkow vermittelst angestellter Injektionen an dem Menschen und dem Wallache diese Gebilde genau so wieder gefunden, als sie eben beschrieben worden. Offenbar stehen sie mit der Formation der Wundernetze in sehr genauem Zusammenhange. Denn einestheils finden sich einzelne, wie es scheint, ebenfalls blind aufhörende Zweige in den Wundernetzen, z. B. auf dem Gesichte des Schaafes. Andererseits wird bekanntlich angegeben, dafs schon in der Klasse der Vögel das Corpus cavernosum ein Wundernetz bilde. Es ist schon durch ältere Erfahrungen erwiesen, dafs die Arterien der Wundernetze, z. B. vorzüglich in dem Brütorgane der Vögel sich bedeutend erweitern, und dann um so mehr verdünnt fernerhin verlaufen. Es liegt nun sehr nahe in den Arteriis helicinis etwas Aehnliches zu suchen. An injicirten Präparaten konnten weder Barkow, noch Ref. je eine deutliche Spur einer feineren Fortsetzung der Arteriae helicinae wahrnehmen. Macht man aber in einem ganz frischen mit Blut gefüllten Penis Schnitte, und behandelt diese unter dem Compressorium, so gelingt es bisweilen mit Bestimmtheit eine feine, verdünnte Fortsetzung wahrzunehmen. Ohne es daher schon für jetzt zu wagen, über diesen äufserst schwierigen Punkt mit Bestimmtheit zu entscheiden, dürfte so viel wohl kaum einem Zweifel unterliegen, dafs die sogenannten Arteriae helicinae die höchste Formation jener Verdickungen sey, bei denen nun entweder ein äufserst feiner Faden die fernere, ergänzende Fortsetzung bildete oder bei welchen diese gänzlich mangelte. — Die tauchenden Säugethiere haben mehr oder minder grofse und ausgebreitete Wundernetze in der Brust- und Bauchhöhle, nicht aber in dem Kopfe. (Houston XXI. Nr. 999. 129.) — Bei Delphinus Phocaena hat der rechte Ventrikel eine verhältnifsmäfsig gröfsere Geräumigkeit und Dicke, als bei den Landthieren. Die Höhlungen sind sehr weit und geräumig, eben so auch alle zu ihnen meist gewunden verlaufende Blutadern. Auf der inneren Fläche der Bauchhöhle, des Wirbelkanales, des Schädels finden sich die grofsen Netze der stets klappenlosen Venen. Auch die Zweige und Stämme der Vena azygos sind dicker. Auf gleiche Weise vermögen auch die Lebervenen sehr viel Blut aufzunehmen. Die Arteriae intercostales, so wie die kleineren Arterien am Halse bilden zahlreiche Wundernetze. Dagegen existirt in Rücksicht der Sinus und Venen des Gehirnes kein Unterschied. Noch auffallender sind diese Erweiterungen bei Phoca vitulina. Bei Lutra vulgaris nehmen nur die Lebervenen das stockende Blut auf. Eine ähnliche Einrichtung findet sich auch bei den Tauchervögeln. Bei Colymbus arcticus ist die Vena cava inferior sehr erweitert und bildet vor ihrem Eintritt in das Herz einen gröfseren Sack, als das Herzohr selbst. Eben so sind die Jugular- und die Lebervenen sehr erweitert. (Houston XXI. Nr. 999. 134.) — Aus Delphinus Phocaena schildert die Wundernetze der Intercostales auch Breschet (XVIII. Nr. 67. u. Nr. 88. 11.). Das selbe geschah von Lopiez (XVIII. Nr. 89. 18.), welcher die Vena azygos für ein Blutreservoir ansieht. Eben so beschreibt sie auch Meyer aus dem Delphine (XX. 131.) und von Bär aus dem Braunfische. In dem Letzteren sind die dem Drucke des Wassers ausgesetzten oberflächlichen Venen sehr dickwandig, sehr dünnwandig dagegen die in der Bauchhöhle befindlichen. Auch die Arterien scheinen etwas dünnere Wände zu haben. Alle Muskeln bekommen zahlreiche und starke, Hirn und Leber dagegen nur schwache Arterien. Diese bilden, ehe sie an Hirn, Rückenmark oder Genitalien treten, starke Verflechtungen. Dagegen ist das Geflecht der Augenarterie nur wenig ausgebildet. Sehr zart sind die zu der Haut und dem Specklager verlaufenden Zweige. Ueberhaupt zeigt der Verlauf der einzelnen Gefäſsstämme hier, wie bei allen Cetaceen, sehr viele Variationen. Die Venen selbst scheinen ohne alle Klappen zu seyn. Die vordere und hintere Hohlvene stehen hier durch die Blutleiter des Rückenmarkes miteinander in Verbindung, während eine als Stamm gesonderte Vena azygos gänzlich fehlt oder sich vielmehr bald in Geflechtsformation auflöst. Die Venengeflechte, welche so äuſserst zahlreich sind, entsprechen nicht den Arteriengeflechten und setzen zum Theil erst die gröſseren Hauptstämme des Körpers zusammen. (v. Baer II. 395.) Derselbe erläutert auch durch Abbildungen das sich immer mehr verwickelnde Wundernetz aus den Extremitäten des Wallrosses, des Braunfisches und des Manati (letzteres nach einem Fötus). Den Grund der Wundernetzformation sucht er in der geringen Individualisation der einzelnen Theile, zu welchen die Gefäſse verlaufen, als z. B. wegen ihrer minder freien Beweglichkeit, der Verwachsung und der Verschmelzung von Partieen, welche sonst getrennt sind und dergl. (VIII. Bd. II. 199.) Allein so schlagend auch diese Ansicht den einen Theil der rein morphologisch-genetischen Seite des Phänomens hervorhebt, so dürfte sie doch noch sehr weit entfernt seyn, alle in erectilen Organen und an anderen Stellen des Körpers, z. B. an dem Thränensacke, vorkommenden Bildungen der Art hinreichend zu erklären. Andererseits kann man gerade, wenn man nicht bloſs auf die netzförmige, noch nicht in einzelne Parthieen genau isolirte Conformation Rücksicht nimmt, in der so hohen Ausbildung der Blutgefäſsnetze, sowohl ihrer Zahl, als ihrer Gröſse nach, einen höheren Grad von morphologischer Grundformation suchen, wie dieses z. B. in der That erhellt, wenn man die allmählige Ausbildung der Wundernetze in dem Mesenterium der Säugethiere in Betracht zieht.

Daſs die innere Haut der Arterien eine Schleimhaut sey, wie behauptet wurde (Philippo de Michelis VI b. 93.), bedarf erst keiner besonderen Widerlegung, vorzüglich, da kein einziges neues Factum zur Unterstützung dieser paradoxen Behauptung angeführt wird. — Die sowohl längs- als querlaufenden Fasern der mittleren Haut der Venen sollen sich in Nichts von den Bandfasern der Ligamente unterscheiden, während dasselbe auch in der mittleren Haut der Arterien stattfindet. (G. R. Treviranus CXL. 77.) Allein in des Ref. nächstens erscheinender Mechanik des Blutumlaufes wird gezeigt werden, wie die Arterien aus spiralig verlaufenden, longitudinellen und transversellen Fasern und Faserlagen, die Venen dagegen überall aus muskulösen, longitudinell und netzförmig durch Querzweige verbundenen Fibern und genau transversellen Querfibern bestehen. Vgl. auch Valentin CXVI. Ueber Burdach's Untersuchungen über Vasa vasorum s. Hecker's Annalen 1835. S. 496.

γγ. Herz.

Bei Amphiuma means, Proteus anguinus und Siren lacertina endiget die Lungenvene in ein kleines Ohr, welches mit dem Ventrikel durch eine oblonge Oeffnung sich verbindet, die ganz an der Mündung des gröfseren Ohres liegt. Vgl. auch die detaillirte Beschreibung des Herzens dieser und verwandter Amphibien bei Owen XVII. Sept. 169. Ueber das Herz von Crocodilus lucius vgl. Bischoff in Müller's Arch. 1836. 1.

Durch Injection ergiebt sich, dafs während die Valvula mitralis den Zugang zu dem Vorhofe völlig verschliefst, die tricuspidalis dieses ihrerseits nicht vermag. An frischen Herzen gelingt das Experiment besser, als an solchen, welche schon mehrere Tage gelegen haben. (XVIII. Nr. 126. 327.) — Durch neuere Untersuchungen hat sich der Walter'sche Ausspruch wiederum bestätigt, dafs die rechte Hälfte des Herzens weit mehr Nerven erhalte, als die linke. Daher soll sie auch eine gröfsere Irritabilität besitzen. (Castel u. Amussat XXI. Nr. 989. 929.) — Eine genaue Beschreibung des Tuberculum Loweri und der angrenzenden Theile nebst der ausführlichen Angabe der Präparationsmethode liefert Retzius XXIII. 164.

Bei Squalus und anderen Knorpelfischen sind die Blutgefäfse durch die Darmhäute, wie sonst durch ein Mesenterium geschützt. Hier findet sich auch ein eigenes, höchst merkwürdiges Pfortaderherz mit muskulösen Wandungen. (Duvernoy XVII. Mai 274.)

Das Rückengefäfs von Corethra besteht aus acht hinter einander liegenden Segmenten. An jedem hinteren Ende eines solchen finden sich zwei von einander abstehende birnförmige Körper, von welchen zwei Muskelstreifen ausgehen. (R. Wagner XXIII. 311.)

β. Lymphgefäfssystem.

Die Lymphgefäfse sollen aus den Elementarcylindern des Zellgewebes hervorgehen. (G. R. Treviranus CXL b. 102.) Allein schon aus der ganzen Beschreibung des Gegenstandes erhellt unzweifelhaft, dafs der Vf. nur feine Lymphgefäfse in das Zellgewebe habe eintreten gesehen. — Eben so werden die auf der Oberfläche der Darmzotten beobachteten schief verlaufenden Linien ohne allen bestimmten Grund für Lymphgefäfse angesehen. (G. R. Treviranus CXL b. 104.) Ein Gleiches gilt von den aus dem Darme beschriebenen sogenannten Saugader-Zotten. (ibid. 110.) — Bei Python tigris umschliefsen die Lymphgefäfse oder vielmehr die Lymphräume die Blutgefäfse so, dafs die Aorta z. B. sich gänzlich innerhalb derselben befindet und von ihnen überall umschlossen wird. (XXIII. 535.)

An den beiden Wirbeln, welche sich unmittelbar über dem Kreuzbeine befinden, liegt bei Python tigris in einer eigenen Höhle das Lymphherz mit seinem an dem hinteren Ende befindlichen Anhange, welcher mit dem übrigen Herzen zwar zusammenhängt, an seinem Ursprunge aber keine eigenthümlichen Klappen besitzt. Zwei auf der vorderen Seite des Lymphherzens befindlichen Oeffnungen münden in Venen; drei auf der Rückseite des Thieres existirende Mündungen in Lymphgefäfsstämme. Es besteht aus einer äufseren Schicht von Zellgewebe, aus einer mittleren von Muskelfasern, welche sich im Allgemeinen vielfach durchkreuzen, und sich auch über den einen lymphatischen Kanal fortsetzen, während in dem Raume des Herzens selbst vier Querbündel verlaufen, und aus einer inneren Haut, deren Duplicaturen Klappen bilden, welche den Eintritt der Lymphe in das Herz einerseits begünstigen, andererseits den Rücktritt des Blutes in dasselbe verhindern. Jedes Lymphherz selbst liegt in einer thoraxartigen Höhle (aufserhalb des wahren Thorax und der Bauchhöhle), welche von der letzten Rippe, den Querfortsätzen des Lendenwirbels und des ersten Kreuzbeinwirbels gebildet wird. Die Zwischenräume dieser Fortsätze werden durch Muskelfasern ausgefüllt. Durch die Bewegungen des Schwanzes wird dieser Nebenthorax erweitert und verengt. Dafs das Herz durch Saugkraft sich fülle, zeigt der Versuch, dafs in das entleerte Lymphherz durch Bewegungen des Schwanzes Lymphe einströmt. Dieser Effekt wird noch dadurch verstärkt, dafs ihm ein eigener Herzbeutel abgeht, es also mehr unmittelbar von den Bewegungen des Nebenthorax abhängt; so wie dafs die zunächst gelegenen Stämme der Lymphgefäfse so dicht an Sehnen und Knochen geheftet sind, dafs sie nicht zusammenfallen können. (Ed. Weber XXIII. 535.) Durch die Güte der Gebrüder E. H. und Ed. Weber hat Ref. das Präparat, nach welchem die obige naturgetreue Beschreibung nebst der Abbildung entnommen worden, gesehen. Trotz dem, dafs die Schlange schon Wochen lang in Weingeist gelegen, konnte doch das Experiment mit dem Ein- und Auspumpen der Luft durch Bewegungen des Nebenthoraxes leicht vorgenommen werden.

(Fortsetzung folgt.)

II. Ueber die verschiedenen Formen des Porenkanales in den porösen Zellen und Gefäfsen.

(Hierzu Tab. I. Fig. 1—10.)

Nachdem ich mich durch vielfache, über die individuelle Entwickelungsgeschichte der Pflanzentheile angestellte Untersuchungen auf das Entschiedenste überzeugt hatte, dafs die von Mohl (Ueber die Poren des Pflanzenzellgewebes, 1828. 4. S. 12., Abhandl. der physikalisch-mathematischen Klasse der münchener Akademie Bd. I. S. 459., Martius Palmae fasc. V. Fol. XII., Martius icones plantarum cryptogamicarum Brasiliae, 1825—34. 4. p. 48., Flora von 1831 und 1834, und Erläuterung und Vertheidigung meiner Ansicht von der Structur der Pflanzensubstanz, 1836. 4. S 20.) zuerst über die Natur der Poren aufgestellte Ansicht die einzig richtige und wahre sey, ging ich an die Erforschung der speciellen Eigenthümlichkeiten, welche jene so allgemein verbreiteten Gebilde in den verschiedenen Pflanzen darbieten. Da bekanntlich diese Formation in der Familie der Coniferen sehr ausgebildet ist, so suchte ich gerade hier zuerst die Gestaltungsverhältnisse des Porenkanales genauer zu erkennen. Sowohl durch diese Bemühungen, als bei der detaillirteren Untersuchung anderer Gewächse gelangte ich in dieser Beziehung zu einigen Resultaten, welche mir der Mittheilung werth zu seyn scheinen.

Mohl hat zuerst den Satz aufgestellt, dafs sich im Verlaufe der individuellen Entwickelung vieler vegetabilischen Zellen und Gefäfse an die innere Oberfläche der primären Wandung eines solchen Schlauches eine oder mehrere secundäre Schichten oder Membranen übereinander von aufsen nach innen anlegen. Diese Membranen sind jedoch nicht immer vollständig, sondern werden oft an bestimmten Stellen von leeren Zwischenräumen durchbrochen. Da die hierdurch entstehenden Lücken in allen übereinander liegenden secundären Schichten einander genau entsprechen, so entstehen auf diese Weise Kanäle, welche von der innersten aufgelegten Schicht beginnen und alle darunter liegenden gleichartigen Lamellen durchsetzen, sich jedoch nicht frei nach aufsen öffnen, sondern durch die primäre unveränderte Schlauchmembran geschlossen werden. Diese Kanäle erscheinen nun auf Längenschnitten von oben und aufsen gesehen als Poren. Auf sehr feinen Quer-, so wie auf passenden schiefen Schnitten kann man sich aber leicht von der Wahrheit jener höchst wichtigen und bis jetzt von den meisten Phytotomen so wenig beachteten Angaben sicher überzeugen. Man nimmt hier ohne viele Mühe die mehr oder minder zahlreichen übereinander liegenden Lamellen wahr. Geht der Schnitt gerade durch den Porus hindurch, oder ihm parallel in dessen Nähe vorbei, so überzeugt man sich davon, dafs dieser ein Kanal ist, der von innen nach aufsen verläuft, hier aber durch die primäre Schlauchwandung geschlossen wird. Man bemerkt bald, dafs in zwei aneinander stofsenden porösen Zellen oder Gefäfsen die Porenkanäle in den angrenzenden Wänden einander genau entsprechen. Kurz man findet bald alle jene von Mohl in dieser Hinsicht geschilderten Besonderheiten, deren Wiederholung hierher nicht gehört.

Nur in früherer Zeit der Ausbildung dieses Verholzungsprocesses (s. oben S. 42) liegt die zuerst abgelagerte Lamelle an der ganzen inneren Oberfläche der primären Schlauchwandung dicht an. Späterhin dagegen am Schlusse der individuellen Entwickelung der porösen Zellen und Gefäfse bildet sich rings um die äufsere Grenze des Poruskanales zwischen der ersten aufgelegten Verholzungsschicht und der primären Schlauchwand eine circuläre Lücke, deren äufsere Peripherie mit der des Poruskanales selbst concentrisch verläuft, und welche von diesem aus gegen ihren Umkreis hin immer schmäler wird, bis die beiden Membranen wiederum dicht aneinander geheftet sind. Beide, sowohl der Poruskanal, als die erwähnte Lücke sind immer, wie das Innere dieser verholzten Zellen oder Gefäfse selbst, mit einem luftförmigen Contentum erfüllt. Auf Longitudinalschnitten, bei denen die mit Tüpfeln besetzte Wandung von aufsen und oben betrachtet wird, sieht man dann, dafs der kleine runde oder elliptische Porus von einer concentrisch kreisförmigen oder elliptischen Begrenzung umgeben wird. Diese Bildung findet sich nicht blofs in dem Holze der Coniferen, sondern bei allen Formationen der Art ohne Ausnahme. Man nimmt aber bei sehr vielen Gefäfsen den äufseren Ring entweder nur bei stärkerer Vergröfserung oder bei Beschattung dieser so durchsichtigen Gegenstände wahr. Auch in diesen Punkten stimmen also meine Erfahrungen mit denen von Mohl gänzlich überein.

Untersuchen wir nun die porösen Gefäfse der Coniferen, z. B. von Pinus sylvestris genauer, so sehen wir zwar auf den ersten Blick den inneren Poruskreis und den ihm concentrischen äufseren Lückenkreis. Wir bemerken aber bald, dafs zwischen beiden eine gröfsere oder geringere Menge von meist blasseren concentrischen Kreisen sich befindet. (Fig. 1 und 2.) Ist der Poruskanal und dessen Lückenraum noch nicht vollkommen durch das eindringende Wasser von seinem luftförmigen Contentum entleert, so sieht man häufig innerhalb des Poruskanales oder innerhalb des Lückenkreises die Luft mit den charaktistischen dunkelen Rändern, welche auch freie Luftblasen unter dem Mikroskope zeigen, versehen. Oft tritt hier aber auch der Fall ein, dafs der Poruskanalkreis sowohl, als die äufsere Peripherie des Lückenkreises vollkommen hell sind, während zwischen beiden eine oder mehrere dunkele Ringe erscheinen. Dieses führt natürlich zur Vermuthung, dafs in diesem Raume wohl Unebenheiten oder andere Verhältnisse existiren müssen, welche dieses theilweise Zurückbleiben des luftförmigen Contentums zu begünstigen im Stande sind.

Macht man nun mit einem minder scharfen Messer feine Querschnitte, so kommt es häufig vor, dafs, wenn der Schnitt entweder durch die Peripherie eines Tüpfels hindurch oder in dessen Nähe vorbeigegangen ist, der Theil der Verholzungsschichten, an denen sich sowohl der Poruskanal als die Poruslücke befindet, abreist und umschlägt. Man sieht ihn daher unmittelbar nicht von seiner äufseren, sondern von seiner inneren Seite. Selten hat dann der Poruskanal ein luftförmiges Contentum noch in sich; fast nie dagegen der geöffnete Lückenraum. Die concentrischen Kreise zwischen der Peripherie des Poruskanales und der Lückenbildung sind dann wiederum leicht wahrzunehmen. Betrachtet man sie aber mit Linsen, welche eine sehr kurze Focaldistanz haben, so sieht man deutlich, dafs diese concentrischen Kreise keineswegs in einer Ebene sich befinden, sondern dafs jeder von ihnen um so tiefer liegt, je näher man dem Kreise des Poruskanales selbst rückt. Dieser dagegen ist am tiefsten, so wie die äufserste Peripherie der Lückenbildung am höchsten gelegen. In Situ naturali gedacht kehrt sich also das Verhältnifs nothwendiger Weise um. Dieses Factum wird nun aber auf einem anderen Wege nicht nur bestätigt, sondern auch in seinen ursachlichen Verhältnissen vollkommen erläutert.

Verfertigt man sich nämlich mit einem feinen Staarmesser oder einem gut geschliffenen Rasirmesser äufserst dünne Querschnitte, so sieht man leicht an mehreren Gefäfsdurchschnitten des Präparates den Porenkanal und dessen Verhältnifs zu den Zellenwandungen. Der erstere ist in der Regel durch das ihm noch anhaftende luftförmige Contentum dunkel, während die sehr hellen Zellenwandungen hell, doch etwas gelblich gefärbt erscheinen. Jeder durchschnittene Schlauch zeigt nun einen Porenkanal, der in allen übereinander liegenden Gefäfsen an einer Seite sich befindet, während die übrigen drei Wände des Gefäfses gleichmäfsig verdickt sind, ohne eine Spur von Unterbrechung ihrer Continuität darzubieten. Die mit Interstitien versehenen Wandungen sind aber in einer und derselben Reihe von Gefäfsen immer nach einer Seite hin gerichtet.

Unter schwächerer Vergröfserung erscheint nun jeder durchschnittene Tüpfel als ein ziemlich gleichmäfsiger, mehr oder minder langer, schmaler Kanal, der sich nach aufsen ziemlich plötzlich in einen dreieckigen Raum erweitert. (Fig. 3. d. e.) Der erstere (Fig. 3. d.) entspricht dem Poruskanale, der letztere (Fig. 3. e.) dagegen der Lückenbildung zwischen der ersten Verholzungsschicht und der primären Schlauchwandung. Allein schon unter einer Vergröfserung von 385 Durchmesser zeigt sich das Ganze so, wie ich es Fig. 3. gezeichnet habe. Man sieht nämlich auf das Deutlichste, wie die einzelnen Verholzungsschichten (c.) concentrisch neben einander um das Lumen des Gefäfses (b.) herumlaufen. Sowohl am Poruskanale, als an der Lückenbildung hören sie aber bestimmt auf. Sie endigen hier, indem sie sich verschmälern, und sich etwas zuspitzen, an ihren äufsersten Grenzen aber wiederum abrunden. Ihre Gesammtbegrenzung bildet hier keinesweges eine einfache gerade oder bogenförmige Linie, sondern sie ragen (auch im Einzelnen genommen und nicht nur im Ganzen) absolut um so mehr hervor, je näher sie dem Poruskanale treten, je jünger sie also ihres Genese nach sind. An dem Porenkanale selbst fehlt diese Längendifferenz. Zwischen den sich verschmälernden Enden zweier nebeneinanderliegenden Schichten bleibt natürlich ein freier Raum übrig, in den auch nothwendiger Weise das luftförmige Contentum eindringt. Denken wir uns dieses Factum, welches der Querdurchschnitt liefert, im Ganzen vervollständigt, so sehen wir, daſs, wenn auf Longitudinalschnitten der Poruskanal den inneren und die Peripherie der Lücke den äuſseren Kreis bildet, die zwischen ihnen liegenden Kreise den Enden der Verholzungslamellen angehören, ganz so, wie es auch die Ansicht von innen schon deutlich gelehrt hat. Zwischen den verschmälerten Enden der Verholzungsschichten bleiben aber kreisförmige Ringe übrig, deren Luftcontentum vermöge seiner Adhäsion und Cappillarattraction leicht inniger hängen bleibt oder Ansatzpunkte für breitere Luftringe gewährt. So erklären sich nun alle oben angeführten Phänomene von selbst.

Ganz so, wie ich sie eben aus Pinus sylvestris beschrieben habe, zeigen sich diese Formationen an unseren übrigen Arten von Pinus und Abies. Bei Thuja occidentalis, Buxus sempervirens, balearica und Ephedra distachya sieht man wegen der gröſseren Kleinheit des Gegenstandes die Enden der Verholzungslamellen mit mehr Mühe und nur unter stärkeren Vergröſserungen. Doch erscheinen sie unter günstigen Verhältnissen auf analoge Weise, als sie eben aus Pinus sylvestris beschrieben worden.

Betrachtet man den Gang der individuellen Entwickelung genauer, so ergiebt sich schon etwas Aehnliches von selbst. Anfangs liegt nämlich die erste Verholzungsschicht der inneren Oberfläche der primären Schlauchwandung dicht an. Der ersteren parallel und mit ihr gleichmäſsig sind sämmtliche Verholzungsschichten gelagert. Alle aber haben ihre bestimmte und gleiche Begrenzung an der Peripherie des Poruskanales. Wenn dieses nun eine Zeit lang stattgefunden, hebt sich die erste und älteste Verholzungsschicht, während die übrigen, auf ihr liegenden Verholzungslamellen dieser Lagenveränderung nachfolgen. Wenn nun keine von ihnen während dieses Actes ihre Gröſse verändert, so muſs nothwendig jede von ihnen um so mehr hervortreten, je weiter sie von dem ersten Erhebungspunkte entfernt ist. Man kann sich dieses Verhältniſs an den Blättern eines jeden beschnittenen Buches leicht veranschaulichen. Wäre dieses mechanische Moment aber der einzige Grund der eben beschriebenen Eigenthümlichkeit, so müfsten die einzelnen Verholzungsschichten lose bei einander liegen. Obwohl man nun kein besonderes Bindemittel zwischen ihnen wahrnimmt, so scheinen doch, wie ich an einem anderen Orte entwickeln werde, sehr viele Gründe gegen eine solche Annahme zu sprechen. Dafs aber überhaupt die oben dargestellte Erklärungshypothese nicht richtig sey, dafs wir es hier unzweifelhaft wiederum mit einem organischen Wachsthume zu thun haben, lehren die Untersuchungen über die Verschiedenheiten des Poruskanales, zu deren Darstellung wir nun übergehen.

Vergleichen wir die Abbildungen, welche Mohl über die Form der Tüpfeldurchschnitte geliefert hat (Ueber den Bau und das Winden der Ranken und Schlingenpflanzen 1827. 4. Tab. XIII. Fig. 2. Ueber die Poren des Pflanzenzellgewebes Tab. II. Fig. 16. Linnaea 1831. Tab. VIII. Fig. 2. Flora 1831. Tab. I. Fig. 4. Abhandl. der Münchener Akademie Tab. XIX. Fig. 10. Palmarum anatome Tab. F. Fig. 11. g. h. Tab. G. Fig. 9. e. f. Tab. H. Fig. 4. b. Tab. M. Fig. 5. b. Tab. N. Fig. 7. Fig. 8. Fig. 9. Fig. 17. Tab. O. Fig. 14. b. Tab. P. Fig. 8. b. Martius icones plantarum cryptogamicarum Brasiliae Tab. XXXIV. Fig. 6. b. Tab. XXXV. Fig. 4. e. Fig. 12. b. Erläuterung und Vertheidigung Tab. II. Fig. 10.), so sehen wir diese nur durch eine einfache Linie oder zwei einander parallele gerade Linien angedeutet. Der Lückenraum ist entweder als ein Dreieck oder als eine Art von sphärischem Triangel gezeichnet. Die eine Abbildung allein, welche aus dem Sassafrasholze entnommen ist (Abhandl. der Münchener Akademie Tab. XXI. Fig. 13. e.), zeigt den Lückenraum in halbelliptischer Gestalt, während die beiden Seitenlinien des Porenkanales mehr oder minder divergirende, nach aufsen hin sich ausbiegende Bogenlinien bilden.

Suchen wir aber die wahre Form des Porenkanales auf äufserst feinen Durchschnitten zu ermitteln, so sehen wir, dafs sie in den verschiedenen Pflanzen, ja bisweilen in verschiedenen Theilen derselben Pflanze ganz differente Gestalten darbietet. Um in dieser Hinsicht besser verständlich zu werden, mufs man die einzelnen Theile dieser Gebilde genauer bestimmen. Ich nenne nun den Raum, welcher die Lückenbildung bezeichnet und sich in den wahren Poruskanal fortsetzt, den Lückentrichter, den entgegengesetzten Endtheil, durch welchen die Endung des Poruskanales in das Lumen der Zelle mündet, den Eingangstrichter und den zwischen beiden befindlichen, mehr cylindrischen Theil den Mitteltheil selbst. Bei den meisten verholzten Zellen und Gefäfsen, deren Dicke die hierzu nothwendigen feinen Schnitte erlaubt, sieht man nun die drei genannten Abtheilungen, mehr oder minder deutlich, verschieden ausgebildet. Ihre Gröfse, ihre Gestalt und ihr Verhältnifs zu einander sind aber sehr mannigfaltig. So finden sich z. B. im Holze des Stammes von Aloë perfoliata alle drei Theile ziemlich gleichmäfsig entwickelt. Der Eingangstrichter, so wie der Lückentrichter zeigen in ihrem Durchschnitte reguläre ähnliche Dreiecke, von denen der letztere nur etwas gröfser, als der erstere ist, während der Mitteltheil einen ziemlich langen und verhältnifsmäfsig breiten cylindrischen Kanal darstellt. Dieser ist etwas schmäler, beide Trichter aber etwas kürzer in dem Holze des Stammes von Yucca aloëfolia. In dem der Wurzel von Acrocomia sclerocarpus überwiegt der cylindrische, etwas schmälere Mitteltheil die beiden Trichter so sehr, dafs diese nur unbedeutende Erweiterungen bilden. Aehnlich wie bei Aloë perfoliata, nur mit etwas schmälerem Mitteltheile, zeigten sich die Tüpfeldurchschnitte des Holzes des Stammes von Dracaena draco, Sambucus nigra, des Blattes von Agave americana und dergl.

Der Mitteltheil ist cylindrisch und viel länger als die anderen beiden Abtheilungen, z. B. in den so sehr stark verholzten Zellen des Stengels von Hoya carnosa (Fig. 8.). Hier erscheinen nämlich schon auf mäfsig feinen Querdurchschnitten die Porenkanäle als leicht wahrnehmbare Streifen (c.), welche strahlig von dem Lumen der Zelle (b.) nach deren äufserster Wandung hin (a.) verlaufen. Sie zeigen sich, wenn die Zelle in allen ihren Theilen von dem benetzenden Wasser schon durchdrungen ist, heller, als die Verholzungsschichten selbst. Ist aber noch das luftförmige Contentum in ihnen enthalten, so erscheinen sie vollkommen dunkel. Auf einem und demselben Querdurchschnitte sieht man an einigen nur den dreieckigrundlichen Lückentrichter, an anderen nur den eine bauchigte Anschwellung des inneren Endes des Porenkanales bildenden Eingangstrichter, an anderen endlich nur den cylindrischen Porenkanal selbst. Man bemerkt auch bald, dafs der Schnitt für sich genau nur durch einen oder mehre Tüpfel geht, während die übrigen höher oder tiefer unter der Schnittfläche sich befinden. Beides rührt davon her, dafs die Poren auch hier nicht in einer Ebene liegen, sondern spiralförmig um die Idealaxe der Zelle verlaufen. Aehnliche, bisweilen sogar verästelte Porenkanäle finden sich in den unter der Rinde liegenden, stark verholzten Zellen des Stammes von Salisburia adianthifolia.

Auf ganz analoge Weise gestalten sich die Verhältnisse in den Holzzellen der Cassia. Bei Hibiscus Rosa sinensis (Fig. 6.) bildet in den porösen Gefäfsen des Holzes der Eingangstrichter eine bauchigte Anschwellung. Der Mitteltheil ist gerade und kurz und der Ausgangstrichter sehr klein. In dem Holze des Stammes von Hibbertia volubilis (Fig. 4.) ist der Eingangstrichter sehr breit. Er und der Mitteltheil, der nicht genau von ihm geschieden ist, bilden ein gleichschenkliches abgestutztes Dreieck, an welches sich das fast gleichseitige Dreieck des Lückentrichters ansetzt. Ganz dasselbe, nur dafs die zusammenstofsenden Begrenzungen des Eingangs- u. Lückentrichters divergirende Bogenlinien darstellen, findet sich bei Nerium Oleander, odorum, Laurus Sassafrafs, in den kleineren porös. Zellen des Stammes von Yucca aloëfolia, in denen des Blattstieles von Magnolia grandiflora u. dergl. Andererseits wird der Eingangstrichter sehr flach, während der Lückentrichter ein verhältnifsmäfsig gröfseres Dreieck bildet und der Mitteltheil cylindrisch, kurz und mäfsig breit ist, in dem Holze des Stammes und der Aeste von Vitis vinifera (Fig. 5.), Dracaena ferrea, Orobanche regia, Melaleuca decussata und dergl. Ueberhaupt kömmt gerade diese letztere Form, wo der Lückentrichter bald gröfser (Fig. 7. Dracaena ferrea), bald kleiner ist, in den meisten unserer dikotyledonischen Bäume vor. Bei Aucuba japonica hat das Mark zwischen der Rinde und dem Holze sehr schöne poröse parenchymatische Zellen, trotz dem, dafs sie mit Stärkemehlkörnern noch ganz vollgefüllt sind. Die Tüpfel haben hier das Ansehen von grofsen, mehr oder minder ovalen, trichterförmigen, flachen Vertiefungen, welche sich auch als solche bei der Seitenansicht zu erkennen geben. Ganz so verhalten sich die Poren in der Nähe der Seitenwände der Faserzellen in den Blättern der Arten Sphagnum, — Poren, welche der genaue Moldenhawer (Beiträge S. 213) schon kannte, welche aber die meisten Neueren, mit Ausnahme von Mohl (Münchener Akademieabhandl. I. S. 415.), gänzlich übersehen haben.

Eine sehr interessante und eigenthümliche Form der Tüpfel finde ich in den ¼ Zoll dicken Wurzelästen von Oreodoxa regia. Innerhalb des parenchymatösen Zellgewebes, welches unmittelbar unter den braunen Rindenzellen liegt und bis zu dem Holzkörper reicht, sind zahlreiche, einzelne, sehr stark verholzte Zellen zerstreut, welche schon auf minder feinen Tranversalschnitten die um einander liegenden einzelnen Verholzungsschichten leicht erkennen lassen. In diesen zeigt sich nun ein nicht sehr bedeutender, oft sogar ganz flacher Eingangstrichter und ein verhältnifsmäfsig kleiner, dreieckiger Lückentrichter. Dagegen schwillt der Mitteltheil auf eine relativ sehr bedeutende Weise bauchigt an, wie ich es Fig. 10. c. dargestellt habe. In den im Centrum des Wurzelastes befindlichen, eben so stark verholzten Zellen ist diese Anschwellung des Mitteltheiles des Poruskanales um vieles geringer.

Sehr oft findet es sich, dafs die äufsere Gestalt der Tüpfel auf feinen Querdurchschnitten in den verschiedenen Gefäfsen oder den verschiedenen Wandungen desselben Gefäfses abweichend erscheint. Am Häufigsten rührt nun dieses davon her, dafs die Tüpfel selbst, welche spiralig stehen, an verschiedenen Punkten ihrer Höhen durchschnitten werden oder ganz unverletzt durch eine sehr dünne, darüber liegende Schicht der Verholzungslamellen unvollständig hindurchscheinen. Sehr häufig wird diese abweichende Gestalt noch durch die eigenthümliche Stellung der Tüpfel selbst vermehrt. Sie stehen nämlich, wie man bei genauer Betrachtung sieht, nie ganz senkrecht und entsprechend der primären Schlauchwandung, sondern ihrem spiraligen Verlaufe gemäfs etwas schief von innen nach aufsen gegen die letztere gerichtet. Dieses sieht man z. B. vorzüglich deutlich an den grofsen porösen Gefäfsen des Holzes von Cynanchum viridiflorum. Hierdurch werden aber nothwendig die Transversaldurchschnitte der Tüpfel nach den verschiedenen Höhen, in welchen sie durchgehen, ein verschiedenes Ansehen erhalten. Gröfstentheils kann man daher erst nach einer Reihe von gelungenen Querschnitten über die Gestalt des Porenkanales ein bestimmtes Urtheil sich erlauben.

Erklärung der Figuren.

Tab. I. Fig. 1. Ein poröses Gefäfs aus dem Holze von Pinus sylvestris von aufsen und oben (auf einem Längenschnitte) gesehen.

a. Die verholzten Seitenwandungen. b. Die Tüpfel. c. Die äufsere Peripherie des Lückentrichters. d. Die äufsere Peripherie des Porenkanales. e. Die zwischen diesen beiden Kreisen wahrnehmbaren concentrischen Linien. Bei f. ist ein Tüpfel in der Mitte durchschnitten. Man sieht, wie die sehr zarte primäre Schlauchwandung über das äufsere Ende des Porenkanales hinweggeht.

Fig. 2. Ein Tüpfel sehr stark vergröfsert.

a. Die Peripherie des Lückentrichters. b. Die Peripherie des Porenkanales. c. Die concentrischen Kreise.

Fig. 3. Ein sehr dünner Querschnitt eines solchen porösen Gefäfses, sehr stark vergröfsert.

a. Die primäre überall vollständige Schlauchwandung. b. Das Lumen des Gefäfses. c. Die Verholzungsschichten. d. Der Porenkanal. e. Der Lückentrichter.

Fig. 4. Querschnitt eines porösen Gefäfses aus dem Holze des Stammes von Hibbertia volubilis.

a. Die primäre Schlauchwandung. b. Das Lumen des Gefäfses. c. Der Porenkanal.

In dieser und den folgenden Fig. 5. 6. 7. 8. 9. 10. bezeichnen die concentrischen Linien die Verholzungsschichten.

Fig. 5. Querdurchschnitt eines porösen Gefäfses des Stammes von Vitis vinifera.

Fig. 6. Querdurchschnitt aus dem Holze des Stammes von Hibiscus Rosa sinensis.

Fig. 7. Querdurchschnitt aus dem Holze des Stammes von Dracaena ferrea.

Fig. 8. Querdurchschnitt der stark verholzten Zellen des Astes von Hoya carnosa.

Fig. 9. Längendurchschnitt derselben Zellen.

Fig. 10. Querdurchschnitt der stark verholzten Zellen der Wurzeläste von Oreodoxa regia.

Die Bedeutung der einzelnen Buchstaben ist in Figg. 5 bis 10 dieselbe, als in Fig. 4.

III. Ueber den Bau der vegetabilischen Membran, insbesondere der secundären Verholzungsschichten.

(Hierzu Tab. I. Fig. 11. u. 12.)

Die folgenden Beobachtungen betreffen Gegenstände, welche durch die neuesten Untersuchungen von Brisseau-Mirbel und Hugo Mohl wiederum zur Sprache gebracht worden sind.

Mohl hatte nämlich in seiner im Jahre 1834 erschienenen Schrift über den Bau und die Formen des Pollens die äufsere Haut der Pollenkörner nicht für eine einfache Zelle erklärt, sondern als ein Organ angesehen, welches aus völlig ausgebildeten Zellen oder Rudimenten derselben bestünde, die durch ein durchsichtiges, helles Bindemittel, eine Art organischen Leimes, mit einander vereiniget werden. Er stützte sich darauf, dafs bei vielen Gewächsen die äufsere Pollenhaut (l. c. S. 15.) deutliche Zellen zeige, dafs diese bei anderen entweder auf der ganzen Oberfläche oder an den Rändern des Pollenkornes kleiner würden, dafs sie endlich bei anderen Pflanzen so klein seyen, dafs sie selbst bei der stärksten Vergröfserung als blofse, durch ein helles Cement verbundene Körner erschienen. Bei manchen Arten finden sich auf der äufseren Pollenhaut nur noch Punkte (l. c. S. 17.); manche dagegen bieten sogar eine beinahe glatte und gleichförmige Membran dar (S. 19.). Das Bindemittel, welches zwischen den Zellen der Pollenhaut sich vorfindet, erklärte er für einen Bestandtheil, welcher bei den niederen Kryptogamen in reichlichem Maafse vorkomme, in den höheren Gewächsen aber fast gänzlich verschwunden sey (l. c. S. 17.). Die Pollenhaut selbst wäre zunächst mit anderen zelligten Häuten der Pflanzentheile, z. B. einer der Hüllen des Eies zu vergleichen.

Indem nun Mirbel (Annales des sciences naturelles, Juillet 1835., und Examen critique d'un passage du Mémoire de Mr. Mohl etc. 1835. p. 1.) dieser letzteren Meinung widersprach, und das, welches Mohl als Zellenrudimente ansah, für Wärzchen erklärte, bemerkte er (l. c. p. 4.), daſs er in den Bastzellen von Nerium Oleander kleine Erhabenheiten wahrgenommen habe, welche auf der Oberfläche Ungleichheiten, ähnlich denen der Haut des Haifisches, erzeugen. Eben dieselben Gebilde finden sich auch auf verlängerten Schläuchen des Holzes von Gingko biloba. Mohl machte nun in Folge dieses Angriffes in seiner Erläuterung und Vertheidigung etc. seine Erfahrungen sowohl über die zwischen den Zellen liegende helle Masse, die Intercellularsubstanz, als über die Structur mancher Zellen- und Gefäſswandungen bekannt. Die Resultate dieser Arbeit habe ich schon oben kürzlich auseinandergesetzt. Meine eigenen, theils vor, theils nach dem Erscheinen der genannten Schrift angestellten Untersuchungen haben mir über mehrere Punkte Aufschlüsse gegeben, welche für die gesammte Pflanzenphysiologie von wichtigem Einflusse seyn dürften.

Untersuchen wir zuvörderst die ausgebildeten Bastzellen in dem älteren Stengel oder dem Stamme von Nerium odorum, so sehen wir (Fig. 11.), daſs diese an gewissen länglichen Stellen bauchigt angeschwollenen, in den Zwischenräumen aber verdünnten und parallelwandigen Schläuche sehr stark continuirlich verholzt sind, d. h. daſs ihre Wandungen aus einer gröſseren oder geringeren Anzahl von übereinander liegenden Lamellen bestehen, welche nirgends durch Zwischenräume oder Porenkanäle unterbrochen werden. Die Gröſse der Höhlung dieser Baströhren ist in den bauchigt angeschwollenen Stellen sehr bedeutend. Die Mitteltheile sind sehr häufig ohne alle Höhlung; oft aber verlängert sich die des bauchigt angeschwollenen Theiles mehr oder minder in sie hinein. Bei etwas beschränktem Lichte sieht man nun immer da, wo die Höhlung sich befindet, in der gesammten Wandung kleine, sehr regelmäſsige, rhombische Felder, welche dadurch entstehen, daſs parallele Linien in gleichen Distanzen sowohl von rechts nach links, als von links nach rechts verlaufen. An den dicken Seitenwandungen des Bastrohres dagegen bemerkt man parallele, ein wenig entfernter, als die Spirallinien, von einander stehende dunkele Streifen. Bedient man sich aber stärkerer Vergröſserungen mit geringer Focaldistanz oder aplanatischer Oculare, so sieht man auf das Bestimmteste, dafs sich die queren Linien (Fig. 11. c.) ganz nach aufsen, die sich kreuzenden Spiralen (Fig. 11. d.) dagegen in verschiedenen übereinander gelegenen Lamellen befinden. Gelingt es nun, einen schiefen Schnitt so durch den Bast dieser Pflanze zu führen, dafs die eine Wandung des Rohres hinweggenommen, und die entgegengesetzte dadurch unmittelbar blofs gelegt wird, so nimmt man wahr, dafs in jeder Wandung die spiralförmigen Linien nur nach einer Richtung verlaufen. Da die Spirale aber um die Idealaxe des Bastrohres herumgeht, so müssen die Richtungen derselben an den gegenüberstehenden Wandungen nothwendigerweise entgegengesetzt seyn. Von oben und vorn in den unverletzten Baströhren betrachtet scheinen sie daher einander zu kreuzen.

Dieselben Spirallinien kann man auch in den Baströhren von Salisburia adianthifolia (Gingko biloba Jacq.) bald erkennen. Sie sind im Baste des Stammes und der älteren Aeste bei Weitem deutlicher, als in dem der dünneren Zweige, existiren jedoch auch hier auf das Bestimmteste. Da die Baströhren hier nicht, wie in Nerium odorum, abgeplattet sind, sondern ein cylindrisches Lumen haben, so nimmt man schon bei einer mäfsigen Vergröfserung (z. B. von 240 Durchmesser) wahr, dafs sich die beiden einander scheinbar kreuzenden Spirallinien an der vorderen und der hinteren Wandung des Rohres befinden. Bei Vinca minor haben die Baströhren des Stengels in der Nähe seines Ursprunges aus dem Wurzelstocke steil ansteigende spiralförmige Linien, welche wiederum in den einander gegenüberstehenden Wandungen in entgegengesetzten Richtungen verlaufen. Ganz in der Tiefe bemerkt man aber schon hier eine körnige Masse. Noch steiler steigen die Spirallinien in den Baströhren des Stammes von Dracaena ferrea an. Aufserdem aber habe ich sie sehr deutlich in der Wandung der Bastzellen von Cecropia peltata, Agave americana, Stachys lanata, in den continuirlich verholzten Zellen der Wurzel von Oreodoxa regia und dergl. wahrgenommen. Feiner sind sie schon in den Bastzellen von Hieracium Smithii, wo ich sie selbst an einzelnen isolirten Wandungen noch deutlicher erkannte, in den continuirlich verholzten Zellen des Stengels von Potentilla rupestris, in den Baströhren von Isatis tinctoria, Peliosanthes Peta, Clematis erecta, in den verholzten Zellen der

Stengelhaare von Gloxinia caulescens und dergl. Ueberhaupt kann man fast in jeder continuirlichen Verholzungsformation, besonders sobald die Zahl der Verholzungslamellen bedeutender ist, unter günstigen Verhältnissen mehr oder minder deutliche Spuren dieser spiralfärmigen Linien bei beschattetem Lichte wahrnehmen.

So zugänglich nun aber auch diese Verhältnisse bei den continuirlich verholzten Gebilden sind, so schwer wird es, dieselben an den hierher gehörenden partiell verholzten Theilen d. h. den Treppengängen und den porösen Zellen und Gefäfsen wahrzunehmen. Die Tüpfel selbst nehmen so sehr die Aufmerksamkeit und den Blick des Beobachters in Anspruch, dafs er nur mit Mühe diese feineren Nuancen der zwischen ihnen liegenden Membran genau zu erkennen vermag. Dessenungeachtet sind eben solche Spirallinien, z. B. in den Holzgefäfsen der Sarsaparillenwurzel deutlich zu beobachten. Etwas schwerer, doch noch ganz bestimmt sieht man sie in den Wänden der porösen Zellen an der Basis der älteren Blätter von Agave americana, in den mit wenigen Poren versehenen, inneren Gefäfsen des Holzes von Potentilla mollissima Lehm., in den fein, aber unregelmäfsig punktirten fibrösen Röhren des Stengels von Aristolochia Sipho, in den mit grofsen Tüpfeln besetzten Holzgefäfsen des Stammes von Dracaena reflexa, in den kleinpunktirten Gefäfsen des Holzes des Stammes von Euphorbia piscatoria, in den porösen Zellen des Markes des Stammes von Sambucus nigra, Fagus sylvatica, in den porösen Gefäfsen des Holzes von Plumiera rubra und dergl. In allen diesen Fällen biegen die Linien rings um den Porenkanal aus, während sie mehr entfernt von ihm in der Mitte zwischen zwei benachbarten Tüpfeln gerader verlaufen.

Um wie viel leichter aber diese Spirallinien an der continuirlich verholzten Wandung wahrzunehmen sind, als an einer solchen, welche Tüpfel enthält, zeigen vor Allem die Gefäfse der Coniferen und der Cycadeen. Bekanntlich fehlen hier den Gefäfsen die Tüpfel auf den gegen die Rinde und das Mark gerichteten Wandungen. Untersucht man nun in einer solchen Pflanze, z. B. in Pinus Picea vergleichungsweise die mit Poren versehenen Wandungen und die continuirlich verholzten Wände der Gefäfse, so werden in den letzteren die Spirallinien leichter und deutlicher erscheinen, als in den ersteren. Meistens steigen sie hier steil an.

Offenbar gehören diejenigen Gebilde in dem äufsersten Theile des Jahrringes der Coniferen, welche Moldenhawer (Beitr. S. 290.) Kieser (Phytotom. S. 142.) u. Mohl (Münch. Akademieschr. I. S. 413.) als Spiralgefäfse, Meyen (Inhalt der Pflanzenzellen S. 53., Phytotomie S. 123 u. 164.) als prosenchymatische Faserzellen, und Treviranus (Physiologie der Gewächse I. S. 111.) als gestreifte Gefäfse beschrieben haben, nirgends anders, als hierher. Sie sind zwar, wie man sich leicht überzeugen kann, ursprünglich Spiralgefäfse, welche bald durch fortschreitende Verholzung in poröse Gefäfse meist übergehen. In diesem mittleren Stadium bilden die Lücken der Verholzungsmembran mehr oder minder breite, an beiden Enden zugespitzte, und die Längenaxe des Gefäfses unter einem schiefen Winkel schneidende Spalten. Die ursprünglichen Spiralfasern sind auch noch mehr oder minder deutlich zu erkennen. Die zwischen ihnen liegenden Streifen der secundären Verholzungsmembran sind aber so deutlich mit spiraligen Linien besetzt, dafs diese zuerst in die Augen fallen. An denjenigen Wandungen dagegen, welche der Rinde und dem Marke zugekehrt, und welche also nicht mit Tüpfeln besetzt sind, finden sich die spiralförmigen Linien ununterbrochen nur noch deutlicher. Bei der Kleinheit des Lumens sieht man die Linien der beiden einander entgegengesetzten Wandungen gröfstentheils zugleich. Dafs aber die in einer Richtung liegenden Spirallinien der einen, die in einer anderen verlaufenden der entgegengesetzten Wandung angehören, lehren auch hier Vergröfserungen mit kurzer Focaldistanz auf das Deutlichste.

Da bei der Gattung Ephedra die Tüpfel auch auf den gegen die Rinde und das Mark gekehrten Wänden der porösen Gefäfse vorkommen, so müssen sich hier überall die Spirallinien nur unter der ersten der beiden genannten Gestalten und, wie in den mit Poren besetzten Wandungen überhaupt, undeutlicher darstellen. Diesen Schlufs bestätigt die Erfahrung auf das Vollständigste. Man mag z. B. bei Ephedra distachya den Schnitt führen, wie man wolle, entweder parallel dem Jahresringe oder denselben rechtwinkelig scheidend; immer treten die spiralförmigen Linien vor den Tüpfeln und der Spiralfiber zurück. Die Spirallinien sind überhaupt hier im Ganzen selbst weniger stark ausgeprägt, als in den übrigen Coniferen.

Auch in jungen Holzgefäfsen anderer Gewächse finden sich ganz ähnliche Formationen derselben Natur, als eben aus den

Coniferen beschrieben worden. Ausgezeichnete Beispiele der Art geben Gleditschia triacanthos, Jasminum fruticans und dergl.

Wir haben oben noch die transversalen Streifen erwähnt, welche an der äufsersten Oberfläche der Baströhren von Nerium odorum vorkommen. Mehr oder minder ausgebildet finden sich dieselben queren Streifen in allen continuirlich stark verholzten Pflanzentheilen, in der sehr stark verholzten Oberhaut vieler Gewächse, als Agave, Aloë, Cacalia und dergl.

Es bedarf wohl kaum einer speciellen Erwähnung, dafs man die eben geschilderten verschiedenartigen Streifen nicht mit manchen anderen feinen Gebilden zu verwechseln hat, welche auf der Oberfläche der Wandungen vieler einfachen Zellen wahrgenommen werden. Hierher gehörte z. B. ein sehr fein punktirtes Wesen auf der Oberfläche der Schläuche, besonders des Stieles von Agaricus collinus Scop., an den Wandungen, besonders der entleerten Schläuche von Vaucheria clavata, an der obersten Zellenschicht der Blätter von Vallisneria spiralis und dergl. einerseits, andererseits die wärzchenartigen Rugositäten, welche auf der äufseren Oberfläche vieler Haare der Epidermiszellen sehr vieler Blumenblätter, der äufseren einfachen Zellenschicht der Antheren von Lupinus multiflorus, Verbascum thyrsoides und dergl., oder die queren und zum Theil schiefen und verästelten nicht durchgehenden Runzeln, welche auf der freien Wand der äufseren Zellenschicht der Antheren von Syringa vulgaris, Reseda odoratissima, Cheiranthus annuus, der Epidermiszellen von Jungermannia crenulata, den Parenchymzellen des Blattstieles von Rhododendrum ferrugineum u. dergl. vorkommen, die Längenstreifen, welche an den Zellen des Endokarpium von Phoenix dactylifera sich finden u. s. w. Alle diese Dinge sind von den beschriebenen Spirallinien wesentlich verschieden.

Betrachten wir nun aber alle diejenigen Theile, in welchen die eben erwähnten Linien sichtbar werden, genauer, so sehen wir dafs sie sammt u. sonders Verholzungsbildungen sind, d. h. dafs nie ihre Wandung die des blofsen primären Zellenschlauches ist, sondern dafs sie immer von Verholzungslamellen bedeckt wird. In einfachen Zellen und Schläuchen habe ich trotz zahlreicher Nachforschungen niemals diese Linien entdeckt. Es scheint also, als ob die Existenz dieser Spirallinien eine Folge des Verholzungsprocesses selbst sey, oder wenigstens immer, wo sie existirt, dessen Daseyn voraussetze. Diese Vermuthung wird aber durch die individuelle Entwickelungsgeschichte allem Zweifel enthoben.

Wenn sich in dem vollkommen ausgebildeten Zustande die Baströhren des Stammes und der älteren Zweige von Nerium odorum so darstellen, als es oben beschrieben worden, so werden in jüngeren Bastfasern die Anschwellungen zuerst geringer, so dafs dieser ganze Theil einen mehr gleichmäfsigen Verlauf besitzt. An den Stellen, wo die Höhlung im Innern sich befindet, unterscheidet man deutlich die übereinander liegenden und einander kreuzenden Spirallinien. Ueber diesen, und zwar an der äufsersten Oberfläche des Rohres zeigen sich wiederum die Querstreifen. Im Centrum des Bastrohres sieht man eine sehr feinkörnige Substanz, deren Körnchen gröfstentheils eine transversale Anordnung haben. In noch jüngerem Zustande erscheinen zwar äufserlich transversale Streifen. Man nimmt aber keine spiraligen Linien mehr wahr, sondern man erblickt nur im Innern wiederum jenes feinkörnige Wesen, welches bald noch quere Linien bildet, bald eine mehr spiralige Anordnung zeigt, bald selbst spiralig verlaufende fadenartige Gebilde darstellt. In noch jüngerem Zustande fehlt den Baströhren jede Anschwellung. Sie haben vielmehr eine spindelförmige Gestalt und eine dieser entsprechende Höhlung. Ihre Wandungen sind zwar schon verholzt; man bemerkt aber weder spiralige Linien noch Querstreifen. In dem Inneren dagegen befindet sich eine körnige Substanz, deren Körperchen keine bestimmte Anordnung erkennen lassen. Unter günstigen Verhältnissen kann man an der äufseren Oberfläche Längsstreifen unterscheiden, ähnlich denen, welche wir oben aus Vaucheria, Vallisneria und dergl. beschrieben haben. Im jüngsten Zustande endlich zeigt sich ein einfacher zellgewebiger Schlauch ohne alle Spuren von Linien oder Streifen.

Ganz so entwickeln sich auch die ähnlichen Baströhren von Vinca minor, wie man sich leichter noch, als bei Nerium, zu überzeugen vermag. Die Untersuchung von Gleditschia triacanthos, Salisburia adianthifolia, Thuja occidentalis und Donax arundinoides lieferte mir genau dieselben Resultate.

Wir sehen also, dafs zuerst ein einfacher Schlauch existirt, welcher sehr bald in den Procefs der Verholzung eingeht. Es lagert sich nun eine feinkörnige Masse innerhalb der Höhle des verholzenden Bastrohres ab. Die Körperchen dieser Substanz lassen zuerst keine bestimmte Anordnung wahrnehmen. Späterhin bilden sie Querlinien, dann spiralige Linien, in denen man aber Anfangs noch die einzelnen Körperchen discret unterscheidet, und welche erst zuletzt in einer ununterbrochenen Continuität verlaufen. Nun habe ich an einem anderen Orte ausführlich nachgewiesen, daſs die Windungen der Spiralgefäſse, wenn diese in einem sehr frühzeitigen Stadium ihrer Ausbildung sich befinden, so geringe Elevationen haben, daſs hierdurch der Anschein von Ringgefäſsen hervorgebracht wird. Es dürfte wohl nicht zu sehr gewagt seyn, wenn wir dieses Factum auch auf die hier vorkommenden scheinbaren inneren Querlinien anwendeten und sie ebenfalls für Spirallinien, deren Natur späterhin bei verlängertem Wachsthume deutlicher hervortritt, ansehen. Mit Ablagerung der secundären Verholzungslamellen werden die Spirallinien unmittelbar kenntlich oder jene werden vielmehr erst durch die Elemente von diesen erzeugt, die sich auch stets besser wahrnehmen lassen, eine je gröſsere Zahl von Lamellen sich absetzt. Die auf der äuſsersten Oberfläche des Bastrohres erzeugten Linien dagegen gehören der primären Schlauchwand allein oder gröſstentheils an, reihen sich vielleicht eher an die oben erwähnten streifigten Bildungen auf einfachen Zellenwandungen und zeigen sich auch im Laufe der individuellen Entwickelung von der Zahl der Verholzungsschichten unabhängiger, als dieses mit den Spirallinien der Fall ist.

Der andere durch die zwischen Mirbel und Mohl entstandene Contraverse wiederum angereregte Gegenstand ist die sogenannte Intercellularsubstanz. Wir werden finden, daſs diese nur unter ähnlichen Verhältnissen sich zeigt, als wir eben von den Spirallinien in den Verholzungslamellen wahrgenommen haben.

Zuerst wollen wir sehen, wo und unter welchen Verhältnissen in den höheren Gewächsen die Intercellularsubstanz sich vorfinde. Offenbar hat sie der genaue Moldenhawer (Beiträge S. 122.) in dem Holze von Laurus Sassafraſs und Tilia vulgaris schon wahrgenommen. Von späteren Phytotomen dagegen wurde ihr jedoch keine besondere Aufmerksamkeit zu Theil, bis Mohl (s. oben S. 49.) sie genauer in einer Menge von Pflanzen erforschte. Theils durch diese Beobachtungen, theils durch unsere eigenen Untersuchungen kennt man sie nun in folgenden Gebilden:

1. Zwischen den einzelnen Bastbündeln des Blattes von Areca oleracea fand ich die Intercellularsubstanz in nicht unbedeutender Quantität und sehr deutlich.

2. In den dickwandigen Zellen unterhalb der Rinde von Sambucus nigra, Vitis vinifera, Ligustrum vulgare, Aristolochia Sipho, Cissus antarcticus, Clematis erecta, Magnolia grandiflora und dergl. Immer sind diese Schläuche mit einer gröfseren oder geringeren Anzahl von Verholzungslamellen besetzt.

3. Aehnliche verholzte Zellen finden sich in den Kanten des Stengels der Labiaten, wie man bei Salvia, Betonica, Mentha, Stachys, Lamium und dergl. leicht wahrnehmen kann. Immer liegt zwischen diesen Schläuchen eine nicht unbedeutende Menge von Intercellularsubstanz. Dafs das Behaartseyn des Stengels auf das Vorkommen jener Masse keinen besonderen Einflufs ausübe, zeigt der Umstand, dafs sie sich z. B. in fast gleicher Quantität in dem so sehr behaarten Stengel von Stachys lanata, als in dem haarlosen von Phlomis tuberosa vorfindet.

4. Auf gleiche Weise sind die Zellen unter der Rindenschicht, welche in einjährigen Trieben von Prunus Laurocerasus, Olea capensis und dergl. existiren, und bedeutende Quantitäten von Intercellularsubstanz zwischen sich enthalten, mehr oder minder stark verholzt, und nähern sich ihrem ganzen Charakter nach mehr denjenigen Zellen, welche unmittelbar unter der Oberhaut sehr vieler lederartiger Blätter, und selbst der genannten Pflanzen vorkommen.

5. Ganz denselben Charakter haben die Zellen in den wulstartigen Knoten des Blattstieles von Camellia japonica, Prunus Laurocerasus, Pandanus odoratus, Olea capensis, Cissus antarcticus, Aucuba japonica und dergl. Immer sind sie mit einer gröfseren oder geringeren Zahl von Verholzungsschichten versehen.

6. Ganz dasselbe gilt endlich von den Zellen, welche unmittelbar unter der Epidermis des Blattes liegen. Sie enthalten in vielen Pflanzen mit härteren Blättern sehr häufig Intercellularsubstanz, sind aber dann immer nicht einfach, sondern stets verholzt, wie man leicht an Vinca minor, Isatis tinctoria, Laurus nobilis, Prunus Laurocerasus, Olea capensis, Nerium odorum und sehr vielen anderen Gewächsen zu sehen vermag. Bei anderen Pflanzen, z. B. Daphne laureola findet sich sowohl diese

verholzte Masse, als die zwischen ihnen liegende Intercellularsubstanz nur über dem Blattnerven.

7. Alle eben genannten Bildungen haben continuirliche Verholzungswandungen. Daſs aber die Intercellularsubstanz auch zwischen den porösen Gefäſsen nicht fehle, lehren die meisten Hölzer der Farren, der Mono- und der Dikotyledonen mehr oder minder deutlich. Im Allgemeinen ist jedoch hier die Quantität derselben geringer, als in der ersteren Klasse der Verholzungsbildungen. Dasselbe gilt auch von den parenchymatischen porösen Zellen, welche z. B. in dem Blattstiele von Cestrum laurifolium vorkommen.

8. Endlich müssen wir noch die Verhältnisse der Epidermis specieller erwägen. An einem anderen Orte habe ich durch Gründe, welche der individuellen Entwickelungsgeschichte entnommen sind, zu zeigen gesucht, daſs die oberflächlichste Schicht der Epidermiszellen, wie Brongniart zuerst angegeben, sich abschuppe, daſs überhaupt hier ein ähnlicher Häutungsproceſs vorgehe, wie an den äuſseren und inneren Oberflächen des thierischen Organismus. Im jungen Zustande läſst sich dieses an sehr vielen Blättern unserer dikotyledonischen Bäume ganz bestimmt wahrnehmen. Eben so gehört das feine mehlartige Wesen, welches sich auf der Oberfläche der Blätter von Agave, Aloë, Cacalia, Cactus und dergl. so sehr häufig absondert, hierher. Es ist, wie man sich leicht überzeugen kann, jene verhältniſsmäſsig dicke Schicht, welche die Oberfläche der Epidermiszellen bedeckt. Bald folgt sie, wie z. B. bei Agave americana, Aloë intermedia, A. Lingua und dergl., in ihrem Verlaufe den mehr kuppenartigen Hervorragungen der einzelnen Oberhautzellen und hüllt diese rings herum ein, so daſs sie in der Seitenansicht lauter wellenförmig verlaufende Linien darbietet; bald hat sie eine mehr ebene Oberfläche, so daſs sie die Zwischenräume, welche sich nach auſsen zwischen den Epidermiszellen vorfinden, ausfüllt, wie bei Cactus und dergl. mehr. Von oben betrachtet zeigt sie eben so sehr, als von der Seite angesehen, ein von der Intercellularsubstanz in den übrigen Theilen ganz verschiedenes Wesen. Sie erscheint als eine faltige, halbdurchsichtige, bisweilen mit einem granulirten Wesen versehene Membran oder läſst, wie bei Aloë intermedia, sogar deutliche Körnchen erkennen. Es fehlt ihr das glasartige, helle und klare Aussehen, wel-

ches die Intercellularsubstanz sonst charakterisirt. Bleibt es aber auch hier noch zweifelhaft, ob man es mit Intercellularsubstanz zu thun habe oder nicht, so ist dieses bei vielen anderen Pflanzen nichts weniger, als ungewifs. An vielen feinen, senkrechten Durchschnitten der Epidermis des Blattes oder des Stengels zeigt sich ein schmaler heller Streifen, welcher die äufsere Wandung der Oberhautzellen noch bedeckt. Noch deutlicher wird alles da, wo diese Masse nicht blofs als feine Linie auf den Zellen erscheint, sondern auch sich in die auf der Oberfläche zwischen den Zellen befindlichen Räume hinein begiebt, wie z. B. an den Blättern der meisten Coniferen, des Citronenbaumes, an denen von Hoya carnosa, Prunus Laurocerasus, Aucuba japonica, Magnolia grandiflora, Camelia japonica, an denen des Stammes von Dracaena reflexa und dergl. mehr. Bei Daphne laureola bildet sie eine dicke Schicht auf der Oberseite der Zellen, die an der Oberfläche nur sehr kleine, mit Intercellularsubstanz gefüllte Räume zwischen sich haben. Etwas Aehnliches findet sich bei Dracontium pertusum [1]), Ilex aquifolium, Cestrum laurifolium und dergl. Wenn es nun aber die genannten Formen noch zweifelhaft lassen, ob die mehlstaubartigen Ueberzüge auf den Blättern von Agave, Aloë, Cactus, Cacalia und dergl. zur Intercellularsubstanz zu rechnen seyen oder nicht, so scheinen andere vorkommende Formen, welche gewisse Mittelgestalten bilden, für die erstere Annahme zu sprechen. Bei Aspidium alcicorne, welches auf der Unterseite seiner Blätter ebenfalls ein mattweifses Wesen hat, stellt sich hier an perpendiculären Querschnitten die Intercellularsubstanz ganz so dar, als in den zuletzt genannten Gewächsen; schabt man dagegen diese grauweifse Substanz vorsichtig los, so sieht man, dafs sie zwar gröfstentheils

1) Der äufserste Rand der hier vorkommenden ovalen Löcher erscheint hell und durchsichtig, da seine eigenen Zellen farblos und durchsichtig sind, und das grüne Blattparenchym kurz vor ihm aufhört. Auf feinen perpendikulären Querschnitten sieht man nun, wie die grünen Parenchymzellen ihre Farbe verlieren, hell und durchscheinend werden, vertrocknen, einreifsen, und so die Gröfse der Oeffnung vermehren. Diese hat daher, besonders in jüngeren Zuständen, keinen völlig glatten Rand, sondern zeigt unter dem Mikroskope mehr oder minder tief gehende, unregelmäfsige Einschnitte, deren Ränder ebenfalls hell sind und oft deutlich vertrocknete und zerrissene Fetzen von Zellgewebe tragen.

aus gegliederten, hellen, farblosen, sternförmig gruppirten Haaren bestehen, dafs aber aufserdem die Intercellularsubstanz selbst eben jenes körnig-faserige Wesen nur feiner und zarter hat. Unter günstigen Verhältnissen ist dieses an dem Blatte von Cinnamomum nitidum N. noch deutlicher wahrzunehmen. Hier kann man unter einer starken Vergröfserung beobachten, wie die sich abschilfernden Stellen der Oberhaut ein unbestimmt feinkörniges und faltiges Wesen an sich tragen. In der That zeigt auch die Unterseite dieser Blätter bei schief auffallendem Lichte ein mattweifses Ansehen, so wie unter dem Mikroskope die sinuosen Zellen der Epidermis an ihrer Oberfläche eine gewisse grauliche Trübung haben. Noch leichter lösen sich endlich solche Blättchen von der Blattoberhaut von Cupressus thujoides, und aufser dem von Pinus sylvestris, Abies excelsa, überhaupt von der aller nadelförmigen Blätter der Coniferen. Im ausgebildeten Zustande zeigt sich hier diese sich häutende Lamelle von Intercellularsubstanz auf feinen, perpendikulären Querschnitten als ein dicker Streifen, welcher auf der Oberfläche der Zellen aufliegt, und die zwischen den einzelnen Zellen übrig bleibenden, dreieckigen Räume ebenfalls ausfüllt.

Auch bei den niederen Kryptogamen, welche noch mit wahren Blättern versehen sind, findet sich in der Oberhaut eine gröfsere oder geringere Menge von Intercellularsubstanz. Unter den Moosen zeigen sich Beispiele der Art in den Gattungen Grimmia, Tetraphis, Barbula und dergl. Leichter lassen sich die verschiedenen Arten der Vertheilung der Intercellularsubstanz in der Oberhaut der Lebermoose wahrnehmen. So liegt bei Lejeunia platyphylla Corda zwischen den mit grünem Inhalte gefüllten Epidermis-Zellen nur wenig Intercellulursubstanz, während die dreieckigen Zwischenräume zwischen ihnen von derselben gänzlich ausgefüllt werden. Auf ähnliche Weise verhält es sich bei Calypogeia Trichomanis Raddi, Codonia pusilla Dumortier, Jungermannia Flotowiana N., ventricosa, inflata δ. laxa N., crenulata β. gracillima N., scalaris β. minor N., undulata β. patens N., uliginosa Sw. und dergl. Bei Jubula dilatata sind sogar die mit Intercellularsubstanz erfüllten Zwischenräume verhältnifsmäfsig recht grofs. In gröfserer Quantität haben sie zwischen den beiden aneinander stofsenden Zellenwandungen Echinomitrium furcatum Corda, Radula complanata Dumortier, Jungermannia Naumanni N., hyalina Hook., nana N., lanceolata L., hyalina α. major N. und dergl. Mäfsig viel Intercellularsubstanz sowohl in den Zwischenräumen, als zwischen den anstofsenden Wandungen haben Jungermannia incisa Schrad. Var. gemmipara[1]), Taylori, albicans β. taxifolia N. und dergl., und noch mehr Intercellularsubstanz zwischen beiden Jungermannia curta α. communis N., Gymnomitrium concinnatum Corda und dergl., Dafs die sämmtlichen Epidermiszellen der Moose und Lebermoose aber im ausgebildeten Zustande keine einfachen, sondern verholzte Zellen seyen, habe ich an einem anderen Orte nachgewiesen.

Um nun noch schliefslich zu zeigen, wie sehr die Dicke der auf der äufseren Oberfläche der Epidermiszellen, aus Intercellularsubstanz bestehenden Häutungslamelle sowohl in ihrer absoluten Stärke, als im Verhältnifs zur Höhe der Zelle wechselt, folgen hier einige mikrometrische Messungen, welche sämmtlich an feinen perpendikulären Querschnitten veranstaltet sind, die ich der Basis der ausgebildeten Blätter entnommen habe. Die Länge der Zelle ist nach der von der Mitte ihrer äufsersten Oberfläche nach dem Rande der entgegengesetzten Wandung gezogenen perpendikulären Linie entnommen.

---

1) In meiner Histiogenia comparata habe ich ausführlich dargestellt, wie die mit Saftkügelchen gefüllten Schläuche in den Blättern von Cycas revoluta, Zamia horrida, longifolia und dergl., sobald der Schnitt mit Wasser befeuchtet wird, eine so lebhafte Brown'sche Molukularbewegung in sich zeigen, dafs man auf den ersten Blick und bei oberflächlicher Betrachtung fast einen wahren Zellensaft-Kreislauf zu sehen glaubt. Ganz dieselbe Erscheinung fand ich nun auch an getrockneten Exemplaren von Jungermannia incisa Schrad. Var. gemmipara. Die rundlichen, ziemlich stark verholzten Blattzellen dieses Pflänzchens enthalten runde grüne Körner und äufserst kleine Körperchen, welche die Gröfse von Brownschen Molekülen haben. Sobald der Schnitt befeuchtet wird, dringt das Wasser, trotz dem, dafs die Zellenwandung eine nicht unbedeutende Zahl von Verholzungsschichten hat, augenblicklich durch, und die kleineren, sehr zahlreichen Körperchen zeigen eine so lebhafte Molekularbewegung, dafs man bei schwächeren Vergröfserungen nur ein mehr unbestimmtes Wirbeln innerhalb der ganzen Zelle wahrnimmt.

	Dicke d. Intercellularsubstanz. Par. Zoll.	Gröfse d. Zelle. Par. Zoll.	Verhältn. d. 1sten zur 2ten.
Camelia japonica . .	0,000112	0,000675	1 : 6,02
Hoya carnosa . . .	0,000150	0.000650	1 : 4,33
Magnolia grandiflora .	0,000150	0,000425	1 : 2,83
Cestrum laurifolium .	0,000275	0,001550	1 : 5,63
Daphne laureola . .	0,000390	0.001000	1 : 2,56
Pinus picea . . .	0,000450	0,001200	1 : 2,66
Aloë intermedia . .	0,000775	0,002100	1 : 2,71
Aloë lingua . . .	0.000825	0.002575	1 : 3,12
Agave americana . .	0,000850	0,002375	1 : 2,79

In der Oberhaut eines 10 Fufs hohen Stammes von Aletris fragrans endlich betrug die Dicke der Intercellularsubstanz 0,000215 P. Z., die Gröfse der Zelle 0,000700 P. Z., das Verhältnifs beider also 1 : 3,25.

Alle die genannten Gebilde, welche eine deutlich sichtbare, gröfsere oder geringere Menge von Intercellularsubstanz zwischen sich enthalten, gehören sämmtlich nicht zu den einfachen Theilen der Pflanze, sondern zu den verholzten Gebilden, d. h. denen, welche erst durch secundäre Metamorphose eine Zahl neuer Schichten in ihrer Innenfläche abgesetzt haben. Mohl führt nun zwar in seiner Abhandlung noch einige Gewebe auf, welche entweder gar nicht oder nur zum Theil hierher gehören. Allein es läfst sich wohl nachweisen, dafs die Masse, welche zwischen diesen einfachen Schläuchen vorkommt, eine ganz andere ist, als die eben geschilderte Intercellularsubstanz. Dieses müssen wir aber früher darthun, ehe wir in unseren Deductionen weiter fortfahren.

1. Die gallertartige Substanz, welche sich so häufig im Reiche der Algen findet, unterscheidet sich von der wahren Intercellularsubstanz dadurch, dafs sie weicher, zähe und mehr selbstständig und eigenthümlich ist, dafs sie gleich primär existirt und nicht erst bei weiterer Fortbildung erscheint, welcher letztere Umstand, wie wir bald sehen werden, ein wesentliches Unterscheidungsmerkmahl von der wahren Intercellularsubstanz ausmacht. Wenn auch bei den Fucoideen und Florideen diese gallertartige Masse zwischen verholzten, porösen Zellen liegt, so existirt sie doch hier selbst schon primär zu Anfange der Schlauchformation, und ist daher, wie ihre Con-

sistenz ebenfalls zeigt, der Substanz, die sich bei den Algen findet, verwandter, als der Intercellularsubstanz der Farren, der Mono- und Dikotyledonen. Die in den Flechten zwischen den Schläuchen vorkommende Masse schliefst sich ihren physischen Charakteren nach genauer an die Substanz an, welche wir bald aus dem hornigten Albumen vieler Monokotyledonen erwähnen werden. Ob sie jedoch primär schon existire, oder secundär erst erscheine, wage ich nicht zu entscheiden, da ich ihre individuelle Entwickelung noch nicht zu verfolgen vermochte.

2. Nach Mohl findet sich zwischen den mit deutlichen Kanälen in ihren Wandungen versehenen Zellen des öligen Albumens von mehreren Monokotyledonen, als Tulipa sylvestris, Fritillaria imperialis, Moraea chinensis und Lilium Martagon, eine bedeutende Quantität von Intercellularsubstanz. Insofern sie hier zwischen verholzten Bildungen vorkäme, stimmte sie völlig mit der des Stammes und der Blätter überein. Allein einerseits weichen ihre physischen und chemischen Eigenschaften, so wie ihre Entwickelung von dieser letzteren wesentlich ab; andererseits machen die an dem hornigten Eiweifse der Monokotyledonen leicht anzustellenden Beobachtungen die Natur dieser Gebilde als Porenkanäle sehr verdächtig. Befeuchtet man z. B. einen feinen Schnitt aus dem hornigten Albumen von Polygonatum latifolium mit wenig Wasser, so sieht man die einzelnen, distanten, mit einer körnigen Masse gefüllten Zellen allseitig durch schmale, brückenartige Aeste mit einander verbunden. In den Zwischenräumen zwischen diesen liegt sowohl an ihren Seitenrändern, als an ihren einander gegenüberliegenden, schmalen Kanten, die schon dann sehr aufgeschwollene, helle und durchsichtige, hornigte Masse. Bei genauer Betrachtung dieser letzteren bemerkt man aber, dafs auch sie nach den Zellen genau begrenzt ist. Es setzt sich nämlich von der Mitte der Stelle, wo die einander gegenüberliegenden, schmalen Kanten der Seitenäste sich befinden, eine feine Grenzlinie concentrisch mit der Zellenwandung selbst fort, so dafs eine jede solche Zelle von einem Ringe hornigter Masse umgeben wird, deren Breite die Länge der ausstrahlenden Seitenäste um ein Weniges übertrifft. Schon hier, wenn der Schnitt mit Wasser imprägnirt ist, hat es den Anschein, als habe man es mit sehr dickwandigen Zellen zu thun, welche in sich zahlreiche Porenkanäle enthalten. Noch täuschender erscheint das Ganze wenn man den Schnitt kocht. Denn die Intercellularsubstanz wird gelblich

und fest, so dafs man dann Zellen zu sehen glaubt, wie in dem Marke von Hoya carnosa, deren Porenkanäle nur kürzer, aber um vieles breiter sind. Wird aber die Untersuchung unter Süfsmandelöl vorgenommen, so ist man vor diesen Irrwegen gesichert. Man überzeugt sich ganz bestimmt, dafs die scheinbaren Porenkanäle nur Seitenäste eines strahligen einfachen Zellgewebes sind, welches überall, die Zwischenlücken nicht ausgenommen, nicht von einer homogenen Membran oder von luftförmigem Contentum; sondern von der hornigten Masse ununterbrochen umgeben wird. Ganz dasselbe ist auch bei Moraea iridioides der Fall, nur dafs die Begrenzungslinien der Zwischensubstanz noch etwas schwächer sind. Bei Asparagus amarus sind die Seitenäste sehr dünn und der Zahl nach etwas geringer, als bei den genannten Pflanzen. Bei Amarryllis calyptrata bildet diese aufschwellbare hornige Masse fast die ganze Dicke der dann erscheinenden kubischen Zellen, welche in ihrem Innern Körner enthalten. In relativ geringerer Quantität bei gröfserem Volumen der Zellenhöhlungen selbst existirt diese hornige Substanz bei Asphodelus luteus. Muscari comosum verhält sich ähnlich, wie Moraea iridioides; nur dafs die Zwischenäste breit und kurz sind. Bei Fritillaria pyrenaica zeigt das Albumen unter Wasser untersucht, vermöge der bedeutenden Anschwellung der hornigten Masse, scheinbar sehr dickwandige Zellen mit einander entsprechenden Porenkanälen, ganz so wie es Mohl beschrieben und abgebildet hat. Auch hier, wie sehr oft auch bei den schon genannten Pflanzen, sieht man in den angeblichen Porenkanälen eine körnige Masse. Unter Oel erscheint dieses meist noch deutlicher. Den stringentesten Beweis liefert aber das Eiweifs von Iris cuprea. Hier haben nämlich die Zellen selbst die deutlichste Form des gewöhnlichen strahligen Zellgewebes und die Seitenäste bilden nicht blofs schmale Verlängerungen, sondern grofse Aussackungen, welche nicht selten eben so breit, als die Zelle selbst, sind. Bei Libertia ixioides glaubt man auf den ersten Blick unter Wasser wiederum rundliche Zellen zu sehen, deren sehr dicke Wandungen fast gänzlich von der aufgeschwollenen hornigen Substanz gebildet werden. Unter Oel erkennt man aber auch hier bald die sehr kurzen einander entsprechenden Seitenäste auf das Bestimmteste. An der Stelle, wo diese einander gegenüber liegen, befindet sich sehr viel hornigte Masse. Daher jene durch einen bedeutenden hellen Zwischenraum von einander getrennt werden. Bei Ceratonia Siliqua hat das Ganze das Ansehen eines unregelmäfsigen, strahligen Zellgewebes. Bei Bromelia melanantha übertrifft die Stärke der äufseren hornigten Masse das Lumen der Zelle selbst um ein Bedeutendes. Bei Phoenix dactylifera endlich, aus dessen Albumen Mohl sogar (Flora 1831. S. 428.) angeblich deutliche Poren beschreibt, existiren längliche, an beiden Enden sich zuspitzende Zellen mit kurzen, ziemlich breiten, entsprechenden Seitenästen. Die Zellen selbst enthalten ölartige Körperchen, von denen einzelne auch häufig genug in den Seitenästen gefunden werden.

Diese Resultate der genaueren Beobachtung des ausgebildeten Zustandes werden auch durch die individuelle Entwickelungsgeschichte vollkommen bestätigt. Die Anlage der hornigten Masse existirt, wie man z. B. in Frittillaria imperialis leicht schon sehen kann, als flüssige Substanz sehr frühzeitig, und zuerst schwimmen die Anfänge der Zellen als mit zahlreichen runden Körperchen gefüllte Kugeln in derselben. Sie entsteht also nicht erst secundär nach dem Acte der angeblichen partiellen Verholzung, sondern entweder mit oder vielleicht gar noch vor der ersten bestimmten Ausbildung der einfachen Zellen.

Kehren wir nun also wiederum zu der Intercellularsubstanz zurück, die wir als solche in den Farren, den Mono- und Dikotyledonen anerkannt haben, so erinnern wir uns des oben gefundenen Resultates, dafs sie nur zwischen verholzten Gebilden, nie dagegen zwischen einfachen Schläuchen in wahrnehmbarer Quantität gefunden werde. Dafs dieses nun nichts blofs Zufälliges sey, sondern in dem Wesen und der Natur der Intercellularsubstanz selbst liege, wird durch die individuelle Entwickelungsgeschichte derselben unumstöfslich dargethan.

Vergleicht man den Mittelnerven eines ausgebildeten Blattes von Nerium odorum an seiner Basis und an seiner Spitze in Rücksicht der hier vorkommenden Intercellularsubstanz, so sieht man schon hier, dafs die Quantität dieser Masse sich keinesweges überall in dem ganzen Verlaufe des Nerven gleich bleibe. An der Basis sind besonders die kleineren, der Epidermis näher liegenden stark verholzten Schläuche mit reichlicher Intercellularsubstanz in ihrem Umkreise versehen. Die gröfseren dem Parenchyme näher liegenden enthalten schon bedeutend weniger von dieser Substanz zwischen sich. Gegen das äufserste Ende des Blattnerven dagegen haben die gröfseren, mehr nach der

Mitte zuliegenden Schläuche gar keine, die kleineren, der Oberhaut näheren dagegen weit weniger Intercellularsubstanz, als die an der Basis, zwischen sich. Die letztere selbst nimmt auffallend rasch ab, sobald man der Endspitze des Nerven nahe rückt. Ganz dieselbe Beobachtung läfst sich leicht an dem Mittelnerven des Blattes von Aucuba japonica machen. Ja man sieht hier noch deutlicher, als bei Nerium, dafs die Intercellularsubstanz schon früher nicht mehr wahrnehmbar wird, als die Verdickung der Zellenwandungen aufhört. Genau zu demselben Resultate gelangt man nun, wenn man die Mittelnerven der, in der Knospe noch enthaltenen, jungen Blätter der genannten Pflanzen untersucht. Die Schläuche sind zuerst einfach; ihre Wandungen verdicken sich alsdann, und erst, wenn diese Verdickung einen etwas bedeutenden Grad erlangt hat, zeigt sich die früheste erkennbare Spur von Intercellularsubstanz. Wie hier am Blattnerven, so hat sich bei Untersuchung der jüngeren und jüngsten Stengelknoten von Cissus antarcticus, der Blattstiele von Prunus laurocerasus, und der Blätter von Daphne laureola dasselbe ergeben. Es steht also als Resultat fest, dafs die Intercellularsubstanz in einer auch unter den stärksten Vergröfserungen sichtbaren Quantität nicht von Anfang an existirt, sondern erst nach dem Beginne der Verholzung erscheint und während der immer fortschreitenden Verholzung sich vergröfsert. Durch dieses wesentliche Moment unterscheidet sie sich ganz bestimmt, wie wir schon oben angeführt haben, von der Masse, welche sich um und zwischen den Schläuchen der niederen Kryptogamen findet.

Uebrigens würde man sehr irren, wenn man glaubte, dafs die Anwesenheit von Intercellularsubstanz die Existenz von Lückenbildungen ausschlösse. Dafs dieses nicht der Fall sey, lehren vielfache Beispiele. So finden sich gröfsere oder kleinere Lücken in der Intercellularmasse, welche die gröfseren, nach innen zu liegenden Schläuche des Blattnerven von Nerium odorum umgiebt. Im Stengel der einjährigen Triebe von Prunus laurocerasus zeigen sich an den Stellen, wo die viereckigen, verholzten Schläuche zusammenstofsen, viele rundliche Lücken, von denen, besonders bei den inneren Zellen, in jeder Ecke des Quadrates eine sich befindet. Eben so existiren minder regelmäfsige Unterbrechungen der Continuität in der Intercellularsubstanz, welche sich zwischen den parenchymatischen, porösen Zellen des Blattstieles von Cestrum laurifolium befindet und dergl. mehr.

Moldenhawer, welcher das von den übrigen Phytotomen sogenannte Zellgewebe mit dem Namen des zelligen Gewebes belegte, wandte die Bezeichnung Zellgewebe auf eigenthümliche Gebilde an, welche er entdeckt zu haben glaubte. Es sollten nämlich die einzelnen Zellen, insbesondere aber die einzelnen Spiralgefäfse, durch gewisse, längslaufende Fäden verbunden werden. Dafs nun Moldenhawer unsere Intercellularsubstanz in zwei Fällen als sein Zellgewebe angesehen und beurtheilt hat, zeigen seine Beschreibungen derselben aus Laurus Sassafrafs und Tilia europaea. Was aber die vorgeblichen Längsfasern auf der äufseren Oberfläche des Schlauches der Spiralgefäfse betrifft, so ist er wohl hier durch Folgendes wahrscheinlich verführt worden. Wie bei vielen porösen Zellen und Gefäfsen nur gewisse, an einander stofsende Wandungen entsprechende Porenkanäle haben, während die anderen derselben ermangeln, wie die partiellen Verholzungen überhaupt zuerst von solchen Zwischenwandungen ausgehen (das Nähere hierüber ist in meiner Histiogenia comparata entwickelt), so zeigen sich auch in den Spiralgefäfsen selbst gewisse leise Unterschiede zwischen den Seiten, welche gegen gleichartige, und denen, welche gegen ungleichartige Gebilde gekehrt sind. Betrachten wir nämlich die so leicht sich abrollende Spiralfiber von Agave americana z. B. genauer, so sehen wir, dafs sie in ziemlich gleichen Distanzen abwechselnd bald auf der einen, bald auf der anderen Seite flache, aber deutlich concave Vertiefungen habe. Der äufsere, die Spiralfaser umgebende Schlauch hängt aber mit seinen seitlichen, homogenen Theilen inniger zusammen, als mit seiner vorderen und hinteren Fläche an den ihm heterogenen Gebilden. Bei gewaltsamem Losreifsen zeigen sich nun hier bisweilen feine Längsstreifen, die Moldenhawer wahrscheinlich als sein Zellgewebe, jedoch durchaus mit Unrecht gedeutet hat.

Wenn ich aber auf diese Weise die eben genannten Fasern auf der äufseren Oberfläche des die Spiralfaser einschliefsenden Schlauches der Spiralgefäfse nach meinen bisherigen Beobachtungen entschieden läugnen mufs, so kann ich mich nicht enthalten, auf gewisse andere Fasern aufmerksam zu machen, welche die äufsere Oberfläche mancher vegetabilischer Zellen und Gefäfse umspinnen. Auf der Oberfläche der Baströhren eines jeden älteren Stammes von Euphorbia piscatoria sieht man scheinbar unregelmäfsige, bald transversale, bald mehr schiefe, bald mehr longitudinale Fäden, welche man bei flüchtiger Betrachtung mit der weit feineren und viel mehr in der Tiefe liegenden, weit regelmäfsigeren Streifenstructur der Verholzungsmembranen verwechseln dürfte. Durch etwas gewaltsames Trennen der einzelnen Baströhren von einander gelingt es sehr leicht, die einzelnen Fäden von dem Bastrohre zu lösen und sich so bestimmt zu überzeugen, dafs sie nur äufserlich der Oberfläche ansitzen. Etwas schwieriger, doch noch sehr deutlich stellen sich die Fäden an den Baströhren älterer Stämme von Plumiera rubra und Salisburia adiantifolia dar. In seltenen Fällen gelingt es auch, deutliche Spuren derselben im Baste des Ahornes und der Linde wahrzunehmen.

Die Spirallinien sowohl, als die Intercellularsubstanz, theilen also miteinander das gemeinsame Loos, dafs sie nicht primär in den ersten Bildungen der vegetabilischen Schlauches sich vorfinden, sondern dafs sie mit dem Processe der Verholzung innig verknüpft, ja consequutive Erscheinungen desselben sind. Wir sehen die körnige Masse sich nach Spirallinien ordnen und dann in continuirliche, einfache Spirallinien sich umändern. In der Pflanze wiederholt sich immer derselbe Urprocefs, wie im Grofsen, so im Kleinen. Die Jahresringe liegen concentrisch um das Mark Schicht für Schicht; dem Baste selbst hat die gleiche Anordnung seinen Namen liber verschafft; und genau eben so, als dieses im Grofsen der Fall ist, liegen die einzelnen Lamellen in dem verholzten Pflanzenschlauche entsprechend übereinander. Der ursprüngliche Blattstand ist der Kreis, der durch die nothwendige Wachsthumsverlängerung in die einfache Spirale übergeht. Wo dagegen gröfsere Reihen von Theilen hervorgehen, entstehet eine combinirte Stellung, in der eine gröfsere oder geringere Zahl von Spiralen reell verfolgt und eine als Urtypus zum Grunde liegende Spirale ideell herausconstruirt zu werden vermag. Wie von Blättern aber, so gilt es auch von Stengeln, Zweigen, Wurzelästen u. dergl. Im kleinsten Raume wiederholt sich, wie man leicht sehen kann, dasselbe, in der ring- und der spiralförmigen Verholzung. Alle jene combinirten Verhältnisse treten auch hier an den porösen Zellen und Gefäfsen, am deutlichsten an den Poren selbst, im Wesentlichen aber auch eben so bestimmt in den zwischen diesen liegenden Abtheilungen der Verholzungsmembran hervor. Als ob aber die Natur mit dieser so feinen Nüancirung noch nicht zufrieden sey, ordnet sie noch die Moleküle, welche die Verholzungslamelle zusammensetzen, erst mehr circulär, dann deutlicher spiralig. Und selbst nachdem durch innere Metamorphose aus diesem Urstoffe, diesem Blastema, die Verholzungsmembran hervorgegangen, blei ben noch die Spirallinien als Zeichen der Structur, wie der überall wiederkehrenden Stellungslinie, sichtbar. In der Pflanze ist überhaupt, wenn ich mich so ausdrücken darf, ein gewisses Einerlei vorherrschend. Das Gewächs combinirt sich nicht aus mehreren verschiedenen, sondern aus vielen, analogen und der Uridee nach gleichen Theilen. So ist jedes Organ ein metamorphosirtes Glied; jeder Organtheil ein metamorphosirtes Schlauchbündel, und jeder Gewebtheil eine metamorphosirte Zelle, welche nicht blos ideell aus diesen Urbildungen hergeleitet zu werden vermag, sondern auch actu im Laufe der individuellen Entwickelung aus ihnen hervorgeht. Und wo kann sich eben dieses Einerlei auch in den Anlagerungs- und Stellungsverhältnissen besser darstellen, als in denjenigen Thatsachen, welche wir oben angeführt haben?

Da die Intercellularsubstanz erst nach dem Acte der Verholzung erscheint, so kann sie nicht als ein organischer Leim angesehen werden, welcher erst die Zellen zusammenhielte. Hiergegen spricht auch zum Theil das Factum, dafs sie bisweilen Lücken in sich enthält. Sie ist vielmehr eben so gut eine secundäre Ablagerung aufserhalb des primären Schlauches, als die der Verholzungslamellen innerhalb desselben ist. Wahr ist es, dafs sie nur da vorkommt, wo eine nicht unbedeutende Zahl von Verholzungslamellen existirt. Doch setzen andererseits sehr viele Verholzungsschichten nicht umgekehrt die Anwesenheit von Intercellularsubstanz in ihrer Peripherie voraus.

Was aber die einfachen Schläuche betrifft, so zeigen sich in ihnen eben so wenig Spirallinien, als an ihnen wahre Intercellularsubstanz. Die körnigen Flecke und Streifen, das wärzchenartige Ansehen und die Falten und Runzeln, welche man an ihnen bisweilen wahrnimmt, sind entweder eigenthümliche spätere Bildungen oder allmählige Wirkungen der längeren Einwirkung von der Umgebung eines luftförmigen Mediums. Im frühesten Zustande der Entwickelung fehlen sie durchaus. Wie aber die einzelnen Zellen an einander hängen, ist bis jetzt noch völlig räthselhaft. Dafs sie, wie dieses bei der Befestigung des Schenkelkopfes im Hüft- und des Oberarmkopfes im Schultergelenke und wahrscheinlich an allen übrigen Gelenken des thierischen Körpers in der That der Fall ist, vermöge des zwischen ihnen befindlichen luftleeren Raumes zusammenhängen, ist noch nicht erwiesen, so lange man nicht dargethan, dafs mit Hilfe der Luftpumpe die einzelnen Zellen eines pflanzlichen Gebildes sich eben so von einander lösen, als dieses durch langwierige Maceration oder durch die Kraft eingeschlossener Dämpfe geschieht. Von einem Bindemittel zwischen den einfachen Zellen läfst sich bei dem gegenwärtigen Stande unserer optischen Apparate keine Spur wahrnehmen. Diese Lücke aber durch nichts sagende Hypothesen ausfüllen zu wollen, könnte zu Nichts führen.

Erklärung der Figuren.

Fig. 11. Baströhre aus dem Stamme von Nerium odorum. a. Continuirlich verholzte Wandung. b. Lumen des Bastrohres. c. Transversale. d. Spirallinien der Verholzungslamellen.

Fig. 12. Theil von einer Bastzelle von Cecropia peltata. Durch den longitudinalen Schnitt ist ein Stück der vorderen Wandung hinweggenommen, so dafs die hintere Wand allein frei sichtbar wird.

Die einzelnen Buchstaben haben dieselbe Bedeutung, als in Fig. 11., nur das d. die einfachen, an der einzelnen Wandung sichtbaren Spirallinien bezeichnet.

IV. Hygrocrocis intestinalis,

eine auf der lebendigen und ungestört functionirenden Schleimhaut des Darmkanales vegetirende Conferve.

(Hierzu Tab. I. Fig. 13. u. 14.)

Es ist schon längst bekannt und durch vielfache Beobachtungen nachgewiesen, daſs sich auf der Oberfläche von abgestorbenen Pflanzen und Thieren Conferven, Schimmel, Pilze und dergl. entwickeln, sobald jene Objecte sich entweder im Wasser oder in einem mit Feuchtigkeit sehr gesättigten Medium befinden. Man nennt selbst mehrere Arten von Spharia, Isaria und dergl., welche nur unter solchen Verhältnissen vorzukommen scheinen[1]). Eben so entstehen die von Carus zuerst aufgestellte Klasse der Hydronemen, so wie die von Göthe, Nees von Esenbeck, Meyen u. A. näher untersuchte Achlya prolifera unter ähnlichen Bedingungen. Ueberhaupt trifft man auf vielen abgestorbenen Conferven, todten oder kränkelnden Blättern, Schaalen lebender oder abgestorbener Weichthiere, auf der rigiden Haut der Annulaten, der Crustazeen, Insekten, Amphibien und dergl., auf manchen

1) Bei dieser Gelegenheit erlaube ich mir auf eine nicht uninteressante Beobachtung aufmerksam zu machen, welche wegen der Seltenheit des Werkes, in welchen sie verzeichnet ist, auf dem Continente fast ganz unbekannt zu seyn scheint. Halsey erzählt nämlich in den Annals of the Lyceum of natural history of New-York, Vol. I. Mai 1824. p. 125., daſs wahrscheinlich die Sphaeria entomorrhiza Pers. schon bei dem Leben des Insektes hervorwuchere und durch das Uebergewicht seiner Vegetation dem Leben der Larve selbst ein Ende mache. So problematisch nun auch diese Behauptung vorläufig noch seyn dürfte, so spricht doch, wie die bald folgenden Beobachtungen lehren, Nichts gegen die Möglichkeit eines solchen Vorganges im Thierreiche, der im Pflanzenreiche in mannigfachen Beispielen sich findet.

durch Brand mumificirten Theilen des lebenden Organismus und ähnlichen Körpern niedere Krytogamen in Menge an, welche hier einen für die Entwickelung ihrer Sporen günstigen Mutterboden finden. In allen diesen Fällen ist aber die thierische oder die pflanzliche Basis entweder ihres Lebens gänzlich beraubt, oder geht schon vermöge ihres ganzen Wesens keinen regen Stoffwechsel mit der Aufsenwelt und keine functionelle Metamorphose ihrer Masse mehr ein.

Als pathologische Zustände sind von Mayer, Heusinger und Jäger Fälle beschrieben worden, in welchen unmittelbar oder kurze Zeit nach dem Tode in verschiedenen Theilen der krankhaft entarteten Athmungswerkzeuge der Vögel Schimmelformationen gefunden wurden, welche höchst wahrscheinlich schon bei Lebzeiten des Thieres in dem Körper desselben gewuchert haben. Das Organ, welches diese merkwürdigen Bildungen darbot, war jedoch vermöge seiner Entartung gänzlich oder gröfstentheils der ihm normalen Thätigkeit beraubt, und konnte unter der Mithülfe der in ihm befindlichen krankhaften, besonders saueren Producte eine günstige Gelegenheit zur Formation des Schimmels darbieten.

Um so interessanter ist es aber durch ein Beispiel nachweisen zu können, dafs die lebendige, ungestört functionirende Schleimhaut des Darmkanales trotz ihrer ununterbrochenen Thätigkeit als Basis einer entophytischen (oder vielmehr entozoischen) Kryptogame zu dienen vermag. Das Thier, welches neben manchen anderen bemerkenswerthen Sonderbarkeiten seiner feineren Organisation auch diese Eigenthümlichkeit fast constant darbietet, ist die bekannte Schaabe, Blatta orientalis. Einige Male fand ich aber auch dieselbe Conferve auf der Schleimhaut des Afterdarmes anderer Geschöpfe, z. B. des Flufskrebses.

Kurz nachdem die sehr schmale und dünne Speiseröhre der Blatta aus dem Kopfe in den Thorax getreten, erweitert sie sich auf eine ziemlich schnelle, doch allmählige Weise zu dem länglichen Kropfe, welcher dann durch eine ziemlich flache Furche von dem Kaumagen getrennt wird. Dieser ist von dem kurzen Magen durch eine kreisförmige Linie, so wie durch Farbe, Textur und Dicke seiner Häute genau geschieden. Der cylindrische Dünndarm macht innerhalb des Hinterleibes eine Sförmige Biegung und geht von da in den in sich gewundenen, etwas weiteren Dickdarm über, welcher sich zuletzt in den engeren und feineren Mastdarm fortsetzt.

Schon auf der inneren Oberfläche der Schleimhaut der beiden, nicht ganz streng von einander gesonderten Abtheilungen des Darmkanales, nämlich des Kropfes und des Kaumagens finden sich sehr feine, bei einer Vergröfserung von 250—300 Durchmesser sichtbare Härchen, welche eine etwas breite Basis haben, dann spitz zulaufen und mehr oder minder schief gerichtet sind. Sie durchbohren das Epithelium und gehören überhaupt allen ihren Eigenschaften nach zu der Klasse der inneren Haarformationen, welche ich aus dem Flufskrebse und anderen Thieren in dem unmittelbar folgenden Aufsatze beschrieben habe.

Bei älteren Individuen hat die Schleimhaut des Dünndarmes ganz ähnliche und sehr leicht zu übersehende Haarformationen.

Die merkwürdigste Bildung aber findet sich in dem mit verdaueten Stoffen reichlich gefüllten Dickdarme. Schon innerhalb der Kothmassen, welche eine Unzahl von gröfseren oder kleineren, länglichen oder rundlichen Infusorien enthalten, zeigen sich mehr oder minder lange Fragmente conferveñartiger Fäden, welche so dünn sind, dafs sie bei einer 300maligen Durchmesservergröfserung erst deutlich wahrgenommen werden können. Wird nun aber ein Stück der Schleimhaut des Dickdarmes so gefaltet, dafs seine innere Oberfläche den freien Rand bildet, und wird es hierauf mit dem Compressorium behandelt, so bemerkt man, dafs auf ihm ganz gleiche, confervenartige Fäden auf dieselbe Weise aufsitzen, wie man z. B. fadenartige Wasseralgen auf der äufseren Oberfläche alter Vaucherien befestigt sieht. Von da ragen diese Fäden, welche im Verhältnifs zu ihrer sehr geringen Breite und Dicke überaus lang sind, in die Kothmassen hinein, und winden und verstricken sich zum Theil mit diesen oder untereinander auf das Mannigfaltigste.

Die Fäden scheinen auf den ersten Blick ungegliedert zu seyn und allen Inhaltes zu entbehren. Dieser Irrthum hat jedoch nur darin seinen Grund, dafs es nicht leicht wird, sie bei ihrer so sehr geringen Dicke in den Focus zu bekommen und in demselben zu erhalten. Gelingt dieses aber, so überzeugt man sich bald, dafs jeder dieser Fäden aus einer Menge von kurzen runden Gliedern besteht, welche ein etwas dunkleres Contentum zu haben scheinen. Keine Spur von Oscillation ist aber bisher an ihnen wahrgenommen worden. Für die erste

Beobachtung dieser Gebilde ist vorzüglich der hintere Theil des Dickdarmes zu empfehlen, wo sie oft so dicht auf der Oberfläche der Schleimhaut stehen, dafs man sie leicht bei flüchtiger Betrachtung für einen normalen Haarüberzug halten könnte.

Um diese merkwürdige Conferve näher zu bestimmen, wollen wir zuvörderst ihre Diagnose entwerfen. Diese ist folgende:

Fila simplicia, tenuissima, perlonga, articulata, serpentina, apice recta, moniliformia, articulis globosis.

Habitat in superficie interna membranae mocosae intestini crassi Blattae orientalis, in intestini recti Astaci fluviatilis al.

Offenbar gehört diese Conferve, abgesehen von ihrem sonderbaren Standorte, zu der Fungoideis des Agardh. Ihre Fäden haben mit den Fäden, welche sich auf schwach säuerlichen Solutionen organischer Stoffe bilden, die meiste Aehnlichkeit, kämen also in die Nähe der Genera Mycoderma, Leptomitus und Hygrocrocis. Wenn man nicht überhaupt geneigt wäre, wegen des Mangels einer eigenen gelatinösen oder feinkörnigen Basis, wegen der isolirten Stellung der Fäden und dergl. eine neue Gattung aus ihnen zu schaffen, so müfste unsere Conferve zu dem Genus Hygrocrocis gerechnet werden. Die meiste Aehnlichkeit hat noch die Form der Fäden mit Hygrocrocis Juniperi Biasoletto (B. Biasoletto di alcune alghe microscopiche. Trieste 1832. 8. p. 36. Tab. XII. 4.); doch fehlt die bestimmte, hackenförmige Endkrümmung, die schmutzig-weifse, mit gelben Körnchen bestreute Matrix und dergl., welche dieser in Wacholderbeerenwasser vorkommenden Conferve eigen sind. Ich würde daher vorschlagen, die oben beschriebenen Fäden wenigstens als neue Species mit dem Namen Hygrocrocis intestinalis zu belegen.

Es ist bekannt, dafs die sauere Gährung die Entwickelung des Schimmels und der schimmelartigen Conferven begünstigt. In der That reagiren auch die Contenta des Dickdarmes der Blatta mehr oder minder schwach sauer.

Wir sehen also hier wiederum, wie sehr Fäulnifs nnd Verdauung mit einander verwandt sind. Es giebt, wie die Versuche über die künstliche Verdauung deutlich lehren, ohne Zweifel, besonders bei den Wiederkauern, nach geschehener Auflösung der Speisen ein Stadium, in welchem diese zum Theil in faule

Gährung übergehen. Diese sowohl, als die vorangehende, sauere Gährung bieten niederen Wesen der Pflanzen- und Thierwelt eine günstige Gelegenheit für ihre Entwickelung dar. In der That existirt auch innerhalb der Kothmassen eine eigene Welt lebender Wesen, deren genauere Erforschung sicher noch manche interessante Resultate liefern dürfte.

Bei dieser Gelegenheit mögen zwei nicht unwichtige Erscheinungen kürzlich erwähnt werden, welche der Blatta ebenfalls eigen sind. In dem Magen dieses Thieres finden sich häufig, besonders im Winter und im Frühjahre, Insekteneier, welche sich in dem weiteren Verlaufe des Darmkanales fernerhin entwickeln. Die Maden derselben nisten dann oft in dem Dünn- und Dickdarme und bieten durch ihre äufsere Oberfläche ebenfalls einen geeigneten Mutterboden für die Entwickelung der oben beschriebenen Conferven dar. Da aber weder Sachkenner, noch ich selbst die Species zu bestimmen vermochten, zu welcher das genannte Insekt gehören dürfte, so mufs ich die genauere Erörterung dieses Punktes Geübteren überlassen.

Schon C. F. von Siebold bemerkt (Müller's Archiv. 1836. Hft. 1. S. 52.), dafs in den blinddarmförmigen Kanälen der weiblichen Genitalien der Schabe Krystalle vorkommen. Diese, welche ich ebenfalls zu beobachten Gelegenheit hatte, sind entweder reguläre spitze Rhomboeder oder rhomboedrische Tafeln, und haben eine so grofse Regelmäfsigkeit und Bestimmtheit ihrer Krystallform, als man sie selten, sowohl in der anorganischen, als der organischen Welt findet. Sie liegen frei innerhalb des Contentums der Kanälchen, welches aus einem flüssigen Bindemittel und runden Körperchen besteht.

Erklärung der Figuren.

Fig. 13. Der umgeschlagene Rand des Dünndarmes der Blatta orientalis mit den zahlreichen Fäden von Hygrocrocis intestinalis.

a. Die Substanz der innersten Haut des Dünndarmes. b. Das auf ihr befindliche Epithelium. c. Die Fäden der Hygrocrocis intestinalis.

Fig. 14. Ein einzelner Faden der Hygrocrocis intestinalis sehr stark vergröfsert, um seine Zusammensetzung aus einzelnen runden Gliedern zu zeigen. a. Die einzelnen runden Glieder.

V. Ueber das Vorkommen von verschiedenartigen und eigenthümlichen Haarformationen auf der inneren Oberfläche der Schleimhaut des Nahrungskanales.

(Hierzu Tab. I. Fig. 15—22.)

Noch vor wenigen Jahren galten die an den Kiemenbüscheln des Krebses bisweilen vorkommenden, haarförmigen Gebilde als das einzige Beispiel von normaler Haarbildung in dem Innern des thierischen Körpers. Da die Lage der Kiemen hier eben so gut eine innere, als zum Theil auch eine äufsere genannt werden kann, so schien dieses Factum wenigstens nicht ganz von dem früher immer behaupteten Ausspruche, dafs wahre Haare nur auf der äufseren Oberfläche des thierischen Körpers sich finden, abzuweichen. Eine solche Annahme verliert aber allen Werth, sobald nachgewiesen zu werden vermag, dafs die Schleimhaut des Nahrungskanales an verschiedenen Stellen ihres Verlaufes mit verschiedenen hornartigen Gebilden besetzt sey, welche bei oberflächlicher Betrachtung bald als Stacheln, bald als Haare, bald als Zähnchen erscheinen, bei sorgfältiger Prüfung dagegen sich immer als Haare von verschiedener Gestalt und Gröfse zu erkennen geben. Dieses in solcher Vollkommenheit bis jetzt einzig dastehende Factum findet sich aber eben in dem gemeinen Flufskrebse.

Brandt und Ratzeburg (Medicinische Zoologie Bd. II. S. 63.) beschreiben aus dem Magen dieses Thieres ein knochig-knorpeliges, wimperhaariges Plättchen und von Bär (Müller's Archiv 1834. S. 516.) erwähnt zweier, daselbst vorkommender, mit

Härchen oder Borsten besetzter Bogen. In der That läfst sich auch schon mit blofsem Auge die Existenz von Haaren nicht nur an den genannten Stellen, sondern auch noch an zwei anderen, in dem Pförtnertheile des Magens liegenden, kugeligen Erhabenheiten wahrnehmen. Eben so bemerkt man auch an verschiedenen, anderen Punkten selbst ohne Vergröfserung bei schief auffallendem Lichte die feinen, aber verhältnifsmäfsig langen Haare. Die interessantesten Aufschlüsse liefert aber hier wiederum die mikroskopische Untersuchung.

Der Nahrungskanal des Flufskrebses besteht bekanntlich aus der sehr kurzen Speiseröhre, welche rechtwinkelig in den so äufserst zusammengesetzten Magen sich öffnet. An diesen setzt sich nun der von der Einpflanzungsstelle der Stämme der Lebergänge einfach und gerade zum After verlaufende Darmkanal, welcher dicht hinter dem Magen eine sehr kurze, dünnere Parthie zeigt, in seinem Inneren aber dann nach Verschiedenheit der Conformation der Oberfläche seiner Schleimhaut zwei Abtheilungen unterscheiden läfst. Die vorderste derselben, der Magendarm, zeichnet sich durch gröfsere Dünne der Wandungen und den Mangel von breiten Längenfurchen und Erhabenheiten der Schleimhaut aus. Diese letzteren, so wie die gröfsere Dicke der Häute charakterisiren den Afterdarm. Untersuchen wir nun die Oberfläche des Letzteren dadurch, dafs wir den Rand eines umgelegten Stückes der Schleimhaut unter dem Compressorium betrachten, so sehen wir, dafs das Epithelium dieses Theiles des Nahrungsschlauches durchaus einfach ist, ohne eine deutliche Spur von Zellen, Wimpern und dergl. zu zeigen. Die Längenfalten der Schleimhaut sind aber keine einfachen Erhabenheiten, sondern bestehen aus neben einander liegenden, länglich runden Hügelchen oder Zöttchen, welche ziemlich diskret, im Uebrigen aber allen Gesetzen der Spirale gemäfs angeordnet sind. Dafs das Epithelium diese gesammten Gebilde vollständig überziehe, sieht man am deutlichsten an solchen Individuen, deren Darm sich eben entweder gerade häutet oder zu diesem Processe anschickt. Es gelingt dann leicht, das Epithelium so herunterzunehmen, dafs die Scheiden der einzelnen Zöttchen gleich den einzelnen Fingern eines Handschuhes isolirt erscheinen. Hier ist auch im Allgemeinen die Stelle, wo die schon oben beschriebene Hygrocrocis intestinalis bisweilen vorkommt. In solchen Krebsen, deren Nahrungsschlauch sich eben häutet, liegt die erwähnte Conferve auf dem losgestoſsenen Epithelium neben oder innerhalb der Kothmassen.

Diese Bildung der inneren Oberfläche des Nahrungskanales geht nur bis zur Hälfte des gerade verlaufenden Afterdarmes, wo eine leicht erkennbare, kreisförmige Linie sich befindet. Von da an trägt das Epithelium die erste Haarformation, welche hier vorkommt. Die Oberfläche ist nämlich mit äuſserst kleinen Härchen besetzt, welche unter schwächerer Vergröſserung als Zähnchen erscheinen. Je 2—9 derselben, welche zwar stets von einander getrennt sind, aber immer sehr dicht beisammenstehen und im Ganzen eine Art von Bündel (oder vielmehr eine einfache Reihe, wie an unseren gebräuchlichen Bürsten) ausmachen, befinden sich neben einander. Die einzelnen Bündel selbst sind aber auf das genaueste den Gesetzen der Spirale gemäſs angeordnet, so daſs sich, wie um die Tannenzapfen, die Deckblättchen der Synnantheren und dergl., so auch hier um jede Zotte in den verschiedenen Richtungen verschiedene, spiralig verlaufende Linien, auf welchen jene Zähnchenbündel stehen, verfolgen lassen. Wird nun vermittelst eines meiſselförmigen Messerchens das Epithelium losgestreift, so gelingt es bald, die handschuhfingerartigen Epitheliumscheiden der einzelnen Zöttchen zu isoliren und an ihnen die eben erwähnte Beobachtnng vollständig anzustellen. (Fig. 15.) An einem solchen Präparate wird es auch bald leicht möglich, die Form der scheinbaren Zähnchen genauer zu betrachten. Unter einer etwas stärkeren Vergröſserung erkennt man dann auf das Deutlichste, daſs es sehr kurze, ziemlich breite und runde, spitz zulaufende Härchen sind, deren runde Zwiebeln in dem Epithelium selbst wurzeln. (Fig. 16.) Die Länge dieser Härchen beträgt im Mittelmaaſse 0,000410 P. Z., die Breite der Zwiebel 0,000080 P. Z., und die mittlere Breite des Härchens selbst ungefähr 0,000050 P. Z. Der kurze, faltenlose Theil des Darmes scheint diese Eigenthümlichkeit des Epitheliums, wenigstens constant, nicht zu haben.

Dagegen finden sich wiederum im Magen die mannigfachsten und interessantesten Haarformationen. Man denke sich denselben durch einen in der Mitte seiner oberen, der Rückenschale zugekehrten Seite gehenden Längenschnitt geöffnet und auseinander geschlagen. Zu beiden Seiten des engen Theiles der Pförtnerabtheilung liegen bei dem ausgebildeten, sich eben nicht häutenden Krebse, auf den beiden dort befindlichen Seitenplatten grofse, kammartige Reihen von einfachen, langen, ziemlich starken und spröden Haaren, während die Zwischenmembran nur einzelne, spiralförmig gestellte Haare ähnlicher Art enthält. Untersucht man aber ein Individuum, dessen Magen sich eben häutet, so sieht man die jungen Haarkeime in reichlichem Maafse aus dem sich gerade bildenden neuen Epithelium hervortreten. Im vollkommenen Zustande beträgt hier die Länge der Haare 0,005200 P. Z. bis 0,001000 P. Z., ihre mittlere Dicke dagegen 0,000150 P. Z. Noch gröfser, als diese, sind die auf den Seitenkanten der Seitenknorpel stehenden Haare. Sehr lange und starke, vereinzelt und regelmäfsig gestellte Haare finden sich in der Furche, welche an der inneren Seite eines jeden Lateralknorpels jederseits existirt. (Fig. 19.) Die zwischen ihnen liegende, erhabene Mittelleiste trägt an den auf ihr befindlichen, riefenartigen Linien kürzere und schmälere Härchen, deren mittlere Länge nur 0,000560 P. Z. und deren mittlere Breite 0,000212 P. Z. beträgt. Die vor diesen liegende, dreieckige Erhabenheit hat auf den Kanten ihrer beiden, nach vorn divergirenden Aeste schon dem blofsen Auge auffallende Reihen von Haaren, deren Länge im Mittel 0,000850 P. Z., deren mittlere Breite ebenfalls gegen 0,000200 P. Z. ausmacht. Vereinzelt und deutlicher spiralig gestellt finden sich dagegen ganz ähnliche Haare wiederum auf den Seitenflächen dieses Dreieckes. Alle Haare an den eben genannten Stellen sind jedoch einfacher Art. Sie bestehen aus den hornigen Stielen, der länglich runden oder runden Zwiebel und einer dünnen, diese umgebenden Hülle, wahrscheinlich einer Fortsetzung des Epitheliums selbst. (Fig. 21.)

Eine ganz neue, nirgends bisher nachgewiesene Haarformation findet sich aber in der Nachbarschaft der zuletzt genannten Theile. Vor dem zuletzt genannten Dreiecke liegt nämlich eine längliche, gleichschenkliche, dreieckige Vertiefung, in welcher die Speisen bei ihren Bewegungen innerhalb des Magens die gröfste Reibung erleiden müssen. An dieser Stelle aber gerade befinden sich eigenthümliche, kehrbürstenförmige Haare. Im ausgebildeten Zustande haben diese einen einfachen, gröfseren oder kleineren, langen, hornigen Stiel, von dem auf der Oberfläche ein Büschel feiner und langer Haare fächerartig ausgeht, so dafs das Ganze ungefähr die Form eines tief eingeschnittenen Palmenblattes hat. (Fig. 18. A. B. C.) An dem Stiele selbst nimmt man keine Verwachsung oder Aneinanderlagerung der an der

Spitze ausstrahlenden Haare wahr; man sieht aber an ihm mehr oder minder lang fortgesetzte, dunkele Streifen, welche an beiden Seitenrändern parallel gehen. An dem Ende, wo die Haare austreten, spaltet sich oft der Stiel in zwei Theile, von denen der eine dann sich in ein einzelnes Haar der einen Seite fortsetzt, der andere dagegen aus sich allein die übrigen Haare ausstrahlen läfst. (Fig. 18. A.) Die individuelle Entwickelung dieser Gebilde ist nun die, dafs die Haare zuerst büschelförmig strahlig von der runden oder etwas länglichen Zwiebel auslaufen, sich verlängern und dann sich emporheben, während der einfache Stiel sich hervorbildet und wächst. In der Regel sieht man auch alle diese verschiedenen Formationsstadien neben einander (Fig. 17.), während ganz in der Mitte dieses dreieckigen Raumes noch einige Reihen einfacher, langer Haare vorkommen. In dem ausgebildeten Zustande beträgt die ganze Länge eines vollständigen, kehrbürstenförmigen Haarschopfes 0,003600 P. Z., die des Stieles 0,001100 P. Z., die eines fächerförmig auslaufenden Haares 0,002300 P. Z.

Vor diesem Raume enthält die dann sich aufwulstende Schleimhaut wiederum einfache Haare von mittlerer Länge. Die Schleimhaut des hinteren Randes der rundlichen Knorpel nach innen von den braunen hornigen Zahnleisten trägt einen Bart von sehr langen und dünnen Haaren. Auf der Oberfläche dieser Knorpel selbst dagegen sind die Haare kürzer und dicker, so dafs sie hierdurch mehr die Form und das Ansehen von Stacheln erhalten. (Fig. 20.) Ihre mittlere Länge beträgt 0,009000 P. Z., ihre mittlere Breite dagegen 0,000450 P. Z. Nach aufsen von den beiden seitlichen Hornleisten ist die Schleimhaut durchaus glatt. Nur nach hinten zu wird sie von einzelnen, sparsamen Härchen bekleidet. Der Raum zwischen der mittleren und jeder der seitlichen Hornzahnleisten ist bis auf einen einzelnen Bart sehr kleiner Haare ganz leer. Eben so ist oberhalb der Stelle, wo die Krebsteine [1]) sich bilden, die Schleimhaut völlig glatt. In der Speiseröhre habe ich bis jetzt noch keine Haare auffinden können.

---

1) Dafs die Krebssteine mit den kuglichen anorganischen Concretionen des Gehirnes, des Zahnsäckchens u. dergl. Analogie haben, sieht man wenn man dieselben durch Säuren ihrer kohlensaueren Kalk- und anderer Salze beraubt. Bekanntlich ist ihre nach dem Rücken hingekehrte

Durch die Häutung des Darmkanales werden die Haare mit dem Epithelium losgestofsen. Kurz nach diesem Processe sind sie daher an den einzelnen Stellen kürzer und weicher.

Diese innere Haarformation findet ihre Analoga in manchen Insekten. Ich habe schon oben S. 111 ihr Vorkommen in dem Darme der Blatta orientalis angeführt. Bei Scarabaeus auratus fand ich ebenfalls auf der inneren Oberfläche des Kanales der weiblichen Genitalien, der in das Ende des Darmes sich mündet, verhältnifsmäfsig sehr grofse und lange vereinzelte Haare. Auf der inneren Oberfläche der Schleimhaut des Dickdarmes von Lucanus Cervus sitzen sehr spitze, stachelförmige Haare, welche eine sehr breite Basis haben, die sehr schnell in eine äufserst feine Spitze verläuft. (Fig. 22.) Das ganze Härchen ist aber meist nach der einen Seite hin hackenförmig gekrümmt und dergl. Es erhellt also, dafs kein Theil des Darmkanales von der Möglichkeit innerer Haarbildungen ausgeschlossen ist.

Erklärung der Figuren.

Fig. 15. Isolirtes Epithelium eines Zöttchens des Dünndarmes des Flufskrebses.

a. Das Epithelium. b. Die kleinen Haarbündel.

Fig. 16. Ein solches Haarbündel stärker vergröfsert.

a. Das Epithelium. b. Das Haar c. Die Zwiebel desselben.

Fig. 17. Jüngere Haarschöpfe aus dem Magen des Flufskrebses.

a. Das Epithelium des Magens. b. Die Haare des Haarschopfes. c. Die gemeinsame Zwiebel desselben.

Fig. 18. Verschiedene Formen der ausgebildeten Haarschöpfe aus dem Magen des Flufskrebses.

Oberfläche convex, die entgegengesetzte aber schwach concav. Die erstere zeigt nun, nachdem durch Säuren das Knorpelskelett des Krebssteines isolirt worden, eine strahlig auseinanderlaufende Structur, welche bei der letzteren ebenfalls existirt, doch hier etwas mehr gebogen ist. Es liegt nun hier eine gröfsere oder geringere Anzahl concentrischer Lamellen übereinander, von denen jede (auf ähnliche Weise, als bei der Krystalllinse) aus strahlig auseinanderlaufenden, feinen Fasern be-

A. Ein Haarschopf, der sich an der Spitze in zwei Theile theilt, von denen der eine in ein einzelnes Haar, der andere in das Bündel der übrigen Haare übergeht. B. u. C. Haarschöpfe, deren Haare auf verschiedene Weise kandelaberartig ausstrahlen.

a. Der Stiel. b. Die Haare des Haarschopfes.

Fig. 19. Einfache lange Haare aus dem Magen des Flufskrebses.

a. Das Epithelium. b. Das Haar. c. Dessen Zwiebel.

Fig. 20. Kurze Haare, welche das Aussehen von Stacheln haben, aus dem Magen des Flufskrebses.

a. Epithelium. b. Das Haar. c. Dessen Zwiebel.

Fig. 21. Ein einzelnes, langes Haar in der Profilansicht, um zu zeigen, wie die Zwiebel desselben unter der Oberfläche des Epitheliums wurzelt.

a. Die Oberfläche des Epitheliums. b. Der Schaft. c. Die Zwiebel. d. Die Scheide derselben.

Fig. 22. Ein stachelförmiges oder hackenartiges Haar von der inneren Oberfläche des Dickdarmes von Lucanus Cervus.

a. Die Schleimhaut des Dickdarmes. b. Das auf ihr sizzende Haar.

VI. Ueber die Organisation des Hautskelettes der Krustazeen.

(Hierzu Tab. I. Fig. 23.)

Verfolgen wir die einzelnen Theile der losgebrochenen Schale des Flufskrebses von innen nach aufsen, so begegnen wir zuerst einer mit vielem Pigmente versehenen Membran, welche eine nicht unbedeutende Menge von rothen, violetten und blauen Flecken zeigt. Obgleich diese Haut ziemlich lose an der Schale ansitzt, so bleibt sie doch oft bei gewaltsamem Losreifsen der Letzteren an dieser und nicht an den darunter liegenden Muskeln oder anderen Gebilden hängen. Unter dem Mikroskope zeigt es sich nun, dafs diese Haut aus mehreren Lagen bestehet, in welchen die rundlichen Pigmentflecke sich befinden. Mehr in der Tiefe, d. h. gegen die Muskeln und andere, innere Organe hin gerichtet liegt der blaue Färbestoff, der mehr oder minder unregelmäfsige Flecke bildet und in sich selbst aus gröfseren oder geringeren Klümpchen von blauen Pigmentmolekülen besteht. Ueber ihm, mehr nach der Innenfläche der Schale hin gerichtet, liegen die rothen und violetten Pigmentmassen. Diese bilden sehr schöne, einzelne, sternförmige Verästelungen, deren Centrum bisweilen gegen die Zweige nicht sehr hervortritt, bisweilen aber einen selbstständigen runden Mittelkörper darstellt. Das letztere Verhältnifs findet im ausgebildeteren Zustande statt, wie man sieht, wenn man die Pigmentmembran einer ausgebildeten Scheere mit den jüngeren regenerirten eines und desselben Individuums vergleicht.

Wird ein Stückchen der Pigmentmembran mit Wasser gekocht, so färbt sich sowohl das blaue, als das violette Pigment braunroth. In der Flüssigkeit selbst aber schwimmen zahlreiche

Tropfen eines braunrothen, dicken Oeles. Dieses löset natürlich der Alkohol auf, scheidet es aber nach seiner Verdampfung als eine rothbraune grümelige Masse wiederum aus. Mineralische Säuren färben beide Pigmente dunkelbraunroth. Die ursprünglichen Farben stellen sich aber durch die Anwendung von Alkalien nicht wieder her. Durch Kali causticum, besonders durch Kochen mit Liquor Kali caustici, werden beide Pigmente kirschbraunroth, und es zeigen sich wiederum unter dem Mikroskope zahlreiche, sehr zähe, dunkelrothe Oeltropfen. Diese Facta bestätigen also die durch anderweitige morphologische Untersuchungen schon ausgesprochene Ansicht, dafs die kleinen Pigmentkörperchen ölartiger Natur seyen.

Was nun aber die Constitution der beiden Pigmente angeht, so unterscheidet man die einzelnen Pigmentmoleküle der blauen Färbemasse sehr leicht. Doch findet sich zuerst eine mehr halbflüssige Masse, die oft auch sogar die Kugelgestalt der Tropfen annimmt. Der rothe und violette Farbestoff ist bald sehr zähe, öligt, bald bildet er eine grümliche, dichtere Masse. Bei der Vergleichung beider wird man unwillkührlich an die Unterschiede von Olein und Stearin erinnert.

Die Pigmentmembran selbst ist ursprünglich faserig, enthält aber Lagen von runden oder länglich-runden Kugeln zwischen sich. Diese letzteren darf man jedoch nicht mit den Ansätzen der Muskelfasern verwechseln.

Dieses ist allgemeine Beschaffenheit der Pigmentmembran. An manchen Stellen, häufig z. B. unterhalb der Seitenschilder, scheint noch ein gelbes Pigment zu existiren. Man überzeugt sich aber unter dem Mikroskope bald, dafs der auch hier gelb erscheinende Färbestoff der diulirte rothe ist. Eben so kann das blaue Pigment fast schwarz aussehen.

Sehr eng und fest an der inneren Oberfläche der Schale angeheftet liegt eine ziemlich steife, weifse oder graulich-weifse Membran, welche an ihrer äufseren, gegen die Schale hin gewandten Oberfläche zahlreiche, kleine, hügelige Unebenheiten besitzt. Unter dem Mikroskope erscheint sie hell, halbdurchsichtig, in sehr dünnen Blättchen vollkommen durchsichtig und zeigt eine faserig blätterige Textur ganz so, als dieses z. B. schon bei dem Knochenknorpel der meisten Knochenfische der Fall ist. Durch Kochen mit Wasser wird dieser Bau noch deutlicher. Dafs aber die eben beschriebene scheinbare Haut nichts Anderes, als eine dünne Knorpellamelle sey, wird dadurch zur Evidenz gebracht, dafs die unzweifelhaften Knorpel z. B. unterhalb der Kiemen, im Inneren der Scheeren-Stücke, welche sogar zu Ansatzpunkten der zahlreichen und kräftigen Muskeln dienen, genau dasselbe Aussehen und denselben Bau haben.

Auf der äufsersten, nach der Innenseite der Schale hingewandten Oberfläche der eben beschriebenen Knorpellamelle findet sich eine eigenthümliche Organisation. Man sieht nämlich (Fig. 23.), sechsseitige, dicht bei einander liegende Zellen, ganz auf dieselbe Weise, in welcher sich das parenchymatische Zellgewebe der Pflanzen darstellt. In diesen Zellen bemerkt man dunkele, nach bestimmten Stellungslinien geordnete Punkte. Gelingt es aber, sich einen feinen, perpendikulären Querschnitt zu bereiten, so sieht man, dafs diese Punkte die oberflächlichen Ausgänge von senkrecht gestellten Röhrchen sind, welche eine dunkele, vollkommen undurchsichtige und feste Masse enthalten. Läfst man concentrirte Salzsäure einwirken, so bemerkt man, wie aus jedem einzelnen Röhrchen eine Luftblase herauskommt, dessen dunkeles Contentum sich auflöst und dessen Lumen hell und erkennbar wird. Kurz man überzeugt sich, dafs die Röhrchen eigenthümliche Organe sind, in welchen der kohlensauere Kalk enthalten und abgelagert ist.

Wird die Schale des Flufskrebses durch Salzsäure erweicht, so lassen sich sehr leicht die einzelnen, concentrischen Lamellen loslösen, welche die gesammte Schale zusammensetzen. Ist nur ein solches Blättchen dünn genug, um mit Erfolg unter das Mikroskop gebracht zu werden, so nimmt man ganz denselben Bau, den wir eben aus der auf dem Knorpel liegenden Röhrchenmembran beschrieben haben, wahr. Nur sind hier die Röhrchen selbst hell, ohne undurchsichtiges Contentum und ihre Lumina daher deutlich zu erkennen. Wird aber ein Stückchen der frischen Schale zu einem dünnen Blättchen geschliffen, so erscheinen die Röhrchen wiederum dunkel und man kann leicht an ihnen dasselbe Experiment mit der Salzsäure wiederholen, welches wir eben aus der Röhrchenmembran beschrieben haben.

Verfertigt man sich aus der erweichten Schale einen feinen, perpendikulären Querschnitt, so sieht man, dafs diese aus einer gröfseren oder geringeren Anzahl von übereinander liegenden Röhrchenmembranen besteht, deren etwas schief gestellte Röhrchen in den verschiedenen, übereinander liegenden Lamellen einander entsprechend angeordnet sind. Die mittlere Dicke einer solchen Lamelle, so wie die mittlere Länge der Röhrchen beträgt im ausgebildeten Zustande 0.000410 P. Z., der Durchmesser der Röhrchen aber ungefähr 0,000075 P. Z.

Verfolgen wir nun aber die Entwickelungsgeschichte der Schale, so sehen wir, dafs zuerst sich eine Röhrchenmembran ablagert und allmählig vererdet, d. h. an Gehalt von Kalksalzen sowohl in den Röhrchen, als besonders in der dazwischen liegenden Substanz gewinnt. Während dieses nun geschieht, lagert sich unter dieser ersten Röhrchenmembran eine zweite ab, welche genau dasselbe Schicksal erleidet. Dieser Procefs setzt sich nun fort, bis eine nicht unbedeutende Dicke der Schale entstanden. Durch hügelige Erhabenheiten, welche auf den Röhrchenmembranen sich stets finden, greifen die einzelnen Lamellen inniger in einander. Wir sehen also, dafs hier ein ganz analoger Procefs, als innerhalb der Schmelzmembran, sich ereignet. Aufserdem nehmen wir aber auch wahr, dafs diesem Hautskelete ein vollständiges Knorpelskelett zum Grunde liegt.

Untersuchen wir nun die frei liegenden, scheinbar reinen Knorpel des Krebses, z. B. neben den Kiemen, so sehen wir, dafs auch diese auf ihrer äufseren Oberfläche von einer Röhrchenmembran bedeckt werden; also gleichsam das jüngste Entwickelungsstadium der Schale darstellen. In den im Inneren der Scheere enthaltenen Knorpeln ist dieses aber nicht der Fall.

Diese ausgezeichnete Organisation scheint jedoch nur dem Hautskelette der Krustazeen eigenthümlich zu seyn. Bei den Arachniden z. B. Epeira diadema besteht der gröfste Theil des Hautskelettes aus einer lamellösen Hornmasse, deren einzelne Lamellen aus regelmäfsig neben einander liegenden Fasern zusammengesetzt werden. Durch die wellenförmige Biegung dieser letzteren entsteht sehr häufig das Ansehen, als seyen jene Lamellen aus einzelnen Kügelchen gebildet. Auf der Rückenseite des Bauches sind diese Fasern stärker, haben ein mehr sehnigtes Ansehen, und verlaufen in äufserst schönen Wellenlinien, indem sie zugleich um die zahlreichen Haaransätze sich herumbiegen. Noch besser zeigt sich dieses auf der Unterseite des Hinterleibes, wo diese Fasern im ganz frischen Zustande oft in den prachtvollsten Farben irisiren. Bei den Schnekken und Muscheln enthält die Schale eine Menge übereinander liegender Lamellen, von denen jede aus parallelen, einfachen Fasern besteht. Die Fasern zweier, unmittelbar übereinander liegender Lamellen kreuzen einander gröfstentheils unter rechten Winkeln. Das Hautskelett der Koleopteren endlich besteht aus einem lamellösen, einfachen Hornstoffe, welcher der Einwirkung der Säuren hartnäckig widersteht. Nur bei den Eiern der Musciden enthält die dünne, aber feste Schaale genau eine solche Röhrchenmembran, als wir oben beschrieben haben.

Erklärung der Figur.

Fig. 23. Ein Stückchen der Röhrchenmembran aus der Scheere des Flufskrebses.

a. Die Zellen. b. Die Wandungen derselben. c. Die oberflächlichen Ausgänge der Röhrchen.

VII. Ueber den feineren Bau einer häufig vorkommenden und Abortus herbeiführenden Desorganisation des menschlichen Eies.

So interessant auch die Darstellungen von selten vorkommenden oder neuen pathologischen Erscheinungen sind, so sehr häufig die allein die gewöhnlichen Fälle und Zustände zu erläutern und aufzuhellen vermögen, indem sie oft das fehlende Glied einer nothwendig existirenden Kette ausmachen, so können sie doch nie den hohen Grad von wahrer Bedeutung sich aneignen, welchen sich neue, die täglich vorkommenden Krankheiten erläuternde Thatsachen so leicht vindiciren. Zwar ist die letztere Art von pathologischen Zuständen schon vielfach besprochen und untersucht, so dafs es, der Zahl des darüber Verhandelten nach zu urtheilen, kaum noch möglich scheint, erweiternde Zusätze zu liefern, es sey denn um die Irrthümer Unberufener kritisch zu entfernen. Gehen wir aber auf die Erkenntnifs des gesunden Zustandes zurück, so sehen wir, dafs auch hier schon in früheren Jahrhunderten fast Alles, welches sich dem blofsen Auge darbot und den gewöhnlichen Handgriffen zugänglich zeigte, durch den Fleifs sehr vieler Aerzte seine Erledigung gefunden hatte, dafs aber nichts destò weniger in unseren Tagen, theils durch die höhere, und tiefer eindringende mikroskopische Untersuchung, theils durch eine delikatere und wissenschaftlichere, chemische Analyse, theils endlich durch eine zweckmäfsigere Methode des Experimentirens Ansichten gewonnen wurden, welche eine wesentliche Reform unserer gesammten Physiologie verkündigen und zum Theil auch schon vorbereitet haben. Wir sehen, dafs jene in glänzenden Hypothesen und blendenden Analogieen sich gefallende subjective Bearbeitung der

Wissenschaft vor einer gediegeneren und bleibenderen Methode schwindet, wo evidente Thatsachen jeden Zweifel und jeden Widerspruch entfernen, wo Streit nur dann stattfinden kann, wenn die hinreichende Zahl von erläuternden Factis entweder zur Zeit noch fehlt, oder dem menschlichen Geiste überhaupt unerreichbar ist. Und weshalb sollte dieses in der Pathologie anders seyn? Ist doch dasjenige, welches wir Krankheit nennen, nur eine Modification des gesunden Lebens, nur eine Art des organischen Lebens überhaupt, in dem jeder specielle Begriff, wie der Gesundheit, so auch der Krankheit, enthalten ist.

Wahr ist es, dafs auf den ersten Blick der Anwendung der neueren, physiologischen Methode auf pathologische Objecte Hindernisse in den Weg treten, deren Beseitigung vermittelst der gegenwärtig zu Gebote stehenden Hilfsmittel kaum möglich scheint. Die organische Chemie liefert noch keine Data, nach welchen sowohl die veränderten Quantitäten der in den Theilen normal vorkommenden Stoffe, als auch die ganz neu hinzukommenden Substanzen sicher beurtheilt werden könnten. Und gesetzt, dieses wäre auch schon der Fall, so müfste man noch zuvor genau bestimmen können, wie die Stoffe und in welcher Zahl sie in den einzelnen gesunden und kranken Theilen enthalten sind. Zu welchen unbestimmten Resultaten ein hasardirtes Experimentiren am Krankenbette führe, zeigen die Systeme der Diagnostik und Materia medica, ja selbst die Regeln der Therapie in allen Jahrhunderten. Was aber die Gestaltungsverhältnisse anlangt, so zerfallen die krankhaften Producte in zwei Klassen, nämlich in solche, welche dem normalen Organismus gänzlich fremd sind und ihre Existenz der pathologischen Vegetation allein zu danken haben, und solche, welche nur als pathologische Metamorphosen der früher regelrechten Organe, Organtheile und Gewebe erscheinen. Den ersteren geht jene bis in das Detaillirteste durchgreifende Regelmäfsigkeit und Gesetzmäfsigkeit durchaus ab, welche jedem gesunden, organischen Producte eigenthümlich ist. Daher scheint für den ersten Blick ihre genauere Erforschung keine bestimmten und einflufsreichen Resultate geben zu wollen. Eben so sind auch die Veränderungen, welche die gesunden Gewebe erleiden, nicht immer in einem so vollkommenen Grade zugänglich, dafs eine vollständige Entwickelungsgeschichte des Erkrankungsprocesses daraus herzuleiten wäre. Allein diese Hindernisse erscheinen immer weniger schroff, je näher man der Erforschung selbst tritt. Es ist wahr, dafs in dem vollendeten parasitischen Producte der Krankheit sich meist nur unregelmäfsige Gestalten darstellen, welche man kaum mit bestimmten Gesetzen in Einklang zu bringen vermag. Ganz anders ist es aber, wenn man den Entwickelungsgang des Leidens verfolgt. Und hierzu bedarf es bei den meisten Gegenständen der Art nicht einer Menge von verschiedenen Fällen, welche bei vielen einzelnen Subjecten differente Stadien der Entwickelung darböten. Hierzu wäre selbst unter den günstigsten Gelegenheiten kaum hinreichendes Materiale herbeizuschaffen. In der Regel sind an einem und demselben Stücke die verschiedenen Entwickelungszustände des pathologischen Productes neben einander vorhanden. Der Forscher befindet sich dann hier in demselben Vortheile, welcher so häufig dem Phytotomen zu Statten kommt. Denn auch diesem liefert oft ein einzelner Ast hinreichenden Stoff, die Entwickelung aller Theile des Blattes, der Blüthe und der Frucht zu verfolgen.

Um nun aber über das Wesen eines krankhaften Organes ein genaues Urtheil zu fällen, ist es durchaus nothwendig, dafs man alle Eigenthümlichkeiten desjenigen gesunden Theiles genau kennt, welcher den Mutterboden des Parasiten oder der Degeneration ausmacht. Ist dieses aber der Fall, so vermag man bei gehöriger Sorgfalt und Vorsicht zu ganz bestimmten und vollständig erläuternden Aufschlüssen zu gelangen, wie das nun folgende Beispiel deutlich lehrt.

Erst in der neuesten Zeit ist die Ueberzeugung allgemeiner geworden, dafs die Meisten der durch Abortus abgehenden Eier krank sind. Wenn früher die gröfsten Abnormitäten des Embryo und des Eies, die Veränderungen, welche Maceration und Fäulnifs an diesen Theilen erzeugt haben, von den ausgezeichnetsten Forschern fast gar nicht beachtet wurden, wenn man sich nicht scheute, solche Präparate zu Normaldarstellungen der Entwickelung zu benutzen, so hat man in unseren Tagen auf diesem Gebiete sichten gelernt und so eine wissenschaftliche Pathologie der früheren Fötalzustände vorbereitet. Man bemüht sich jetzt, selbst an kranken Eiern und Früchten genau zu unterscheiden, was dem regelmäfsigen Entwickelungsgange, was der Krankheit und was der Zerstörung nach dem Tode (selbst innerhalb des mütterlichen Organismus) angehört.

Die Krankheiten haben nun entweder in den Eihäuten oder dem Embryo allein oder in Beiden zugleich ihren Sitz. Es liegt aber nothwendig in dem Wesen dieser Theile, dafs das Leiden des Einen auf den Zustand des Anderen früher oder später zurückwirke, und dafs daher bei weiterem Fortschritte eine isolirte Krankheit des Einen durchaus unmöglich sey.

Ein grofser Theil der Krankheiten der Frucht bezieht sich auf die Placentarfunctionen, welche auf gleiche Weise der Ernährung, wie der Athmung vorstehen. Jede Veränderung dieser Thätigkeiten mufs wesentlich in das Leben des Embryo und der Eitheile eingreifen. Dadurch, dafs diese Processe im Fötus noch einfacher sind, können sie sich in ihren abnormen Einflüssen länger behaupten, als im Erwachsenen. Dieser wird z. B. leicht durch den Wechsel von einzelnen Bestandtheilen in dem Athmungsmedium seines Lebens beraubt. Nicht so der Embryo, welcher sich in allen Fällen innerhalb einer Flüssigkeit befindet, und, wie wir täglich sehen, selbst unter den gröfsten Verschiedenheiten der Zusammensetzung derselben noch fortvegetirt. Dazu kommt, dafs jeder Theil des Eies überhaupt die gröfste Entwickelungsfähigkeit in sich trägt. Diese wird auch unter den ungünstigsten Verhältnissen mit der stärksten Tenacität festgehalten und bis zu dem äufsersten Extreme der Möglichkeit fortgeführt. Daher wachsen so häufig selbst nach dem Ableben des Embryo die Eihäute fort, und erst wenn diese Wucherung oft einen ausgezeichnet hohen Grad erlangt hat, und das ganze Ei seines Lebens beraubt ist, wird es als etwas vollkommen Abgestorbenes aus dem lebenden mütterlichen Organismus ausgestofsen.

Eine sehr häufig vorkommende Krankheit des Eies besteht nun darin, dafs an der Stelle des Chorions sich eine dunkelrothe, mit Blut durch und durch imprägnirte, fleischigt und, wie es dem blofsen Auge bisweilen erscheint, faserige Masse findet, welche äufserlich von der umgeschlagenen hinfälligen Haut meist vollständig überzogen wird. Oft hängen an einigen oder vielen Punkten mehr oder minder grofse Lappen der wahren hinfälligen Haut noch an; oft ist die Oberfläche mit mehr oder minder membranartigen Massen geronnenen Blutes bedeckt, und dergl. mehr. Die Fleischmasse selbst nimmt in den meisten aus gebildeten Fällen die ganze Circumferenz ein. Nur bisweilen findet sich eine gröfsere oder geringere Stelle, wo die Flocken des Chorion frei zu Tage kommen. Noch seltener bildet im ganz unverletzten Zustande das glatte Chorion einen Theil der Oberfläche.

Die von dem Chorion eingeschlossenen Eihäute, oder wie man sie genauer bezeichnet, die Embryonalhüllen, nähern sich meistentheils mehr oder minder dem Normale. Der Embryo selbst ist entweder ganz regelrecht gebaut oder bisweilen monströs, in seiner gesammten Entwickelung zurückgeblieben, an seinem Körper mit einzelnen Formen von Bildungshemmungen versehen, oder es zeigen sich an ihm Krankheiten, wie Atrophie, Wassersucht und dergl., oder an seiner Nabelschnur Fehler, als Verschlingungen und Knoten, Verschliefsungen einzelner oder sämmtlicher Blutgefäfse, wassersüchtige Auftreibungen, Hydatiden und dergl. Oft ist er auch früher abgestorben und innerhalb der Amnionsflüssigkeit durch Fäulnifs theilweise oder gänzlich zerstört worden.

Der Zeitraum, in welchem die eben genannte, fleischartige Degeneration der Eihüllen vorzugsweise sich bildet, ist die Periode des Fruchtlebens, in welcher die Flocken des Exochorion zur Formation der Placenta zusammentreten; also die Mitte und das Ende des dritten, seltener der Anfang des vierten Schwangerschaftsmonates. Daher erfolgt der Abortus, durch welchen solche Eier aus dem mütterlichen Organismus entfernt werden, in der Regel im Laufe des vierten und bisweilen selbst in der Mitte und dem Anfange des fünften Monats.

Die nun folgenden Untersuchungen sind zwar geeignet, die gesammte Krankheitsgattung überhaupt zu erläutern. Um jedoch einen sicheren Anhaltpunkt zu gewinnen, wollen wir zuvörderst einen einzelnen Fall, in welchem sich die gesammte Degeneration der Eihäute so rein als möglich darstellte, speciell genau durchgehen, und zuletzt erst wiederum auf das Allgemeine zurückkommen.

Das Ei, welches gegen die Mitte des vierten Monates aus dem mütterlichen Organismus ohne äufsere, erkennbare Ursache ausgestofsen worden, war im frischen Zustande durch eine ziemlich breite und tiefe Einschnürung (vielleicht das Zeichen einer anhaltenden krampfhaften Strictur der Gebärmutter während der Schwangerschaft) in zwei ungleiche Hälften getheilt, von denen die eine ungefähr $\frac{2}{3}$ der anderen betrug. Jede dieser Hälften hatte im Ganzen eine kugelrunde Form. Da nun aber die eine kleiner, als die andere, war, so erhielt das Ei selbst hierdurch ein breiteres und schmäleres Ende. Abgesehen von den einzelnen, bald näher zu erwähnenden, hügeligen Erhabenheiten war die äufsere Oberfläche des Eies zugleich dadurch uneben, dafs an verschiedenen Stellen membranartige Lappen hingen, welche zum Theil mit der Substanz des Eies selbst verwachsen waren. Diese zerstreuten Ueberreste von mütterlichen Eigebilden waren aber zweierlei Art. Es existirten nämlich ganz nach aufsen gröfsere und kleinere Lappen der decidua vera; nach innen dagegen zeigte sich die mit der äufseren Oberfläche der Fleischmasse überall verwachsene decidua reflexa. Die Hauptmasse des Eies, die sogenannte Fleischsubstanz desselben war dunkelroth und mit fast schwarzem Blut durch und durch imprägnirt. Obwohl nun aber bei jedem durch diese Substanz geführten Schnitte nicht wenig Blut heraustrat, blieb doch die ganze Masse von Blute stets so sehr durchdrungen, dafs sie eine leberartige Consistenz und ein diesem entsprechendes Aeufsere behielt. Ihre Dicke betrug im Allgemeinen $\frac{1}{3}$—$\frac{1}{2}$ Zoll; an mehreren Stellen aber verminderte sie sich bis zu einigen Linien Durchmesser. An anderen Punkten dagegen zeigten sich kugligte oder knolligte Erhabenheiten, welche sich allmählig in die übrige Substanz verflachten. Diese erreichten eine gröfste Dicke von $1\frac{1}{2}$ bis $1\frac{3}{4}$ Zoll. Die innere Oberfläche des Eies war von einer sehr dünnen und durchsichtigen Doppelmembran bekleidet, von welcher die äufsere Haut dem lamellösen Chorion, die innere dagegen dem Amnion entsprach. Zwischen beiden befand sich das erbsengrofse Nabelbläschen mit seinem feinen, zuletzt fadendünn werdenden Stiele, welcher endlich in den Nabelstrang eintrat. Dieser und der Embryo aber liefsen keine Spur von Mifsbildung wahrnehmen.

Die genauere Untersuchung der nach aufsen gelegenen decidua vera bestätigte nun wiederum die auch durch viele andere Gründe unterstützte Ansicht, dafs die hinfällige Haut das Product einer Exsudation auf der inneren Oberfläche der Gebärmutterschleimhaut sey. Auf ihrer Aufsenfläche zeigte sie ein netzförmiges Gefüge von einzelnen, etwas breiten und platten, membranösen Fädchen, welche rundliche oder quadratische, leere Maschen zwischen sich einschlossen. Bekanntlich setzt sich in jeder normalen decidua, wie es auch hier der Fall war, dieser Bau durch die ganze Substanz der hinfälligen Haut hindurch fort. Nur fallen die in verschiedenen Höhen gelegenen Maschen und Netze nie genau aufeinander, sondern wechseln auf das Mannigfachste mit einander ab. Die innerste Oberfläche enthält aber nur kleinere und engere Maschen. Wenn nun diese Verhältnisse für eine bestimmte, innere Organisation der decidua zeugen, so giebt die mikroskopische Betrachtung derselben im ganz frischen Zustande über ihr Wesen hinreichenden Aufschlufs. Es finden sich hier nämlich ebenfalls die drei Stadien von Exsudationen, welche auch im normalen Entwickelungsgange der krankhaften Ausschwitzungen vorkommen: 1. eine Menge neben einander liegender, scheinbar unregelmäfsiger Körperchen. Diese haben nie eine curvisch genau begrenzte Oberfläche, sind bisweilen mehr länglich und fadenartig, und bilden die erste feste Grundlage jeden Exsudates, wie man z. B. an den ganz jungen, sulzigen Ausschwitzungen auf der Pleura in Folge von Pneumonitis ebenfalls wahrzunehmen vermag. Man wird beinahe geneigt, zu glauben, dafs es unmittelbar geronnene, isolirte Klümpchen des isolirt aus den feinsten Blutgefäfsnetzen durchschwitzenden, plastischen Stoffes seyen. Wenn auch das Exsudat selbst schon in die beiden anderen Stadien zum Theil übergegangen, so liegen doch stets solche unregelmäfsige Deposita zwischen und auf den späteren Producten, sowohl in den krankhaften Ausschwitzungen, als in der hinfälligen Haut. 2. Die durchsichtige Masse. Diese besteht aus gröfseren oder kleineren, mehr oder minder membranösen Lappen, welche Exsudatkörperchen in gröfserer oder geringerer Menge auf sich haben, im Innern dagegen vollkommen hell und durchsichtig sind, und nach Verschiedenheit der Dauer des Exsudates und der Intensität der Exsudation einen geringeren oder gröfseren Consistenzgrad besitzen. 3. Die faserige Masse des weiter fortgeschrittenen Exsudates. Hier liegen mehr oder minder feste Fasern, welche vermöge ihrer Unebenheiten und ihres granulirten Charakters ein eigenthümliches Aussehen haben, theils parallel, theils aber auch in verschiedenen Richtungen neben einander. Bei genauerer Prüfung, besonders wenn man stärkere Vergröfserungen anwendet, sieht man, dafs jede scheinbar einfache und granulirte Faser aus einer Menge viel feinerer, nicht granulirter, verhältnifsmäfsig sehr weicher, heller und durchsichtiger Fäden besteht, deren Durchmesser im Allgemeinen den der normalen Zellgewebefäden des Menschen um das Drei- bis Vierfache, seltener um mehr übertrifft. Auch zeigt ihr ganzes Aeufsere, dafs sie aus einer mehr gelatinösen Masse, als die Zellgewebsfäden bestehen. Theils durch die Biegungen und Krümmungen, welche jene Elementarfäden des vorgeschrittenen Exsudates bilden, theils durch die auf ihnen liegenden Exsudaklümpchen und dergl. entsteht natürlich jenes granulirte Aussehen, welches sich stets um so stärker zeigt, je jünger die Ausschwitzung selbst ist. Wie in der decidua, eben so fand ich auch sowohl die membranöse, als die faserige Exsudationssubstanz auf der Pleura und dem Pericardium in Folge von Lungen- und Herzbeutelentzündung, auf dem Peritoneum in Folge von Kindbettfieber und auf den Gelenkbändern des Kniegelenkes eines Individuums, dessen Knie eine sehr heftige, traumatische Verletzung erlitten hatte.

Welche äufsere Unterschiede die beiden eben geschilderten membranartigen und faserigen Exsudationen darbieten, zeigen die hinfälligen Häute deutlich. Die reflexa besteht gröfstentheils aus sehr vielen, künstlich mehr oder minder von einander trennbaren Blättchen, von denen jedes zwar, besonders bei beschränktem Lichte, einen sehr fein granulirten, parallelfaserigen Bau wahrnehmen läfst, ohne dafs man jedoch eine Zusammensetzung aus aneinander gereiheten Elementarfibern oder Elementarkügelchen wahrzunehmen vermöchte. Dagegen lassen sich in der decidua vera die Elementarfasern auf das Deutlichste erkennen, besonders sobald man einen feinen, mit der Scheere entnommenen Schnitt mit zwei spitzen Nadeln zerreifst. Die Exsudationskörperchen fehlen aber keiner von den beiden genannten Häuten. In der wahren hinfälligen Haut, vorzüglich wenn diese einige Zeit im Wasser gelegen, zeigen sich kleine, runde Körperchen, welche beinahe nur die Gröfse Brownscher Moleküle haben und frei im Wasser schwimmend auch lebhafte Bewegung zeigen, sehr deutlich. Aufserdem findet man aber auch gröfsere, rundliche oder längliche Klümpchen, welche sogar bis zur Gröfse der Blutkörperchen des Frosches hinaufsteigen, und eine etwas gelblichere Färbung besitzen. In der umgeschlagenen hinfälligen Haut dagegen haben an den äufseren, künstlich loszulösenden Blättchen die gröfseren Körperchen eine genauer rundliche oder länglichrunde Gestalt, und fehlen den innersten

Blättchen, wo die kleinsten runden Körperchen sich noch vorfinden, fast gänzlich.

Die einander zugewandten Oberflächen der decidua vera und reflexa, welche in früherer Zeit durch die Hydroperione von einander getrennt worden, sind durchaus eben und glatt, wie die Vergröfserung des unter dem Compressorium behandelten umgeschlagenen Randes zeigt. Irgend eine Spur eines begrenzenden Epitheliums habe ich bis jetzt noch nicht wahrgenommen.

Den interessantesten und wichtigsten Theil der Untersuchung bildet aber die Erforschung der Natur und des Wesens der beschriebenen Fleischsubstanz des kranken Eies. Auf der inneren Oberfläche derselben kommen mehr oder minder stark angeschwollene, geschlängelte Gefäfse zu Tage, welche die auf ihnen liegende Doppelmembran, das lamellöse Chorion (oder gefäfslose Allantoisblatt??) und das Amnion, etwas emporheben. Versucht man nun von diesen Gefäfsen aus in das Innere der Fleischsubstanz einzudringen, so wird man bald durch die bei jedem kleinsten Schnitte entgegentretende Blutmenge an allem weiteren Fortschritte gehindert. Das blofse Reinigen von dem herausfliefsenden Blute führt hier deshalb zu Nichts, weil dann gerade der gröfste Theil desselben innerhalb der noch so dünnen fleischigen Substanz haften bleibt und dieser das Ansehen einer halbfesten, dunkelen, leberartigen Masse giebt. Ganz dasselbe ist auch der Fall, wenn man perpendikuläre Schnitte durch die Substanz führt, und von diesen feine Lamellen entnimmt. Immer sind diese noch so sehr von Blut durchdrungen, dafs sie unter dem Mikroskope eine einförmige, mehr oder minder dunkelrothe Fläche darbieten. Die Behandlung mit mineralischen oder vegetabilischen Säuren, als Salzsäure, Schwefelsäure, Essigsäure, Kleesäure und dergl., mit Alkalien, als kaustischem Kali, Natron, kohlensauerem Kali und dergl. nützt hier gar nichts. Durch solche Vorbereitungen, besonders durch eine Mischung von sehr viel Weingeist und wenig Salzsäure wird die Masse zwar hart und lederartig, und kann daher leicht in sehr dünne Blättchen geschnitten werden. Allein auch der Umstand, dafs sie auf diesem Wege ihren Blutreichthum nicht verliert, erschwert jede genauere Untersuchung derselben. Man mufs daher zu einem einfachen, aber einige Geduld erfordernden

Mittel seine Zuflucht nehmen. Dieses besteht nun darin, dafs man auf gröfsere oder kleinere Stücke von der Fleischsubstanz von Stunde zu Stunde frisches Wasser giefst, und die Präparate jedes Mal leise, aber sehr sorgfältig ausdrückt. Bei dickeren Partieen und besonders bei solchen, welche den stärkeren Knollen angehören, reicht aber selbst auch dieser Weg noch nicht aus, sondern man mufs die Schnitte in Wasser von 30 ° R. legen, und dieses letztere sogleich mit frischem, eben so warmem Wasser vertauschen, sobald die Temperatur des Ersteren bis zu 15—20 ° R. gesunken ist. Dadurch, dafs man nach Verschiedenheit des Objectes die eine oder die andere Operation sechs bis acht Stunden ununterbrochen fortsetzt, werden die Stücke entweder ganz gelblichweifs oder rein weifs, oder wenigstens blafsröthlich. Die Substanz selbst aber zeigt sich jetzt schon dem völlig unbewaffneten Auge unter einer ganz veränderten Gestalt. Schien sie früher solide zu seyn, und mehr einem geronnenen, festen Blutklumpen zu gleichen, so zeigt sich nun in ihr ein netzförmiges Gefüge. Man sieht nämlich gröfsere oder kleinere, mehr oder minder weit eindringende Höhlungen, welche in gekrümmtem Verlaufe sich in die Tiefe begeben. Schon während der vorbereitenden Operation überzeugt man sich, dafs aus diesen Räumen die Hauptmasse des Blutes hervortritt. Gelingt es, sie eine Strecke in die Tiefe zu verfolgen, so vermag man ihre baumartige Verzweigung deutlich wahrzunehmen. Kurz schon eine mehr oberflächliche Betrachtung scheint zu constatiren, dafs diese Räume die Höhlungen von sehr ausgedehnten Blutgefäfsen seyen, — eine Ansicht, welche die genauere mikroskopische Nachforschung bestätigt und erweitert.

Wird nämlich ein feiner Schnitt eines solchen Stückes, welches von seiner Blutmasse gänzlich befreit worden, mit zwei feinen Nadeln auseinandergerissen und unter einer schwachen Vergröfserung betrachtet, so scheint das Ganze aus einem Convolute von vielfach anastomosirenden und Netze bildenden Gefäfsen zu bestehen, deren feinste Aestchen selbst einen beträchtlichen Durchmesser besitzen. Zwischen ihnen befinden sich sehr häufig leere Lücken und Maschen. Nicht selten dagegen existirt zwischen ihnen eine membranartige Verbindung. Wendet man nun stärkere Vergröfserungen an, so erkennt man, sobald das Präparat noch ganz frisch ist, und in keiner zerstörenden oder verändernden Flüssigkeit gelegen hat, an den einzelnen

Gefäfsen das Gewebe der Häute derselben. Wem dieses durch Autopsie aus dem gesunden Körper bekannt ist — nach der Methode, die an einem anderen Orte schon dargestellt worden — der erkennt bald die Längenfaser-, schwieriger die Querfaserschichten, der Arterien und Capillaren, und die eigenthümlichen, granulirten Fasern der Venen. Mit einem Worte, man überzeugt sich leicht auf das Bestimmteste, dafs man es hier mit einem feinsten Capillargefäfsnetze zu thun habe, dessen einzelne Theile jedoch so grofs sind, dafs man die Zweige der feinsten Blutgefäfsnetze meist mit blofsem Auge schon zu erkennen vermag.

Werden nun die gröfseren arteriellen oder venösen Stämme an einem gröfseren Stücke weiter verfolgt, so findet man bald, dafs sie mit anderen Gefäfsen ihres Gleichen zu gröfseren Stämmen zusammentreten, deren Lumina eben jene scheinbar leeren Maschen bilden. Dafs diese nur gröfstentheils, wo nicht sämmtlich Höhlungen von Gefäfsen seyen, sieht man auch deutlich, sobald man das Gewebe ihrer Wandungen unter starken Vergröfserungen untersucht.

Die Zwischenmembran, welche an vielen Stellen einzelne Gefäfse mit einander verbindet, ist hell, farblos und durchsichtig. Unter dem Mikroskope läfst sie bei beschattetem Lichte ein feingranulirtes Wesen erkennen, auf welchem runde oder rundliche, meist fremdartige Körperchen sich befinden. Nur an einzelnen lockeren Stellen der Fleischsubstanz sieht man bisweilen mehr oder minder deutliche Ueberreste von Zotten, welche aber der Hauptmasse derselben gänzlich fehlen.

An die innere Fläche der Fleischsubstanz legt sich nun das lamellöse Chorion und das durchsichtige und feine Amnion an. Die zwischen beiden befindliche Nabelblase ist immer schon eingeschrumpft, enthält aber im frischen Zustande deutliche Oeltropfen als Ueberreste des Dotters. Ihr Stiel ist meist eine kürzere oder längere Stelle noch offen; oblitterirt jedoch stets auch bei dem Menschen von seinem Eintritte in die Nabelschnur gegen die Nabelblase hin, wie ich dieses auch schon von den Säugethieren an einem andern Orte nachgewiesen habe.

So gestaltet sich die eben betrachtete Desorganisation, wenn sie einfach ist; wie z. B. in dem von uns zum Grunde gelegten Normalexemplare. Wir sehen also ein krankhaft ungemein erweitertes Blutgefäfsnetz, dessen Capillaren selbst bis zur Dicke von Zwirnfäden sich ausdehnen, und eine reichliche Menge von Blut in ihren erweiterten Höhlungen enthalten, während die sie einende Zwischenmembran vor diesen grofsen Gefäfsen sehr zurücktritt. Nun können aber aufserdem eine oder beide hinfälligen Häute verdickt, verwachsen, oder selbst hypertrophisch entartet seyn; die Fleischsubstanz selbst kann noch Hydatiden, Concremente und dergl. enthalten; es kann sich zwischen ihr und dem lamellösen Chorion eine gallertartige Masse ergiefsen; der Nabelstrang und der Embryo selbst können auf die mannigfachste Weise krank oder entartet seyn und dergl. Alle diese Momente sind durchaus nur accessorisch, und dürften in ihrem Wesen und ihrer Entstehung eben so begreiflich seyn, als der geschilderte Cardinalzustand der Entartung, zu dessen Erläuterung wir nun übergehen.

Es liegt in der Natur der Entwickelung des Menschen und der meisten Säugethiere, dafs der innerhalb des mütterlichen Körpers sich ausbildende Embryo durch die Oberfläche seines Eies fortwährend Stoffe von der Mutter zugeführt erhält. Aus diesem Grunde braucht er kein so grofses und kein so lange functionirendes Nabelbläschen, als dieses mit dem Dottersacke der übrigen Thiere der Fall ist. Sowohl die Oberfläche des Eies, als die des Uterus sind bekanntlich dazu geeignet, diesen Stoffwechsel zwischen Mutter und Frucht möglichst zu begünstigen. Von Seiten des Eies geschieht er in späteren Zeiten vermittelst der Placenta; in früheren Stadien vermittelst der in die Zotten des Exochorions sich hineinbildenden Blutgefäfse des Endochorions. Diese kommen mit dem mütterlichen Blute in eine sehr innige Berührung, da sie von demselben nur durch plastisches Exsudat der hinfälligen Haut, die dünne Substanz der Uterusschleimhaut und die noch feineren Gefäfshäute getrennt wird. Hier werden also sehr viele Stoffe aus dem mütterlichen Körper durch gegenseitige Durchschwitzung aufgenommen und durch die Nabelvene in den Körper des Embryo übergeführt, der dann dieses herbeigeführte Nutriment zu seiner Ernährung benutzt und das benutzte Blut durch die Nabelarterien wiederum gegen den Contactpunkt mit dem Blute des mütterlichen Körpers hinsendet. Schon vermöge ihrer physikalischen Beschaffenheit (abgesehen von jeder vitalen Eigenschaft) sind nun die Gefäfse des Endochorions geeignet, Stoffe aus dem mütterlichen Blute aufzunehmen. Wenn nun aber diese Quantität zu grofs ist, als dafs sie völlig durch die Nabelvene abgeführt und von dem Embryo verarbeitet werden kann, so mufs sie sich in den feinsten Blutgefäfsnetzen des Endochorion anhäufen, und diese um so mehr ausdehnen, je mehr einerseits Stoffe hinzukommen und je weniger andererseits durch die Nabelvene in die Frucht überzugehen vermag. Die Folgen dieses krankhaften Zustandes werden aber um so energischer hervortreten, je jünger das Stadium der Entwickelung des Eies ist, je weniger sich die Flocken des Exochorions zu einer selbstständigen Placenta gesammelt haben, je mehr sie noch auf der Oberfläche des Eies isolirt und zerstreut sind. Die über die Norm ausgedehnten Gefäfse des Endochorions werden dann die Substanz der Zotten des Exochorions verdrängen. Theils dem Gange der Entwickelung entsprechend, theils ihrer immer stärker werdenden Ausdehnung folgend werden sie immer dichter zusammentreten, und zuletzt eine Art scheinbar sehr fester Substanz, in welcher die von Blute übermäfsig ausgedehnten, feinsten Blutgefäfsnetze des früheren Endochorion die Hauptmasse bilden, darstellen. Gerade diese Eigenschaften haben wir oben auch an der Fleischmasse dieser kranken Eier nachgewiesen. Wir sahen hier die feinsten Blutgefäfsnetze durch das Uebermaafs des enthaltenen Blutes so ausgedehnt, dafs ihre feinsten Zweige dem blofsen Auge erkennbar wurden. Dem entsprechend erreichten auch die gröfseren arteriösen und venösen Stämmchen die Stärke einer Rabenfederspule, während die Substanz des Exochorion selbst ganz zurücktrat, und einzelne Zotten nur da noch zum Vorschein kamen, wo die Entartung selbst keinen so hohen Grad erreicht hatte. Wo dieses aber der Fall war, zeigte sich die ganze Substanz gleichmäfsig verdickt. An einzelnen Stellen erreichte aber auch diese Verdikkung ihr mögliches Extrem. Daher entstanden jene hügeligen und allmählig sich verflachenden, knolligten Erhabenheiten, in welchen die krankhafte Vergröfserung und Erweiterung der Blutgefäfse ihren höchsten Grad erlangt, in denen aber nicht etwa extravasirte Blutmassen enthalten waren.

Die genauere, nach einer zweckmäfsigen Methode angestellte mikroskopische Untersuchung giebt uns also über das Wesen dieser krankhaften Entartung der Eihäute so bestimmte Aufschlüsse, als wir von den wenigsten übrigen pathologischen

Gegenständen zur Zeit besitzen. Sie setzt uns zugleich in den Stand, den ganzen Krankheitsprocefs vollkommen rationell physiologisch zu verfolgen und zu erklären.

Der Grund der Bildung dieser abnormen Fleischsubstanz kann nun entweder in der Frucht oder in der Mutter selbst liegen. Die Verengerung oder Verschliefsung der Nabelgefäfse, insbesondere der Nabelvene, ist eine häufige Ursache solcher Entartungen. Allein auch bei vollkommen normaler Permeabilität der Nabelgefäfse kann durch geringe Ausbildung oder Keimkraft des Embryo derselbe Erfolg erzeugt werden. Eben dasselbe findet aber auch Statt, wenn die von der Mutter dargebotenen Stoffe zu reichlich sind, als dafs sie sämmtlich von dem Embryo aufgenommen werden könnten. Diese Momente erklären nun, warum gerade diese Arten von Abortus bei Frauen vorkommen, deren Plasticität entweder zu gering oder zu grofs ist, wie man häufig zu beobachten vermag.

In jedem Falle wird durch die fleischartige Entartung der Eihüllen die Ernährung und Athmung der Frucht erschwert oder gar gänzlich gehemmt. Diese magert daher ab, bleibt oft in ihrem Wachsthume zurück, vermag häufig die früheren Entwickelungsstadien nicht weiter fortzubilden und bietet so Hemmungsbildungen dar, wird atrophisch, wassersüchtig, und stirbt endlich zuletzt ab. Die Eihäute nehmen unterdessen noch Stoffe aus dem mütterlichen Organismus auf, und fahren in ihrer abnormen Vergröfserung immer mehr fort, bis sie zuletzt von der Oberfläche der Gebärmutter gelöst und dann ausgestofsen werden. Doch auch dieses erfolgt bisweilen in zwei verschiedenen Zeitmomenten. Daher dann membranöse Schichten geronnenen Blutes auf der Oberfläche der Decidua sich zeigen. Der Embryo selbst aber ist bisweilen durch Fäulnifs schon gänzlich zerstört und aufgelöst, wenn die Eihäute noch ungehindert fortwuchern.

VIII. Feinere Anatomie der Sinnesorgane des Menschen und der Wirbelthiere.

I. Auge.

Wenn ein Organ oder ein Organtheil sich in eine gröfsere oder geringere Anzahl von Blättern zerlegen läfst, so ist die genaue Bestimmung und Unterscheidung dieser einzelnen Lamellen nur dann von näherem wissenschaftlichen Werthe, wenn die einzelnen Blätter oder Blätterlagen in ihrem Baue verschieden sind, oder in Rücksicht der individuellen Entwickelungsgeschichte eine höhere Würde sich anzueignen vermögen. Findet aber keiner von diesen beiden Fällen statt, so ist es höchstens nur von Interesse, zu wissen, ob überhaupt eine Theil eine lamellöse Structur habe oder nicht. Die Zahl dieser Blättchen ist dann gröfstentheils sehr precär. Es hängt von der Geschicklichkeit des Forschers und den begünstigenden Nebenverhältnissen ab, ob und wie viele derselben dargestellt werden. Aus solchen Umständen aber Gründe zu eigenthümlichen Distinctionen zu entnehmen, ist unrichtig und verwirrend.

Die Anatomie des Auges hat unter allen Organen des Körpers am meisten das durch solche Irrthümer erzeugte, widrige Schicksal zu erleiden das Unglück gehabt. Die concentrische Lagerung seiner Häute gab natürlich den ersten Anlafs zu solchen Fehltritten. Soll daher endlich einmal festgesetzt werden, welche Organtheile des Auges selbstständig sind und welche nicht, so kann für den ausgebildeten Theil einzig und allein die Verschiedenheit der Structur der einzelnen Theile als sichere Norm zum Grunde gelegt werden. Trotz dem, dafs nun aber das Auge schon so vielfachen Untersuchungen älterer und neuerer Zeit unterworfen worden, trotz dem, dafs über dasjenige, welches hier die Unterstützung des Mikroskopes leistet, besondere, nicht unbedeutende Schriften erschienen sind, so dürften doch die Beschreibungen der einzelnen Theile des Sehorganes hinter dem, was die optischen Hilfsmittel zur Zeit uns lehren können, noch sehr zurück seyn. Ja selbst ganze Organtheile, welche mehr oder minder wesentliche Bedeutung haben, sind noch gänzlich unbekannt. So paradox und prahlerisch dieser Ausspruch auch erscheinen mag, so hoffe ich nichts desto weniger, durch die folgenden Untersuchungen zu zeigen, dafs ich mich keinesweges hyperbolischer Redensarten bediene.

Da man aber zugleich die geringste Zahl der schon bekannten Theile des Auges, wie sie durch das Mikroskop und andere zweckmäfsige Hilfsmittel zu erforschen sind, hinreichend genau kennt, so werde ich sämmtliche Gebilde des Augapfels nach meinen bisher angestellten, zahlreichen Untersuchungen einzeln durchgehen. Das Sehorgan des Menschen soll als Basis der ganzen Darstellung dienen, so dafs nur die Abweichungen, welche die Anatomie der vier Wirbelthierklassen in dieser Beziehung liefert, nach der Beschreibung dessen, wie die Verhältnisse im Menschen sich vorfinden, ihre Erörterung finden werden.

a. Conjunctiva.

(Hierzu Tab. I. Fig. 24—26.)

Es ist bekannt, dafs die von den Augenliedern sich herüberschlagende Conjunctiva nicht blofs den vorderen Theil der Sclerotica überzieht, sondern auch über die Cornea sich hinwegzieht, und so einen vollständigen Sack bildet, welcher nur an der Augenliederspalte geöffnet ist. Dieses Verhältnifs läfst sich schon mit freiem Auge leicht wahrnehmen. Die mikroskopische Untersuchung des feineren Baues der Bindehaut bekräftigt und erläutert aber diese Erscheinung auf das Vollständigste.

Wird ein lospräparirtes Stückchen der Conjunctiva Scleroticae des Menschen unter Wasser ausgebreitet, und bei einer 300maligen hellen Durchmesservergröfserung betrachtet, so sieht man auf der äufsersten Oberfläche dicht neben einander liegende, meist rundliche Maschen, deren Begrenzungslinien feine Fäden ausmachen. In der Tiefe dagegen ist das Gewebe dunkeler und bei dieser Methode in seinen Einzelnheiten keinesweges zu erkennen. Wird die Membran so gefaltet, dafs ein Stück der äufseren Oberfläche der Bindehaut den freien Rand bildet, so sieht man, dafs ganz nach aufsen ein Epithelium sich befindet, unter welchem erst die Substanz der Conjunctiva selbst liegt. Weder das Eine, noch das Andere ist aber so in seinem Bau deutlicher zu beobachten.

Um nun zuvörderst das Epithelium zu isoliren, verfährt man folgendermaafsen. Man breitet ein Stück der lospräparirten Conjunctiva unter Wasser aus, und schabt mit einem scharfen, meifselartigen Messerchen die Oberfläche ab. An frischen Augen gelingt nun auf diesem Wege die Isolation des Epithelium ziemlich leicht. Es ist, wie alle Epithelien, eine so helle und durchsichtige Membran, dafs erst vermöge der angewendeten Beschattung seine Structur erkannt zu werden vermag. Es besteht aus dicht neben einander liegenden, rhomboidal- oder quadratisch rundlichen Zellen, deren Begrenzungen von einfachen, fadenartigen Linien gebildet werden. Ihre Wandung ist hell und durchsichtig, zeigt jedoch eine Menge in kleinen Distanzen von einander stehender Punkte, welche regelmäfsige Stellungslinien beschreiben. In jeder Zelle ohne Ausnahme befindet sich ein etwas dunkelerer und compakter Nucleus von runder oder länglich runder Form. Er nimmt gröfstentheils die Mitte einer jeden Zelle ein, besteht aus einem feinkörnigen Wesen, enthält aber in seinem Innern ein genau rundes Körperchen, welches auf diese Weise in ihm selbst wiederum eine Art von zweitem Nucleus bildet. Das Epithelium gehört also zu den von mir sogenannten Epitheliis compositis celluloso-nucleatis. (Siehe meine Abhandlung über den Verlauf und die letzten Enden des Nerven S. 46.)

Nur wenige Zellen dieses Epitheliums haben eine mehr in die Länge gezogene, rhomboidale oder spindelförmige Gestalt. Diese zeigen aber dann häufig an den beiden, dem längern Durchmesser entsprechenden Endpunkten helle und durchsichtige Faden oder bandartige Fortsätze, durch welche sie sich an die benachbarten Zellen anheften.

Der mittlere Durchmesser dieser Zellen beträgt im Auge des Menschen 0,000525 P. Z., der mittlere Durchmesser der Nuclei 0,000225 P. Z. bis 0,000340 P. Z.

Wie alle Epithelien, so schuppt oder häutet sich auch dieses. Nicht selten sieht man, wenn man den Rand eines umgeschlagenen Stückes der Bindehaut betrachtet, einzelne, sich loslösende, spitze Fragmente auf dieselbe Art, als man dieses mehr im Grofsen z. B. an der Zunge des Menschen und der Wirbelthiere, an der Epidermis des Menschen, des Frosches und dergl. wahrzunehmen vermag.

Dasselbe Epithelium mit allen eben genannten Eigenschaften findet sich auch auf der Bindehaut der Cornea. Man untersucht es am Besten an dünnen Lamellen, welche vermittelst eines doppelschneidigen Staarmessers von der Oberfläche der Hornhaut entnommen worden sind. Noch zwekmäfsiger aber ist es auch hierbisweilen, das feine Epithelium sorgfältig und vorsichtig loszuschaben.

Läfst man das Auge in Wasser ohne dieses zu wechseln, 16—24 Stunden maceriren, so löst sich das durch Wasseranziehung aufgeschwollene Epithelium äufserst leicht los, und fällt sogar oft bei länger anhaltender Maceration von selbst ab. Die Zellen haben in diesem Falle ein wenig an Durchsichtigkeit verloren, und sind bisweilen etwas ausgedehnt. Die Kerne dagegen zeigen sich durch die Einwirkung des Wassers mehr oder minder angeschwollen. Das Körperchen in der Mitte ist in der Regel nicht mehr sichtbar. Dagegen haben viele Nuclei einen hellen Fleck im Centrum, während ihre Kügelchen mehr die Peripherie einnehmen, als bestünden sie selbst, gleich den Pigmentkörpern, aus einem hellen Bläschen, welches äufserlich von kleineren, und daher dunkleren Kügelchen umgeben wird. Hat das Auge längere Zeit, selbst mehrere Wochen, in mehr oder minder verdünntem Holzessig gelegen, so treten die runden Nuclei, besonders auf der nach der Hornhaut hingewendeten Seite des Epitheliums so sehr hervor, dafs die Wandungen der Zellen nur zwischen ihnen in der Tiefe bei beschattetem Lichte als feine Linien wahrgenommen werden können. Durch die Einwirkung der Salzsäure werden die Wandungen der Zellen etwas dunkel, und belegen sich mit sehr kleinen, runden Körnchen. Der Nucleus wird ganz hell oder verschwindet gänzlich. Kaustisches Kali löst ebenfalls den Nucleus auf, während aber die Wandungen der Zellen mehr hervortreten und heller werden. Durch Kochen mit Wasser trennen sich die einzelnen Zellen von einander; sie selbst erhalten ein körniges, mehr trübes Ansehen, und der Nucleus wird undeutlicher.

Unmittelbar unter diesem Epithelium liegt nun die Wärzchenschicht der Conjunctiva. Von oben angesehen erscheint sie als eine Anhäufung von gelblichrothen und runden Körpern, welche von den Netzlinien des Epitheliums, den Begrenzungen der Zellen nämlich, wie wir schon erwähnt haben, umsponnen werden. Faltet man ein Stück der frischen Conjunctiva so, dafs der umgeschlagene Rand frei betrachtet zu werden vermag, so sieht man zwar schon die einzelnen Wärzchen. Sie erscheinen aber undeutlicher, weil das Epithelium sie verdeckt, und der Druck des Compressoriums auch dann meist zu sehr zusammenprefst. Bei anderen Thieren dagegen, z. B. unseren meisten Hausvögeln, ist dieses weniger Fall, weil sowohl ihre Epithelium dünner ist, als ihre Wärzchen selbst mehr ausgebildet und an ihren Spitzen mehr discret sind. Dagegen nimmt man die ganze Wärzchenschicht auch in dem menschlichen Auge auf das Prachtvollste war, wenn man das durch mehrtägige Maceration aufgelockerte Epithelium sorgfältig und vorsichtig wegnimmt und dann durch die Oberfläche der Conjunctiva einen feinen Flächenschnitt sich bereitet. Die gelbröthlichen Wärzchen stehen dicht bei einander, haben eine konische Gestalt und ein bogenförmig abgerundetes Ende und zeigen, sowohl von oben, als von der Seite gesehen, einen runden Nucleus. Die diesen umkleidende Substanz ist hell und fast vollkommen durchsichtig; der Kern dagegen gelblich und zeigt Spuren von Körnchen in seinem Innern. Die Wärzchen stehen zwar mit ihren Basen dicht gedrängt bei einander. Da sie aber konisch zulaufen, so bleiben um so gröfsere Zwischenräume zwischen ihnen übrig, je mehr sie sich ihrem abgerundeten Ende nähern. (Fig. 25.) Sehr deutlich erscheinen auch alle diese Verhältnisse, wenn man den umgeschlagenen Rand eines auf die oben angegebene Weise präparirten Stückes der Bindehaut unter dem Compressorium betrachtet. Diese Wärzchenschicht findet sich auf gleiche Weise noch an der Conjunctiva corneae sowohl, als an der Conjunctiva scleroticae.

Einzelne Wärzchen, besonders auf der Bindehaut der Sclerotica, haben bisweilen eine etwas abweichende Gestalt. Manche besitzen einen kurzen Stiel, den man jedoch nicht in den Fällen annehmen darf, wo man etwas plattere Wärzchen zur Hälfte oder gänzlich von ihrer Seitenkante aus betrachtet. Manche zeigen an ihrem äufsersten Ende eine kleine Spitze oder eine kleine fadenartige Verlängerung, die gegen das Epithelium sich verläuft (Fig. 26.) und dergl. mehr.

Die mittlere Länge der ausgebildeten Wärzchen, auf der Bindehaut des erwachsenen Menschen, beträgt 0,001130 P. Z.; die des Nucleus 0,000450 P. Z. Die mittlere Breite des Wärzchens 0,000400 P. Z.; die des Kernes 0,000380 P. Z. Bei einem gestielten und mit einer Spitze versehenen Wärzchen maaſs die Länge des Stieles 0,000700 P. Z., die des länglich runden Theiles 0,000550 P. Z., die der kurzen, am äuſsersten Ende befindlichen Spitze 0,000120 P. Z. Die gemessene Länge dieses gesammten Wärzchens betrug 0,001400 P. Z.

Wenn sowohl das Epithelium, als die Wärzchenschicht auch beiden Theilen der Bindehaut, der Conjunctiva corneae, wie der der Sclerotica, auf gleiche Weise anzutreffen waren, so müssen wir die nun folgende dritte Faserschicht zunächst nur auf der Conjunctiva scleroticae aufsuchen. Hat man nämlich die beiden oberen Lagen dieser Bindehaut sorgfältig hinweggenommen, so bleibt eine nicht unbedeutende Portion einer dehnbaren Haut übrig, welche bei dem ersten Anblicke aus unregelmäſsig gelagerten Zellgewebefäden zu bestehen scheint. Doch erkennt man schon hier, daſs die Faserlagen geschichtet sind, und daſs in den einzelnen Schichten die Fasern so verlaufen, daſs sie die der nächst vorhergehenden Lage meist rechtwinkelig schneiden. Deutlicher beobachtet man aber diese Verhältnisse in Augen, welche mehrere Wochen in einer und derselben Menge Wassers macerirt haben. Hier löst sich nämlich das Epithelium und die Wärzchenschicht von selbst vollständig los, so daſs die Faserlage vollkommen frei erscheint. Wird ein feiner Schnitt dieser Haut dann unter Wasser ausgebreitet, so sieht man die einander mannigfach kreuzenden Bündel von Zellgewebsfasern. Zwischen ihnen liegen sehr zahlreiche verästelte röthliche Faden, Blutgefäſse nämlich, welche diese Schicht auf das Mannigfachste durchziehen. Auch die Nerven der Bindehaut finden sich nur in dieser Lage.

Auf der Cornea schwindet diese unterste, dritte Abtheilung gänzlich. Nur dicht am Rande sieht man noch feine und sparsame Zellgewebefasern. Die Blutgefäſse verlaufen hier zwischen der Wärzchenschicht und der oberflächlichsten Lamelle der Hornhaut selbst. Sie sind daher sehr zart und äuſserst schwer zu injiciren. Diese Beobachtungen erklären überhaupt die Veränderungen, welche die Conjunctiva auf der Bindehaut erleidet, und die dem blofsen Auge so sehr auffallen, auf das Vollständigste. Besondere Schleimdrüsen sind weder in der Conjunctiva Corneae, noch der Conjunctiva Scleroticae enthalten.

Erklärung der Figuren.

Fig. 24. Ein Stückchen des losgelösten Epithelium der Bindehaut des Menschen.

a. Die Zellen. b. Die Nuclei.

Fig. 25. Die Wärzchenschicht der Conjunctiva des Menschen, an dem gefalteten und umgeschlagenen Rande nach der oben beschriebenen Methode präparirt betrachtet.

a. Der Rand der Bindehaut. b. Die hervorstehende Reihe der Wärzchen von der Seite gesehen. c. Die Enden der auf der Fläche liegenden Wärzchen von oben gesehen.

Fig. 26. Ein einzelnes, mit einem Stiele und einer Endspitze versehenes Wärzchen von der Conjunctiva scleroticae des Menschen.

a. Der Rand der Bindehaut. b. Der Stiel. c. Der Discus. d. Der Kern und e. die Endspitze des Wärzchens.

(Fortsetzung folgt.)

IX. Fortgesetzte Untersuchungen über die Flimmerbewegung.

(Hierzu Tab. I. Fig. 27.)

Die von Purkinje und mir gemachten Entdeckungen der Flimmerbewegung als eines allgemeinen, auch bei dem Menschen und den vier Wirbelthierklassen vorkommenden, und hier ebenfalls sehr verbreiteten Phänomenes hatte bald unter den Naturforschern, besonders Deutschlands, Frankreichs und Englands die regeste Theilnahme gefunden. Ich habe schon oben anzuführen Gelegenheit gehabt, welche Gelehrte unsere Beobachtungen bestätigt und erweitert, welche aber auch, wie man sich leicht überzeugen kann, mit Unrecht die Existenz von Härchen, Wimpern oder Läppchen als den materiellen Grund der Erscheinung geläugnet, und diesen vielmehr aus der mit keinem deutlichen Begriffe vereinbaren Wechselwirkung des Festen und des Flüssigen hergeleitet haben.

Bevor noch unsere neueste Arbeit über die genannte Erscheinung (De motu vibratorio observationes recentissimas explicant Joh. Ev. Purkinje et G. Valentin. Nov. Act. Ac. Caes. Leopold. Carol. N. C. Tom. XVII. P. II. p. 841) öffentlich bekannt wurde, widmete A. F. J. C. Mayer, nachdem er seine Forschungen zwei Mal (Froriep's Notizen Nr. 1024. S. 179 und Nr. 1028. S. 247) vorläufig angezeigt hatte, unserem Gegenstande einen besonderen Aufsatz in dem zweiten Hefte seiner: „Supplemente zur Lehre vom Kreislaufe.“ 1836. 4. — In dieser Abhandlung wird zwar schon unsere in den Acten der Leopoldinisch-Carolinischen Akademie enthaltene Arbeit angeführt. (l. c. S. 1.) Man sieht aber bald, daſs Mayer damals nicht einmal mit den Inhaltsüberschriften des citirten Aufsatzes bekannt seyn konnte, da er noch von dem Mangel des Vorkommens der Flimmerbewegung bei den Fischen spricht (l. c. S. 2 u. S. 29), und denselben sogar philosophisch zu deduciren sich bemüht. (l. c. S. 36.) In einem deshalb nothwendig gewordenen Nachtrage aber (l. c. S. 51), welcher der später erlangten Einsicht unserer letzten Abhandlung seine Entstehung verdankt, berichtet Mayer selbst, dafs er bei seinen neuen, in Folge dessen angestellten Untersuchungen die Flimmerbewegung in der Klasse der Fische ebenfalls wahrgenommen habe.

Es ist die höchste Pflicht eines jeden ächten Naturforschers, die Facta so treu als möglich sich und Anderen vorzuführen, bei Prüfung fremder scientifischer Leistungen aber, auf die zum Grunde gelegten Thatsachen zuerst seine Aufmerksamkeit zu richten. Geschieht dieses, so bedürfen oft die von einem Schriftsteller gemachten Deductionen keiner besonderen Kritik, weil ihre Wahrheit oder ihre Unhaltbarkeit dann häufig von selbst einleuchtet. Wenn z. B. Mayer a priori nachweiset (l. c. S. 36), dafs innerhalb des Nervensystemes keine Flimmerbewegung vorkommen könne und dürfe, so müfsten wir dieser Deduction, sie möge uns scharfsinnig erscheinen oder nicht, unsere Beistimmung augenblicklich versagen, sobald wir die weiter unten anzuzeigende Entdeckung erfahren, dafs ein Flimmerepithelium eigenthümlicher Art auch die Oberflächen der inneren Höhlungen des centralen Nervensystems überziehe. Man sieht daher, wie sehr es uns vor Allem obliegen mufs, aus der z. B. von Mayer gelieferten Schrift nur die angeblich neuen Facta hervorzuheben und kritisch zu prüfen.

Zwei bisher unbekannte Thatsachen, die Flimmerbewegung an dem Herzbeutel und der Kloake des Frosches, so wie des Bauchfelles einiger Amphibien verdanken wir den von Mayer angestellten Untersuchungen. Hiervon werden wir in der Folge specieller handeln. Dieses abgerechnet aber vermag ich nach meinen vielfachen Erfahrungen alle übrigen in der genannten Arbeit enthaltenen Relationen nur für Ergebnisse falscher Beobachtungen oder unglücklicher Deutungen anzusehen. Wäre es möglich, dafs Jeder, welcher aus physiologischen Erfahrungen Schlufsfolgen zieht, auch sämmtliche, ihnen zum Grunde liegenden Facta selbst vorher mit der nothwendigen Sorgfalt erforschen und prüfen könnte; ich erwartete in dieser Sache mit Zuversicht das Urtheil der unpartheiischesten Richterin, der Zeit, weil Kritteln und Polemisiren mich in jeder Beziehung mit Recht anekeln. Da jedoch die Meisten die Thatsachen, wie diese ihnen geboten werden, aufnehmen und zu fernerem Verbrauche benutzen, so halte ich es für Pflicht, jede der Wahrheit, sey es aus Verirrung oder aus persönlichen Motiven entgegentretende Behauptung, so weit es in meinen Kräften steht, zu bekämpfen und zu widerlegen.

Was die Mayersche Abhandlung anbelangt, so wollen wir die dort erzählten Erfahrungen nach einer logischen und wissenschaftlichen Anordnung durchgehen.

1. Darstellung des Phänomenes. — Es sey sehr wichtig, dafs die Flimmerbewegnng, oder vielmehr die durch sie verursachte Strömung nicht blofs bei einer 200—300maligen, sondern auch schon bei einer 80—120maligen Vergröfserung sichtbar werde. (Notizen Nr. 1024. S. 180. Supplem. S. 2.) Wenn es nun in der That von höherer Bedeutung wäre, die Strömung nebst den durch sie verursachten anderen Bewegungen überhaupt wahrzunehmen, als mit geeigneten Instrumenten ausgerüstet, die Elemente des Flimmerphänomenes zu erforschen (als wenn z. B. ein Schnitt in den Finger und das dann herausrieselnde Blut die beste Demonstration des Kreislaufes sey), so erlaube ich mir darauf aufmerksam zu machen, dafs man sogar die Bewegung der umgebenden, besonders mit feineren Partikeln mechanisch vermengten Flüssigkeit sowohl, als das Fortschreiten kleiner Theile der Flimmermembranen selbst mit freiem Auge schon zu sehen vermag, wie Andere und wir selbst zur Genüge angegeben haben. Ganz wie bei dem Kreislaufe, so erhält aber auch hier jede feinere Untersuchung erst ihre wahre Bedeutung, sobald sie mit dem unerläfslich nothwendigen mikroskopischen Apparate vorgenommen wird.

2. Materielle Ursache und Wesen der Flimmerbewegung. — Auch von Mayer werden die Haare als der materielle Grund der Flimmerbewegung geläugnet (Notizen Nr. 1024. S. 180. Suppl. S. 6, 8, 9, 52), indem er die von uns beschriebenen Gebilde höchstens für Schattenstreifen erklärt, — ein Umstand, der vielleicht darin seinen Grund hat, dafs Mayer dieselben nur schwingend beobachtete. Zuvörderst unterscheidet er aber durchaus nicht (l. c. S. 18) zwischen den auf den ersten Blick zu sondernden und von uns so bestimmt überall distinguirten Erhabenheiten der unterhalb des Flimmerepitheliums liegenden Membran,

Colliculi nobis (de motu vibr. observatt. recentt. Tab. LXV. Fig. 1. b.), und den Haaren oder Läppchen der Flimmerepitheliums selbst, cilia et lamellulae nobis. (ibidem Tab. LXV. Fig. 1. c.) Er substituirt vielmehr einen eigenen Stoff, Zitterstoff genannt, (leider nur zu sehr an Schmidts Electrogen oder Zitterstoff ominös erinnernd), welcher häufig in Un-Thiere übergeht. Beide, der Zitterstoff, wie die Un-Thiere werden ihrem Wesen nach klar, sobald man die Methode in Erwägung zieht, deren sich Mayer zur Darstellung der Erscheinung bedient. Er schabet nämlich die Oberfläche der Flimmermembran ab. Da hierdurch, wie wir schon längst angegeben (de phaenomeno generali etc. p. 37 et 85), das Flimmerepithelium in einzelnen Stücken gelöst wird, und da diese dann zunächst bei den Schleimhäuten in das Secret derselben, den Schleim, gelangen, so erzeugen sie hier jene leicht begreiflichen Wunder. Wo die Lappen des Epitheliums innerhalb des Schleimes vibriren, da glückt es dem schwachen Auge des Sterblichen, den nicht gebundenen Zitterstoff sinnlich wahrzunehmen. Wo ein Fetzen freier liegt, da ist das Un-Thier gegeben. Beide sind also nur losgelöste Theile des Flimmerepitheliums, über deren Natur viele frühere Beobachter, so wie wir selbst schon hinreichend gehandelt haben.

Was aber die Behauptungen betrifft, dafs der Zitterstoff aus rotirenden Kügelchen bestehe (l. c. S. 12), dafs die Biosphären Zitterstoff in sich aufnehmen (l. c. S. 13), dafs vibrirende Kügelchen innerhalb der Blutkügelchen vorkämen (l. c. S. 14) und dergl., was die miraculösen Metamorphosen des Un-Thieres anlangt, so glaube ich in Rücksicht aller dieser Punkte durch meine Worte dem Urtheile eines jeden, selbst des die Natur unmittelbar nicht vergleichenden Lesers vorgreifen zu dürfen.

3. Vorkommen der Flimmerbewegung. — Wir haben von Anfang an hervorgehoben, dafs die Flimmerbewegung an ein bestimmtes Epithelium gebunden sey. Dieses kann aber an den verschiedensten Theilen und den verschiedensten Häuten vorkommen, wie es auch schon fast der Titel unserer allgemeinen Schrift ausspricht. Es versteht sich daher von selbst, dafs a priori die Möglichkeit gegeben ist, dafs jede freie Oberfläche, sie befinde sich im Innern des Körpers oder nicht, mit einem Flimmerepithelium besetzt sey (de phaenomeno generali p. 54). Ich bekenne daher, nicht begreifen zu können, wie nach Mayer

(Notizen Nr. 1024. S. 180. Suppl. S. 8) das Vorkommen von Flimmerbewegung auf sogenannten serösen Häuten [1]) gegen die Anwesenheit von Flimmerhaaren zeugen solle.

Mayer will aufserdem Flimmerbewegung in der Schleimhaut der Mundhöhle der Vögel (l. c. S. 28) und in der Schwimmblase der Fische (l. c. S. 53) beobachtet haben. Ich vermochte trotz der vielfältigsten Bemühungen noch keine Spur des Motus vibratorius an den genannten Theilen wahrzunehmen.

4. Richtung der Flimmerbewegung. — Mayer giebt an (l. c. S. 4 u. 5), dafs die Richtung der Flimmerbewegung von links nach rechts sey. (Vergl. auch l. c. S. 28.) Was heifst dieses? Bedeutete es, dafs an dem einzelnen losgelösten Stückchen der Flimmermembran die Richtung von links nach rechts sey, so hätte dieses offenbar gar keinen Sinn. Bezieht es sich aber auf die Theile in Situ naturali, so frage ich: denkt sich Mayer bei Bestimmung der Richtung vor dem Objecte oder in der Idealaxe des Gegenstandes. Diese beiden hier möglichen Annahmen führen, wie sich von selbst versteht, zu durchaus entgegengesetzten Resultaten. Und wo blieben die hier wahrhaft sich findenden Directionen von innen nach aufsen oder umgekehrt?

Trotz der Entdeckung aber, dafs die Flimmerbewegung die Richtung von links nach rechts beobachte, behauptet Mayer (l. c. S. 5) doch andererseits, dafs alle Richtung der Flimmerbewegung auf Täuschung beruhe, dafs es in Wahrheit gar keine Richtung derselben gäbe. Es ist nur zu bedauern, dafs Mayer nicht näher bestimmt, welche von diesen beiden Ansichten der Leser für die wahre halten soll, da es doch eine von ihnen nothwendiger Weise nur seyn kann.

5. Specielle Eigenthümlichkeiten der Flimmerbewegung. — Durch Benetzen mit Wasser soll dieselbe aufhören. (l. c. S. 29.) Ich kann meinerseits versichern, dafs ich viele von mir untersuchten Flimmermembranen immer zur genaueren mikroskopischen Erforschung mit mehr oder weniger Wasser ohne bedeutenden Schaden befeuchtet habe.

Endlich unterscheidet Mayer noch den Marginal- und den Binnenflimmer. Der erste ist die Flimmerbewegung an dem

---

1) An einem anderen Orte werde ich nachweisen, dafs die bisher angenommene, strenge Unterscheidung von serösen, fibrösen und Schleimhäuten in einer auf genaue mikroskopische Untersuchungen gegründeten Histiologie wegfallen müsse.

umgelegten oder freien, hervorstehenden Rande; der letztere die auf der Oberfläche der Membran sichtbare Flimmerbewegung. Man erlaube mir ein triviales Gleichnifs. Wird die Kante unseres Rockkragens durch das Umschlagen zu etwas anderem? Oder bleibt ihr Tuch dasselbe, als das benachbarte auf der Fläche des Kragens? Und welch' eine andere Differenz existirt zwischen dem Marginal- und dem Binnenflimmer?

Als Schlufsstein der Relation möge noch die historische Notiz dienen, dafs die Flimmerbewegung mit der Schultzischen Circulation im Schöllkraute identisch seyn soll. (l. c. S. 40.)

Von gediegenem Werthe waren die Untersuchungen, welche Ehrenberg, R. Wagner, Henle und von Siebold an verschiedenen wirbellosen Thieren in dieser Hinsicht anstellten. Da die Gegenstände, an welchen die Letzteren ihre Wahrnehmungen machten, mir ebenfalls in geeigneten Verhältnissen zugänglich waren, so vermochte ich mich bald von der vollkommensten Richtigkeit der von ihnen gelieferten Angaben zu überzeugen und diese nur in einigen Nebenpunkten zu erweitern. Selbstständige, theils von Purkinje, theils von mir angestellte Forschungen haben aber wieder zu Resultaten geführt, von denen einige von höchster Wichtigkeit sind.

Ich werde nun die bisher unbekannten oder bestätigenden Ergebnisse meiner neuesten Untersuchungen der Reihe nach berichten.

I. Flimmerbewegungen an wirbellosen Thieren.

a. Lumbricus.

Schon Henle hat die Entdeckung gemacht, dafs die schleifenartigen Organe des Regenwurmes flimmern — eine Beobachtung, von deren Wahrheit sich Jeder leicht durch Autopsie zu überzeugen vermag. Diese schleifenartigen Organe, wahrscheinlich die Athmungswerkzeuge dieses Thieres, sind hohle Kanäle, welche aufser ihren eigenthümlichen Membranen nach aufsen hin eine besondere, fettartige Masse besitzen. Daher kommt es auch, dafs diese Kanäle dem freien Auge weifs, unter dem Mikroskope dagegen dunkel erscheinen, wie dasselbe auch bei allen mit Fettdepositis versehenen Organen der Insekten, Gasteropoden und dergl. der Fall ist. Die Höhlung des Kanales ist entweder ganz leer, oder enthält nur eine helle, durchsichtige, farb- und körnerlose, schleimartige Flüssigkeit. Die Dicke der Wandung beträgt beinahe $\frac{2}{3}$ des Lumens des Kanales selbst. Unmittelbar giebt sich nun die Flimmerbewegung innerhalb des Kanales da kund, wo entweder vermöge der natürlichen Beschaffenheit des Theiles oder durch Zufall keine Fettablagerungen von aufsen existiren. Wo diese aber vorhanden sind, da mufs man durch sorgfältige Behandlung vermittelst des Compressoriums diese zu entfernen suchen. Doch darf der Druck andererseits nicht zu stark seyn, weil sonst das Phänomen selbst zugleich vernichtet wird.

Diese schleifenartigen Organe zeigen nun ihre Flimmerbewegung durch ihre Wandung hindurch. Man sieht dann mehr oder minder in der Tiefe auf jeder Seite eine lebhaft vibrirende Flimmersphäre, deren nach dem Centrum des Kanales gerichteter Grenzrand fortlaufende Wellenlinien bildet. Da, wo auf der einen Seite eine Erhebung sich zeigt, bildet der Grenzrand der Flimmersphäre an der entgegengesetzten Seite eine Vertiefung. Beide sind aber durch einen Zwischenraum, welcher sich als ein heller, farbloser und durchsichtiger Streifen kund giebt, getrennt. Man sieht daher eine, in fortwährendem Wechsel begriffene, helle Spirallinie, ganz ähnlich derjenigen, welche ein aus einer engen Mündung hervortretender Wasserstrahl bildet. Dieses prachtvolle Phänomen stellt sich bei Lampenlicht auf eine noch eclatantere Weise dar, als bei Tageslicht.

Da man bei jedem schleifenartigen Organe nur eine Reihe von Flimmerhärchen jederseits wahrnimmt, so könnte man leicht zu der irrigen Ansicht geführt werden, dafs dieses der naturgemäfse Zustand der Sache sey. Allein dafs auch hier die ganze innere Oberfläche mit Flimmerhärchen besetzt seyn müsse, erhellt schon daraus, dafs man bei jeder beliebigen Lagerung des Kanälchens die Erscheinung stets so wahrnimmt, als sie eben beschrieben worden. Gelingt es auch ein Stückchen der Membran des Kanales auszubreiten, so überzeugt man sich von diesem Factum auf das Evidenteste.

Was aber die Bewegung der Härchen selbst betrifft, so scheinen sie mehr läppchenartig zu agiren. Die Breite der Flimmersphäre fand ich in ausgewachsenen Regenwürmern 0,000225 P. Z.

Aufser diesen Organen flimmert aber auch die Oberfläche der Darmschleimhaut dieser Thiere. Die Härchen stehen hier auf ihren Colliculis reihenweise, den Gesetzen der Spiralstellung gemäfs geordnet, und agiren ebenfalls mehr läppchenartig. Die Bewegung ist im frischen Zustande sehr lebhaft, hält sich jedoch kaum mehrere Stunden. Die Länge der stille stehenden Wimpern betrug 0,000425 P. Z. Unter ihnen befindet sich ebenfalls die Epitheliallamelle und unter dieser das Stratum fibrosum.

Die beste Methode der Darstellung besteht auch hier in der bei den übrigen freien Flimmerhäuten anzuwendenden vorsichtigen Faltung.

b. Branchiobdella.

Beide von mir untersuchte Arten, sowohl B. astaci, als parasita zeigten die von Henle und Siebold schon beschriebene Flimmerbewegung in den vorderen und hinteren, gewundenen, paarigen Schläuchen. Ihre speciellen Eigenthümlichkeiten gleichen denen der gewundenen Kanäle des Regenwurmes vollkommen. Nur dafs hier die anliegenden Fettmassen stets fast gänzlich fehlen.

c. Nais.

Zu beiden Seiten des Darmkanales von Nais diaphana finden sich auf einander folgende, und den Andeutungen der Körperringe ziemlich genau entsprechende, schleifenartig umgebogene Kanäle, welche ebenfalls die lebhafteste Flimmerbewegung zeigen. Man sieht diese Theile, welche Gruithuisen und anderen Forschern gänzlich entgangen sind, erst dann, wenn man das Thier leise zusammenprefst. Die Flimmerbewegung ist sehr lebhaft, ähnlich der in den schleifenartigen Organen des Regenwurmes. Nur schwingen die Härchen hier nicht sowohl läppchenartig, als sie sich nach dem von uns sogenannten Motus infundibuliformis bewegen.

d. Helix, Limax und andere Landschnecken.

Aufser den in unserer allgemeinen Schrift schon genannten Flimmerhäuten der Gasteropoden haben die weifsen, im Frühjahre mit blofsen Haufen zahlreicher Spermatozoen gefüllten, gewundenen Kanäle auf ihrer inneren Oberfläche ein sehr zartes Flimmerepithelium. Die Härchen sind hier um vieles kürzer;

die Bewegung selbst zeigt sich weit unmerklicher, als in dem Eileiter. Die Breite der Flimmersphäre beträgt im Mittel 0,000120 P. Z. Sie nähert sich am meisten der der äufseren Haut dieser Thiere.

II. Flimmerbewegung an Wirbelthieren.

a. Entdeckung einer eigenthümlichen Art von Flimmerbewegung innerhalb der Centraltheile des Nervensystemes als eines allgemeinen Phänomenes in dem Menschen und den Wirbelthieren.

Bei der Untersuchung eines vor zwei Tagen aus dem mütterlichen Körper entfernten, schon sehr ausgebildeten Schaaffötus fand Purkinje, dafs die Oberfläche der Ventrikel des Gehirnes dieses Thieres von einem flimmernden Epithelium bedeckt werde, dessen Haare lang, zart und durchsichtig sind. Obgleich dieses Thier schon längst abgestorben war, so zeigte sich dessenungeachtet die Bewegung noch sehr lebhaft. Späterhin untersuchten wir in dieser Hinsicht gemeinschaftlich, sowohl das Gehirn eines erwachsenen Schaafes, als das eines Schweinefötus von 10 Zoll Länge. In beiden fanden sich Flimmerbewegung und Härchen sehr deutlich. Dagegen konnten wir keines von Beiden an einem, an demselben Abende noch zergliederten, menschlichen Gehirne wahrnehmen. Ich habe nun diese neue und wichtige Erscheinung bei dem Menschen und den Wirbelthieren noch verfolgt, und bin bis jetzt zu folgenden Ergebnissen gelangt.

Die Darstellung dieser merkwürdigen Art von Flimmerbewegung ist so äufserst schwierig, dafs es mir bisher trotz vieler Versuche noch nicht geglückt ist, eine Methode aufzufinden, durch welche ich im Stande wäre, zu jeder Zeit an geeigneten Objecten das Phänomen bestimmt vorzuführen. Der Grund dieses Uebelstandes liegt darin, dafs hier das so überaus feine und zarte, so äufserst leicht zerstörbare und abzustreifende Flimmerepithelium unmittelbar der ebenen und glatten Oberfläche der Höhlung des centralen Nervensystemes anliegt, wie in der Folge noch ausführlicher dargestellt werden soll. Ich mufs mich deshalb hier darauf beschränken, die Wege anzugeben, welche mir gröfstentheils von Nutzen gewesen, und welche daher bei Prüfung der bald zu berichtenden Beobachtungen einzuschlagen sind, sollten diese auch bei den ersten anzustellenden Versuchen nicht sogleich zu günstigen Resultaten führen.

Vor Allem wird es nothwendig die Untersuchungen bei Lampenlicht vorzunehmen. Obwohl ich auch diese Art von Flimmerbewegung bei hellem Tageslichte deutlich genug wahrgenommen habe, so ist doch die erstere Methode, wie bei dem Studium der noch in Action begriffenen Flimmerbewegung überhaupt, so auch in diesem speciellen Falle besser anzuwenden, weil die Vibrationen der Härchen, wie der umgebenden Flüssigkeit auf diesem Wege deutlicher erkannt werden. Die Gröfse, Form und Stellung der einzelnen schon ruhenden Wimperhaare wird vortheilhafter bei hellem Tageslichte erforscht.

Um ein taugliches Präparat zu erhalten, verfährt man am zweckmäfsigsten, wenn man mit einer nach der Fläche gebogenen Scheere eine feine Lamelle abschneidet. Oft hat das so getrennte Stückchen schon durch den Act der Präparation einen umgeschlagenen Rand. Ist dieses aber nicht der Fall, so mufs man nach der von uns schon angegebenen Methode einen solchen bilden. Das Präparat wird nun unter dem Compressorium vorsichtig behandelt und mit den geeigneten Vergröfserungen untersucht.

In dem Gehirne des Fötus kann man sich auch mit Vortheil einer anderen Art von Untersuchung bedienen. Man lasse sich nämlich ein spitzes, dreieckiges Messer verfertigen, dessen beide Seiten sehr scharfschneidend sind. Nun sticht man die Spitze dicht unter die innere Oberfläche eines Ventrikels ein, und stöfst das Instrument so weit vorwärts, bis ein feiner, vollkommen gelöster Schnitt auf demselben liegen bleibt. Dieser wird gefaltet und auf die bekannte Weise behandelt. Das Abkratzen des Epitheliums liefert hier fast nie günstige Resultate.

Aus zwei Gründen ist die Flimmerbewegung des centralen Nervensystemes bei Fötus leichter wahrzunehmen, als bei Erwachsenen. Denn 1. hat hier das Epithelium schon seine ganze Stärke, während das Gehirn noch weicher und breiartiger ist. Es widersteht daher hier weniger der Präparationsmethode, als in dem Erwachsenen. 2. aber bieten die Höhlungen des Gehirnes der Frucht, wie aus der individuellen Entwickelungsgeschichte hinreichend bekannt ist, weit mehr ebene und freie Oberflächen dar, als in dem Erwachsenen.

Die Flimmerbewegung auf der Oberfläche der inneren Höhlungen des centralen Nervensystemes findet sich durchaus allgemein bei dem Menschen, den Säugethieren (Ochse, Schaaf, Schwein, Igel), den Vögeln (Gans, Ente, Taube), den Amphibien (Frosch) und Fischen (Barsch). Ihre charakteristischen Eigenschaften sind überall dieselben. Daher wir diese nur im Allgemeinen betrachten wollen. Ich muſs jedoch bemerken, daſs ich bei dieser Darstellung besonders die Verhältnisse, wie ich sie genauer bei dem Menschen und den Säugethieren wahrnehmen konnte, zum Grunde gelegt habe.

Wie überall, so ist auch hier der materielle Grund der Flimmerbewegung ein Epithelium eigenthümlicher Art. Dieses besteht aus einer sehr feinen, glatten, durchsichtigen, einfachen Membran, auf welcher die Flimmerhärchen den mathematischen Gesetzen der Stellung gemäſs auf das Bestimmteste vertheilt sind. Die Härchen selbst bilden hier nicht etwa, wie in der Luftröhre, den Lungen, dem Eileiter, mehr oder minder breite und abgeplattete Läppchen, sondern rundliche oder runde, schmale Fortsätze, ähnlicher denen, welche an den Flimmerhäuten der meisten Mollusken vorkommen. Sie haben eine relativ breite Basis, die sich nur allmählig in die sehr feine Spitze fortsetzt. Daher ist auch verhältniſsmäſsig ihre Länge nicht unbedeutend. Bald stehen sie, wenn sie ruhen, gerade und steif, bald sind sie auch, besonders gegen ihre Spitze hin, wellenförmig gebogen. In ihrem Inneren läſst sich kein differenter Bestandtheil wahrnehmen. Wenn sie sich in Thätigkeit befinden, so zeigen sie meist den von uns sogenannten Motus infundibuliformis. Wird die Bewegung schwächer, so nehmen sie auch oft, besonders gegen ihre Enden hin, den Motus undulatus an. In den übrigen Eigenschaften unterscheiden sie sich nicht von den anderen Arten von Flimmerbewegung.

Dieses zarte Flimmerepithelium liegt nun auf der glatten Oberfläche der Nervensubstanz unmittelbar an, wie ich es in Tab. I. Fig. 27. dargestellt habe. Ich habe hier die Zeichnung so gehalten, wie sich das Ganze während der noch bestehenden Action der Flimmerbewegung zeigt. Darunter liegende Colliculi nebst dem eigenthümlichen Stratum fibrosum fehlen hier durchaus. Dieses giebt wiederum einen neuen Beweis, daſs jene fibröse Lage unmöglich als die Ursache der Flimmerbewegung angesehen werden kann, sondern der besonderen Eigenthümlichkeit der darunter liegenden Membran angehört.

Die Gröfse der Flimmersphäre zeigt auch hier mancherlei Verschiedenheiten. So bestimmte ich dieselbe in den Seitenventrikeln des erwachsenen Menschen zu 0,000325 P. Z., im vierten Ventrikel des Kalbes zu 0,000250 P. Z., im Seitenventrikel des grofsen Gehirnes von Erinaceus europaeus zu 0,000250 P. Z., in demselben Theile eines 7 Zoll langen Schweinefötus zu 0,000275 P. Z. u. s. w.

Scheinbar merkwürdig ist noch die lange Dauer dieser in ungestörter Thätigkeit begriffenen Flimmerbewegung, da sie nicht selten 2—3 Tage nach dem Tode ungehindert anhält. Doch hat dieses nur in der mehr geschützten Lage der Centraltheile des Nervensystemes seinen Grund. Den äufseren Einflüssen ausgesetzt wird das Phänomen hier eben so rasch vernichtet, als an allen anderen vibrirenden Häuten des Körpers.

Sämmtliche mit glatten Oberflächen versehene und freie Höhlungen des centralen Nervensystemes flimmern ohne Unterschied; zunächst also alle Ventrikel des Hirnes. Schon bei der allerersten Untersuchung sah Purkinje, dafs die Höhlung des Geruchfortsatzes ebenfalls die Flimmerbewegung darbiete. Aufser dieser existirt das Phänomen in den während des Fötuslebens offenen Höhlungen des Rückenmarkes, der Hypophysis u. dergl., so wie an allen inneren Oberflächen der grofsen Höhlen des centralen Nervensystemes der Frucht überhaupt.

Erklärung der Figur.

Fig. 27. Darstellung der Flimmerbewegung an der Oberfläche des Seitenventrikels des erwachsenen Menschen, wie sich dasselbe noch während der ungestörten Vibrationen zeigt.

a. Das Flimmerepithelium. b. Die von der Fläche und von oben gesehenen, als einzelne Punkte sichtbaren Härchen. c. Die an dem umgeschlagenen Rande von der Seite her sichtbaren, aufrecht stehenden Härchen. d. Die durch das Flimmerepithelium schwach hindurchscheinenden Kugeln der Nervensubstanz.

(Fortsetzung folgt.)

Berlin, gedruckt bei Brandes und Klewert.

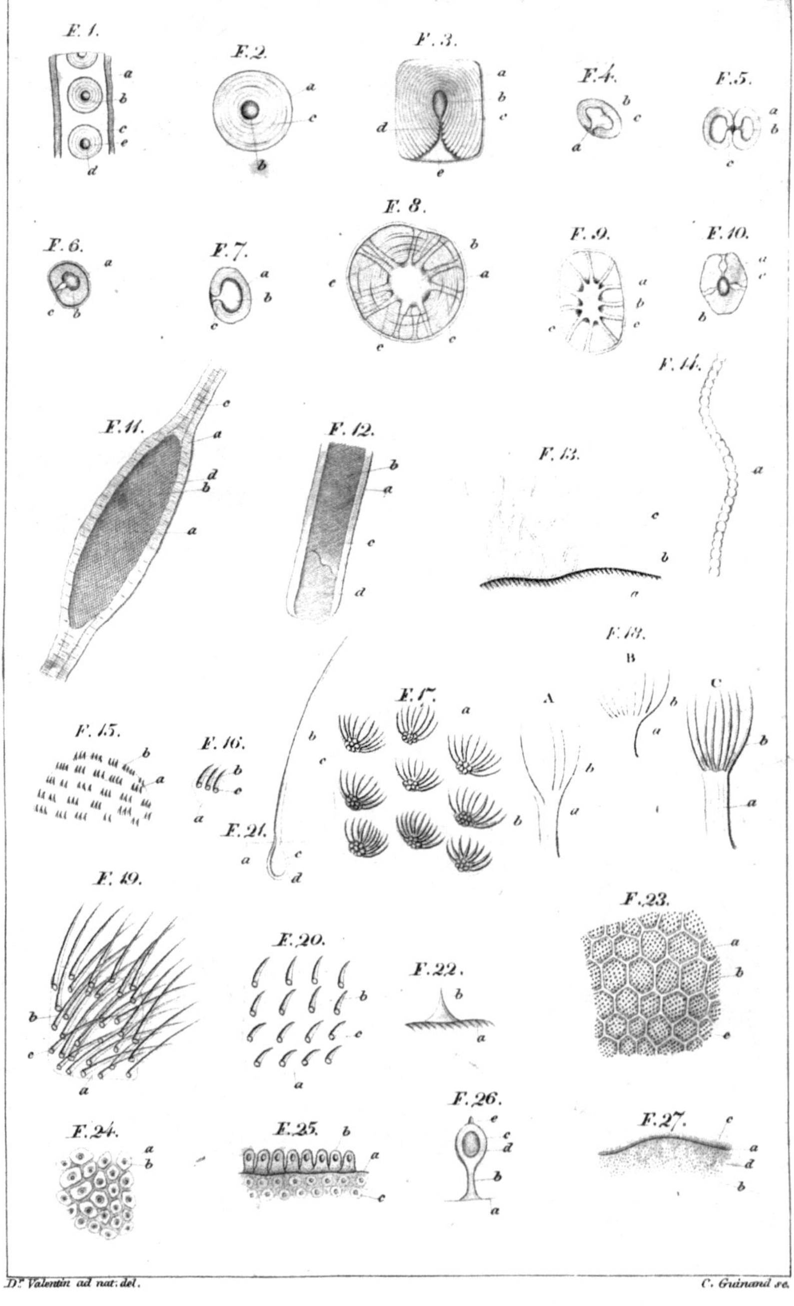

Dr. Valentin ad nat: del. C. Guinand sc.

I. Kritische Darstellung

der

Resultate der vorzüglichsten physiologischen Leistungen,

welche dem Jahre 1835 angehören.

(Fortsetzung und Schlufs.)

3. Menschliche und vergleichende Anatomie.

C. Concrete, beharrende und erhaltende Systeme.

a. Animaler Natur.

α. Sinnesorgane.

αα. Auge. Bei dem Menschen liegen die meibomischen Drüsen weder vor noch hinter dem Tarsus, sondern in diesem selbst. Auf diese Weise kämen also hier Drüsen mitten in dem Knorpel vor. (Doch schwindet diese Merkwürdigkeit dadurch, dafs der Tarsus, den auch Lauth L. 1. l. 310. mit Recht einen Faserknorpel nennt, ein derbes Fasergewebe ist, welches mit Unrecht ein Knorpel genannt worden. Ref.). Am einfachsten sind die genannten Drüsen bei dem Schweine, noch sehr einfach bei dem Iltis und nächstdem bei dem Schaafe, dem Hunde und dem Dachse. Auf die Drüsen dieser Thiere folgen die des Menschen, welchen die Glandulae meibomianae des Rehes und des Haasen und nächstdem des Kaninchens am aehnlichsten sind. Bei allen den genannten Thieren findet sich kein wahrer Tarsus. Nur der Mensch besitzt einen solchen. Bei dem Pferde sind 5—6 Drüsen an dem inneren Augenwinkel bedeutend gröfser, als die anderen. Zeis XXXVI. 231. — Bei der Fischotter spaltet sich die sclerotica in zwei von einander abstehende, durch fibröses Gewebe verbundene Lamellen. Die Jacobsche Haut ist hier vorzüglich deutlich. Der Glaskörper wird durch ein fibröses Band (ligamentum neuro-hyaloideum) an die Eintrittsstelle des Sehnerven befestigt. Schwächer findet sich dasselbe bei dem Hammel, dem Hunde und dem Kalbe. Berthold XXXVI. 464. — Einige Bemerkungen über den Bau der Krystalllinse des Menschen und der Wirbelthiere giebt Corda in Weitenwebers Beiträgen 19. Doch sind viele Resultate für den, welcher historisch mehr, als die Angaben von Leeuwenhoek und Werneck kennt, nicht so neu, als der Verf. glaubt. Wir werden in der kritischen Uebersicht der Leistungen des Jahres 1836 bei Gelegenheit der Werneckschen Untersuchungen wiederum auf diesen Punkt zurückkommen.

Die sehnigte Scheide, welche den gesammten Sehnerven einhüllt, gehört der harten Hirnhaut an; dasjenige Neurilem dagegen, welches die einzelnen Nervenbündel bekleidet, der Arachnoidea und pia mater (Langenbeck de retina 7.). Die sogenannte lamina cribrosa ist aber kein Theil der sclerotica, sondern entsteht dadurch, dafs vor dem Uebergange des Sehnerven in die Retina die Hüllen der einzelnen Nervenbündel plötzlich aufhören (l. c. 8.). Unmittelbar vor dem Uebergange in die Retina zieht sich aber der N. opticus in eine eigenthümlich gestaltete Warze zusammen (l. c. 9.). In frischen Augen des Menschen fehlt die das foramen centrale umgebende Falte nie (l. c. 10.). Das Sömmerringsche Loch ist keine vollständige Oeffnung; da die fibröse Lage der Nervenhaut noch unter demselben existirt (l. c. 12.). Die gelbe Farbe des Fleckes rührt aber nicht von gebleichtem Pigmente der Choroidea her, weil sonst nothwendig die zwischen beiden liegende Jacobsche Haut dieselbe Färbung erst zeigen müfste, welches aber nie der Fall ist; weil überdiefs die Structur beider Pigmentarten wesentlich von einander abweicht und weil aus chemischen Gründen eher eine braune Färbung dann daraus resultiren dürfte (l. c. 17.). Der Grund dieser Erscheinung liege vielmehr in der Einwirkung des Lichtes auf das Fett der Nervenhaut (l. c. 18.). Nach vorn verbindet sich die Retina sehr fest mit dem Ciliarkörper, nicht vermittelst der Blutgefäfse, sondern vermittelst eines dichten Zellgewebes, welches durch Einwirkung des Wassers und der Fäulnifs aufschwillt (l. c. 25). Auf dem Ciliarkörper selbst aber befindet sich ein verdünnter Theil der Nervenhaut (l. c. 28.). Sie liegt unter dem Ciliarkörper der Choroidea, über der Zonula Zinii und hört da auf, wo die

Uvea aus dem Orbiculus ciliaris hervorgeht, und die Ciliarfortsätze ihre mit der Choroidea gemeinschaftliche Ebene verlassen (l. c. 29.). An diesem Ciliartheile der Retina fehlt die aus Nervenkügelchen bestehende Rindenschicht, so wie ein Theil der varikösen Fäden. Ein Theil der letzteren hingegen dringt bis an das äufserste Ende der Nervenhaut, obwohl sie hier auch feiner zu seyn und ihre Varikösitäten allmählig abzulegen scheinen. Aufserdem aber findet sich hier noch eine Fortsetzung der Membrana vasculosa der Nervenhaut, deren Gefäfse ihre eigenthümlichen Nervenzweigchen besitzen (l. c. 33.). Die Jacobsche Membran ist sehr zart, durchsichtig, farblos und äufserst schwierig darzustellen (l. c. 36.). Nur in Folge von Maceration ist sie mit schwarzem Pigment verunreinigt (l. c. 37.). Auf dem Ciliarkörper verdickt sie sich und geht unterhalb der processus ciliares der Choroidea bis an das vordere Ende der Retina (l. c. 41.). Sie besteht aus Kügelchen von $\frac{1}{6000}$—$\frac{1}{700}$ Linien Durchmesser, welche in dem Menschen rund, in dem Pferde und dem Ochsen mehr oval sind und von einer durchsichtigen, structurlosen Masse umgeben werden (l. c. 42.). Pathologisch verknöchert sie selbst nicht; sondern es lagern sich in diesen Fällen die Knochenplättchen zwischen ihr und der Choroidea ab (l. c. 44.). Es existiren folgende Schichten der Retina: 1. Stratum externum, corticale, Cortex retinae ganz nach aufsen und aus Körnern gröfstentheils bestehend. 2. Stratum medium, medullare, rein faserig und 3. Stratum intimum nach innen, vasculös mit dazwischen liegendem Zellgewebe (l. c. 46.). Die Körnchen, welche das Stratum corticale retinae bilden, sind zweierlei Art. Die einen, welche auf der äufsersten Oberfläche besonders häufig vorkommen, sind zwar rund, aber eben, durchsichtig, blafs und schwach gelb gefärbt. Sie liegen zerstreut und werden durch ein sehr zartes Schleimgewebe mit einander verbunden. Die Anderen sind kleiner, graulich gelb, mehr oval oder eckig. Nach innen liegen sie reihenweise und werden durch sehr zarte, äufserst leicht zerstörbare Fäden mit einander verbunden. Durch längere Einwirkung des Wassers werden die Körnchen isolirt und schwellen auf. Durch Mineralsäuren werden sie gröfstentheils zerstört; eben so durch kaustisches Kali und Ammoniak, kohlensaures Kali und Natron, Salmiak. Die Zwischenmasse coagulirt durch Weingeist, Mineralsäuren, Sublimatauflösung. In der Mitte der Retina ist dieses Stratum corticale am dicksten. Eben so gewinnt auch die Nervenhaut in der Nähe des gelben Fleckes etwas an Stärke. Die bedeutende Dicke der Nervenhaut im Fötus rührt ebenfalls von der starken Ausbildung der Rindenschicht derselben her. Hier zeigt sie auch auf der äufseren Oberfläche zierliche Wärzchen, während die Innenfläche der Retina durchaus eben und glatt ist (l. c. 73.). Die mittlere Lamelle der Retina, die Faserschicht, ist bei dem Menschen und den meisten Säugethieren blofs mit bewaffnetem Auge wahrzunehmen. Nur bei dem Haasen und dem Kaninchen kann man sie schon ohne Vergröfserungen beobachten. Nach aufsen finden sich hier die varikösen Fasern; die Gliederröhren dagegen mehr nach innen. Beide sind im Allgemeinen etwas kleiner und schwächer als in dem Gehirn. Nur bei dem neugeborenen Hunde, dem Kaninchen und besonders dem Haasen zeigen sie sich auch hier von vorzüglicher Ausbildung. Bei dem letzteren Thiere spaltet sich der Sehnerve bei seinem Uebergange in die Retina in zwei Bündel, welche ihrer Richtung nach dem äufseren und dem inneren Augenwinkel entsprechen. Daher findet sich auch hier keine wahre lamina cribrosa. Die Fasern strahlen jederseits einfach aus. Derselbe Bau findet sich auch in dem Auge des Kaninchens, kann jedoch hier nur mit einiger Mühe wahrgenommen werden (l. c. 81.). Die von Gottsche beschriebene Strahlenhaut im Auge der Fische ist nicht die faserige Lage der Retina — dieser entspricht Gottsche's glatte, faserige Lage — sondern die Ausbreitung der Fasern des starken Ciliarnerven, welcher hier die Sclerotica mit dem Sehnerven zugleich durchdringt, einen schwachen Ast durch den Glaskörper zur Linse hin schickt, mit dem gröfsten Theile seiner Zweige aber sich auf dem Glaskörper verbreitet (l. c. 89). Die Gefäfshaut der Retina ist nur bei Fischen und bei dem Fötus der höheren Thiere bis zur Hälfte des Fruchtlebens mit dem Glaskörper inniger verbunden. Die Arterien liegen mehr gegen die Nervenhaut, die Venen mehr gegen den Glaskörper hin gerichtet. Zwei bis drei Blutadern, die auch gewundener und mit deutlichen Klappen versehen sind, kommen immer auf eine Schlagader. Gröfstentheils entspringen diese Gefäfse aus der Arteria centralis, welche in ihrem Verlaufe noch die Venen des Neurilems des Sehnerven aufnimmt und zuletzt in die Vena ophthalmica mündet. Die feinsten Blutgefäfsnetze der Retina entstehen entweder unmittelbar aus den in der hinteren Hälfte gerade verlaufenden arteriösen Stämmchen, oder durch die Verbindung der feinsten Arterien und Venenreiser, oder durch einfache Endumbiegung der Gefäfsenden (l. c. 101.). Auch die Zonula Zinnii erhält Gefäfse von der Membrana vasculosa der Retina (l. c. 102.). Da, wo nach vorn die Nervenhaut sich zu verdünnen anfängt, befindet sich der Circulus s. Sinus venosus retinae, eine auf deren innerer Oberfläche mehr oder minder geschlängelt verlaufende Blutader, welche in dem Auge des Menschen schwerer wahrzunehmen ist, als in dem der Säugethiere (l. c. 105.). Sie nimmt die Venen des Ciliartheiles der Retina, die der Zonula Zinii und die des Kapselpupillarsackes, welche aus der fossa hyaloidea hervorkommen und sich um den inneren Rand der Zonula herumbiegen, auf (l. c. 107.). Bei der Untersuchung des Auges eines Mannes, welcher anhaltend an mouches volantes gelitten hatte, fanden sich auf der Nervenhaut regelmäfsig gestellte Pigmentflecke, welche ungefähr 10 Mal so grofs waren, als die Markkörnchen der Retina (l. c. 158.). In Folge von Retinitis zeigte sich (wie dieses in ähnlichen Krankheitsfällen auch an anderen Nervengebilden gefunden wurde) die Nervenhaut durch und durch gelb gefärbt und mit einzelnen Ekchymosen bedeckt (l. c. 167.). Der von Mühry beschriebene Fall von Markschwamm des Auges liefs in seinem hinteren Theile die deutlichsten varikösen Fäden wahrnehmen (?); nach vorn hingegen ein mehr fibröses Gewebe. Daher soll (??) der fungus medullaris eine Hypertrophie der Elementartheile eines Organes seyn (?). In einem Falle fanden sich auf der Retina sehr viele kleinere oder gröfsere Tuberkeln, welche von kaustischem Kali sogleich aufgelöst wurden (l. c. 172). Bei einem an Erweichung der Retina leidenden Auge einer jungen Taube zeigte sich die Nervenhaut verdickt, röthlichgrau von Farbe, sehr weich und zerreifsbar. Die Markkörnchen waren fast $\frac{1}{3}$ gröfser, als gewöhnlich und mehr rundlich. Die Faserschicht liefs sich sehr leicht abstreifen. Auch das Mark des Sehnerven war weicher. In dem kranken Auge eines Pferdes zeigte der in seinem Volumen verminderte Glaskörper eine gelbe Farbe. Der Markschicht der Retina war an einzelnen Stellen mit der Choroidea verwachsen. Zwischen der ersteren und der Membrana vasculosa retinae befand sich ein mit einer weifsgelblichen Flüssigkeit gefüllter Zwischenraum. Das Mark der Retina war sehr weich und an mehreren

Orten ganz geschwunden. In einem anderen kranken Pferdeauge zerflofs die ganze Marklamelle der Retina im Wasser und bildete einen zähen, grauweifslichen Schleim. Kein Markkörnchen liefs sich mehr unterscheiden. Die Membrana vasculosa war unverletzt. Es zeigten sich aber nur wenige mit Blut gefüllte Gefäfse. Der N. opticus war ebenfalls erweicht (l. c. 179). — Ref. enthält sich eines Urtheiles über die angeführten Resultate der die Normalstructur des Auges betreffenden Untersuchungen, da seine eigenen im Folgenden dargestellten Forschungen von selbst zeigen werden, was er seiner Erfahrung nach für richtig halten kann oder nicht. — Dasselbe gilt auch von der Angabe von G. R. Treviranus CXL. I. 65. und II. 84., dafs nämlich die Markcylinder des Sehnerven sich zuerst auf der äufseren Fläche der Retina ausbreiten, dann nach der inneren Fläche der Netzhaut sich umbiegen und zuletzt als eine halbkugelige oder umgekehrt kegelförmige Papilla enden. — Vergl. auch Volkmann CXXXIX. 197.

Das Auge der Cephalopoden wird von einer Kapsel eingeschlossen, welche zum Theil aus dem Kopfknorpel, zum Theil aus den Hautdecken, eigenthümlichen Membranen (einer fibrösen und einer serösen) und der Hornhaut besteht. Zwischen dem Augapfel und der Kapsel befindet sich bei den Sepien ein mit einer wässerigen Flüssigkeit gefüllter Zwischenraum. Hierdurch wird nun die Cornea von dem übrigen Bulbus getrennt. Von allen Annexen gesondert ist dieser selbst im Allgemeinen rund, nur vorn etwas verflacht und in seiner unteren Fläche etwas gewölbter. Das gesammte Auge ist bei den Cephalopoden im Verhältnifs zum Körperumfange überhaupt so grofs, als bei keinem anderen Thiere. Die Körperachse bildet mit der Directionslinie desselben einen rechten Winkel. Bei den Loligineen zeigt die Cornea eine blättrige Structur, schwillt im Wasser auf und wird trüb. Bei Octopus vulgaris befindet sich oben über der Cornea eine halbmondförmige Falte, welche ein derberes Gewebe, als die darunter liegende sehr dünne Hornhaut hat. Diese zeigt an derselben Stelle eine kreisrunde Oeffnung, durch welche die in dem Zwischenraume zwischen Bulbus und Cornea enthaltene Flüssigkeit mit dem umgebenden Wasser communicirt. Bei Heledone existirt ein halbmondförmiger Ausschnitt in der Cornea. Die Argentea, welche den Bulbus peripherisch umschliefst, besteht aus zwei Schichten. 1. Der äufseren, welche mit Unrecht für die Sklerotica angesehen worden ist. Sie verdickt sich nach vorn und bildet so die vorderste Lage der Iris. Sie ist vom der 2. Argentea interna bei Sepia durch feines Zellgewebe, bei Octopus und Loligo durch eine derbere, zellgewebigte Membran geschieden. Ueberall hat sie eine gleiche Dicke. Hinten wird sie von den hindurch gehenden Sehnenfasern durchlöchert. Die Iris besitzt eine eigenthümliche, gelbliche Farbe. Sie besteht aus einer Argenteaschicht, einer verdünnten Fortsetzung der Knorpelhaut, welche lange vor dem Pupillarrande aufhört, der eigenthümlichen Irislamelle und dem Uveapigmente, welches noch um den Strahlenring einen dunkelen Kreis bildet. Zwischen Iris und Linse existirt ein freier Zwischenraum. Ueber und unter der Letzteren bildet die Iris Vorhänge, welche im lebenden Auge oben einen kleinen Einschnitt, unten einen zungenförmigen Fortsatz hat, so dafs die Linse bei der Schliefsung der Pupille vollkommen gedeckt wird. Die Bewegungen der Pupille sind zwar hier langsamer, als bei den höheren Thieren, gehorchen jedoch denselben Einwirkungen und denselben Gesetzen. Bei Sepia und Octopus folgt auf die innere Schicht der Argentea eine knorpelige, bei Loligo eine mehr membranöse Haut, die Knorpelhaut. Sie ist an der Grenze des Sehnervenknotens besonders dünn und auf eine auffallende Weise siebartig durchbohrt. Auf der Mitte des Bulbus verdickt sie sich, so dafs sie diesen als einen festen Ring umgiebt. Dann wird sie wieder feiner und verläuft unter der Iris. Die aus dem Sehnervenknoten entspringenden Stränge geben der membranösen Retina nach aufsen ein faseriges Ansehen. An ihrer inneren Fläche befindet sich eine dunkelbraunrothe Pigmentschicht, welche nach vorn heller wird. Die Hyaloidea ist eine durchsichtige Haut, welche immer den hellen, flüssigen Glaskörper umschliefst. Der ein weifsliches und derbes Gewebe zeigende Strahlenring entspringt neben dem vorderen Rande des Knorpelringes, liegt zuerst zwischen der verdünnten Fortsetzung der Knorpelhaut und der Ciliarplatte der Netzhaut, wendet sich bald gegen die Achse des Auges und bildet durch seine Vorsprünge den Strahlenkranz, welcher als eine ringförmige Scheidewand tief in die Linsenschichten herabhängt. Der Linse fehlt die Kapsel gänzlich. Sie hat dagegen selbst eine derbere Textur und besteht aus zwei vollständig getrennten Hälften, zwischen welche sich anfangs der Ciliarkörper, später aber eine von dessen Endspitzen ausgehende durchsichtige Membran legt. Beide in ihrer Mitte gewölbten Linsenhälften haben nach aufsen eine verflachte Parthie in ihrem Umkreise und sind eng an das zwischen ihnen liegende Septum geheftet. Aufser diesen den Bulbus selbst constituirenden Theilen findet sich noch unterhalb der Augenmuskeln dicht um den Sehnervenknoten ein von gallertartigem Zellgewebe umhülltes, gelapptes Gebilde derselben Natur, als in dem Schädel und der Gehörblase (Crystalle enthaltend? Ref.). Die Sehnerven bilden bald nach ihrem Durchgange durch die foramina optica Knoten, welche an Volumen das Gehirn übertreffen. Im Sepienauge sind vier gerade Muskeln und ein Quermuskel am deutlichsten Bei Sepia findet sich auch ein wahres unteres Augenlid mit einem Orbicularmuskel. Dagegen fehlt bei Octopus vulgaris jede Spur eines Augenlides. Krohn II. 339. Vergl. R. Wagner LIV. 425. und Mayer Annal. 52. — Die im Auge der Cephalopoden vor der Retina liegende Schicht, welche man im Allgemeinen für Pigment hält, ist kein solches, sondern eine eigenthümliche Membran, die aus kurzen, senkrechten Fasern besteht.

Jones Fror. Notiz. No. 1035. 2. —

Bei Hirudo medicinalis findet sich besonders in dem mittleren Auge ein wahrhafter Glaskörper, an welchem vorn eine Art von Linse zu stehen scheint. R. Wagner I. IV. 428. — Das kugelförmige Auge von Branchiopus paludosus ist nach aufsen vollkommen glatt und wird von einem kolbigen beweglichen Stiele getragen. Es enthält eine vollkommen glatte Hornhaut (wohl eher als Bindehautlamelle zu deuten, welche auch bei allen Wirbelthieren über die Cornea hinweggeht und ihrer Uridee nach immer eine verfeinerte Epidermis — oder Horngewebelamelle ist. Ref.) und eine zweite Haut (die wahre Hornhaut. Ref.), die aus einer Menge vollkommen runder, heller Fensterchen besteht, welche von dichten aufgeworfenen Rändern umgeben werden. Die Zwischenräume zwischen diesen werden von einer minder durchsichtigen Membran gebildet. Hinter jedem dieser Fensterchen liegt die gelbliche, längliche Linse, deren hinteres, mehr zugespitztes Ende die Pigmentmasse nicht erreicht. Sie wird von einer feinen Linsenkapsel eingehüllt, welche sich nach hinten in den Glaskörper fortsetzt. Das letzte Viertheil steckt schon in der Pigmentmasse. Diese enthält den Sehnerven, welcher dann den Glaskörper becherförmig umgiebt. Burmeister XXIII. 529. — In dem zusammengesetzten Auge der

Insekten bildet der Sehnerve, wie früher schon Straufs Dürkheim gefunden, eine wahre Retina, welche jeden Kegel umfafst und bis an den Rand der Cornea reicht. R. Wagner I. IV. 433. und XXII. 372. Vergl. dagegen Joh. Müller XXIII. 613., welcher besonders aus physiologischen Gründen die Deutung dieser Haut als Retina bestreitet und sie eher für eine hyaloidea ansieht, besonders, da sie bisweilen selbst über die vordere Endfläche des Glaskörpers hinweggeht. Doch mufs Ref. offen bekennen, dafs nach seinen Beobachtungen das Gewebe dieser Membran dem der Nervenhaut der höheren Thiere sehr nahe verwandt, wo nicht mit demselben identisch zu seyn scheint.

ββ. Gehörorgan. — Ueber die Paukenhöhle der Säugethiere s. Hagenbach. XCIV. Vgl. Valentin XXV. 112. — Die Ampullen sind eigenthümliche, von den Bogengängen geschiedene Theile, da diese aus ihnen erst entspringen und der Hörnerve sich nicht in die Bogengänge, sondern nur in die Ampullen verbreitet — (Thatsachen, welche auch Ref. bei seinen zahlreichen Untersuchungen immer bestätigt fand.) — Bei dem Karpfen und dem Hechte erstreckt sich von dem Ansatzpunkte des Septum an die Seitenwände eine verdickte, halbkreisförmige, mit concentrischer Streifung versehene Scheidewand, ähnlich der Ciliarkrone des Auges (Planum semilunatum). Ueber diese Fältchen hinaus scheint sich der Sehnerve nicht zu verbreiten. Bei der Schildkröte ist das Septum der äufseren Ampulle von den beiden anderen durchaus verschieden, da es nur eine vergröfserte Fortsetzung des der vorderen Ampulle ausmacht und der Sehnerve sich auch nicht bei seinem Eintritte gabelförmig spaltet. Bei dem Krokodile hat die vordere und die hintere Ampulle schon ein Septum cruciforme; die äufsere dagegen eine einfache Scheidewand. Dasselbe, nur mit kleinen Modificationen zeigt sich auch bei der Eidechse. Selbst bei den Vögeln besitzen blofs die vordere und die hintere Ampulle ein Septum cruciforme, die äufsere dagegen nur ein einfaches. Bei dem Menschen und den Säugethieren haben die Ampullen äufserlich eine ovale Form und eine kaum wahrnehmbare Querfurche. Das Septum ist halbmondförmig. Steifensand XXIII. 171. — In dem Ohre der Vögel bilden die Gehörblätter eine gefaltete Haut, in welcher die Blutgefäfse innerhalb der Falten selbst verlaufen (Vergl. auch Valentin CXVI. 48.). Diese kleidet die innere Fläche des Kolbens ebenfalls selbst aus. Der untere gewölbte Rand des Vorhofknorpels ist doppelt. Von dem inneren kammförmigen Rande erheben sich eine Menge zahnartiger Fortsätze, welche von verschiedener Form sind und im Allgemeinen am Kolben aufhören. Manchen Vögeln, wie dem Haubentaucher, dem Truthahne und der Gans fehlen sie gänzlich. Durch die Spitze eines jeden Zahnes geht ein Blutgefäfs aus dem Inneren des Vorhofknorpels in die Gehörblätter. Huschke XXXIII. 335. Ref. kennt aus eigener Anschauung die Gehörzähne des Raben, des Spechtes, der Nachtigall, des Zeisigs, des Sperlings u. dgl. Nur bei der Taube hat er vergeblich nach denselben gesucht. Ihren Mangel bei der Gans, der Ente, dem Huhne u. dergl., so wie den Durchgang der Blutgefäfsstämme durch dieselben vermag er ebenfalls zu bestätigen.

Einige Bemerkungen über das Ohr der Amphibien giebt Mayer LXVII. 90.

γγ. Geruchsorgan. — Der Geruchsnerve hat in seinem Innern einen weifsen Markstrang, welcher viele Gliederröhren in die Schleimhaut der Nase absendet. Aeufserlich dagegen wird er von einer grauen Rindenlage umgeben. Langenbeck de retina observv. anatt. 82. — Ueber die Eigenthümlichkeiten des feineren Baues des Geruchs- und des Gehörnerven vergleiche Valentin CXVI. — In der Schneiderschen Haut des Hundes finden sich eigenthümliche, keulenförmige, im Innern körnige Körperchen, welche bisweilen wie Fortsetzungen der Nervenröhren oder der Gefäfse erscheinen, doch bei scharfer Isolirung daneben liegen. Ehrenberg Structur des Seelenorganes 50. —

δδ. Geschmacksorgan. — Eine detaillirte Beschreibung der Zunge des Chamäleon liefert Duvernoy XVIII. No. 110. 196. (vergl. auch Mayer LXVII. 42.). Der merkwürdigen Zunge von Rhamphastos XXI. No. 960. 218. Das erectile Organ im Munde der Karpfen wird als deren Geschmacksorgan beschrieben von Van Beneden XVIII. No. 109. 180. — Die vergleichende Anatomie der Zunge siehe Cuvier leçons Tome IV. Part. I. 550. Ueber Panizza's Untersuchungen siehe unten in dem Abschnitte über experimentelle Physiologie. — Ueber Zunge und Larynx von Crocodilus Lucius s. Mayer Anal. 38,

Von neuem angestellte Untersuchungen über den Nervus hypoglossus und die Stimmnerven führten zu folgenden Resultaten. Das von Mayer aufgefundene Ganglion des N. hypoglossus konnte bei dem Menschen nicht beobachtet werden. (Ref. hat es jedoch auch hier präparirt und in Rücksicht seines feineren Baues mikroskopisch untersucht.) Wo der N. hypoglossus von dem Vagus bedeckt wird, verbinden sich mit ihm zwei Nervenfaden, von denen der eine (bisweilen aus mehreren Fäden bestehend) aus dem hinteren und oberen Theile des Ganglion supremum des N. sympathici, der andere aus der Nervenschlinge des ersten und zweiten Halsnerven kömmt. Späterhin verbinden sich Zweige aus dem N. accessorius Willisii, aus der zweiten Anschwellung des Vagus, aus dem untersten Theile der Schlinge des ersten und zweiten Halsnerven zu einem dicken und kurzen Stamm, der sich in zwei Aeste spaltet, von denen der eine in die portio lingualis des N. hypoglossus, der andere in den Ramus descendens des N. hypoglossus übergeht. Die von dem Ramus lingualis abgehenden Zweige zerfallen nun in drei Gruppen, nämlich 1. in die Rami descendentes und zwar a. R. hyothyreoideus, welcher sich in den Musculus hyothyreoideus verbreitet. (Nur in einem Falle z. Thl. an den M. omohyoideus.) b. Viele feine Aestchen für den unteren Theil des Musculus hyoglossus. c. Ein gröfserer Zweig für den M. geniohyoideus. (In seltenen Fällen mit dem der anderen Seite anastomosirend.) 2. Rami adscendentes und zwar a. Ein feiner Ast für den Musculus styloglossus. b. Einer (bisweilen mehrere anastomotische Aeste) für den N. lingualis. Ein Faden verläuft bisweilen in das Ganglion submaxillare. c. Zahlreiche Aeste für den M. hyoglossus und lingualis. 3. Aeste, welche in der früheren Richtung des Stammes fernerhin verlaufen. Sie verzweigen sich endlich in den Musculus genioglossus. Der Ramus descendens des N. hypoglossus gehört eher den Rückenmarksnerven als dem N. hypoglossus selbst an. Denn es entspringt aus der Schlinge der beiden ersten Halsnerven ein starker Zweig, der einen oder mehrere Fäden aus dem Ganglion cervicale supremum aufnimmt, und sich dann an den unteren Rand des N. hypoglossus anlegt, so jedoch, dafs zwischen beiden Nervenstämmen eine leicht wahrzunehmende Furche übrig bleibt. Bald aber trennen sich beide wiederum von einander, während der Ramus descendens nur einige oder mehrere dünne Fäden aus dem Stamme des N. hypoglossus aufnimmt. Nur sehr selten dagegen kommt eine obere Wurzel des Ramus descendens aus dem Stamme des N. hypoglossus oder dem des Vagus. Der R. descendens giebt nun zuerst einen langen und dünnen Ast für den oberen Bauch des

M. omohyoideus ab, erhält aber bald darauf den von Andersch sogenannten Nervus descendens colli, der bisweilen aus zwei Zweigen besteht. Aus dem Stamme des R. descendens selbst entspringen aber: a. ein rücklaufender Zweig für den oberen Bauch des M. omohyoideus; b. ein herablaufender Zweig für den M. sternothyreoideus, der oft einen Faden für den oberen Bauch de· omohyoideus entläfst; c. ein nach vorn verlaufender Ast, der zuerst einen Faden an den M. sternothyreoideus und dann mehrere Fäden an die Portio sternalis des sternohyoideus absendet; d. ein Ast an den unteren Bauch des M. omohyoideus; e. der Hauptstamm vertheilt sich endlich in den M. sternothyreoideus. Die Verbindung des Ramus descendens mit dem N. phrenicus konnte nicht aufgefunden werden. Bach LXXIX. 7. —

Der N. laryngeus superior, der zuerst mehrere Zweige von dem Ganglion cervicale supremum empfängt und mehrere Aeste für die Nervi molles abgiebt, spaltet sich in zwei Zweige, nämlich 1. die portio externa oder den Ramus cricothyreoideus. Dieser empfängt zwei oder drei Wurzeln von dem N. sympathicus und verläuft zu dem M. cricothyreoideus. Er sendet a. einen Ast zu dem M. thyreopharyngeus; b. bisweilen einen durch ein Loch des Schildknorpels hindurch gehenden und mit einem Aste der portio interna des N. laryngeus superior anastomosirenden Zweig; c. einen oder mehrere minder constante Aeste für den oberen und hinteren Theil des M. sternothyreoideus; d. kurze Fäden für den M. cricopharyngeus und spaltet sich dann in zwei Stämme, von denen der eine sich in den M. cricothyreoideus verbreitet, der andere diesen letzteren Muskel durchsetzt, an dem unteren Rande des Schildknorpels umbiegt und sich in den M. cricoarytenoideus lateralis verbreitet. Bisweilen kommen aus dem Ramus cricothyreoideus noch Fäden heraus, welche die Arteria thyreoidea superior begleiten und eine längere Strecke in der Schilddrüse verfolgt werden können. 2. Die portio interna ist um Vieles dicker, als die externa. Sie zerfällt bald in zwei Theile, nämlich einen für die Schleimhaut des Larynx und der Epiglottis und einen für mehrere innere Kehlkopfmuskeln. Die Zweige des ersteren verlaufen zum Theil nach oben zur Schleimhaut des Kehldeckels, bisweilen bis zur Zungenwurzel, zum Theil nach unten zur Schleimhaut der Stimmritze, zum Theil nach der Mitte hin zu dem Theile der

Schleimhaut, welcher zwischen dem Zungenbeine und dem Schildknorpel liegt. Von denjenigen Aesten, welche in die Region der Stimmritze sich verbreiten, geht oft ein Ast durch ein Loch des Schildknorpels nach aufsen und verbindet sich entweder mit einem Zweige der Portio externa oder vertheilt sich in den Musculus cricothyreoideus oder spaltet sich in zwei Fäden, von denen der eine mit der Portio externa anastomosirt, der andere in den M. cricothyreoideus eingeht. Von den untersten Zweigen der Schleimhautäste der portio interna verläuft bisweilen einer zu dem M. thyreoarytenoideus. Der Muskelast der Portio interna geht gerade abwärts und wird, nachdem er Fäden in den Musculus arytenoideus transversus und obliquus abgesendet, zu einem langen und dünnen Zweige, der mit dem gleichen Nerven der anderen Seite anastomosirt. In einem Falle gab dieser Nerve zuerst einen Faden an den M. arytenoideus obliquus ab und verband sich dann mit dem entsprechenden Nerven der anderen Seite, während erst aus dieser Anastomose zwei Reiser für den M. arytenoideus transversus abgingen.

Der N. laryngeus inferior s. N. recurrens giebt mehrere Fäden für den plexus cardiacus, einen anastomotischen Ast für den Stamm des Vagus selbst, viele Reiser für Luftröhre und Schlund und spaltet sich dann in zwei Aeste, von denen der dünnere mehrere Fäden zur Schleimhaut des Schlundes schickt und dann mit dem Faden des N. laryngeus superior anastomosirt, der stärkere 2 — 3 Fäden an den M. cricoarytenoideus posticus, 1 — 2 Aeste an den M. cricoarytenoideus lateralis, nur selten einen dünnen und kurzen Faden nach der inneren Oberfläche des M. cricothyreoideus abschickt und zuletzt in den M. M. thyreoarytenoidei und thyreoepiglotticus ausstrahlt. Nur in einem Falle hatte der N. recurrens aufser den beiden genannten Aesten noch einen dritten, dessen einer Zweig sich mit der portio externa des N. laryngeus superior, der andere dagegen mit dem N. sympathicus verband. Mehrere Male verlief von dem äufseren Aste des N. recurrens ein Ast nach innen, der einen Faden an den M. cricoarytenoideus abgab und sich dann in den M. arytenoideus obliquus verbreitete, während der M. arytenoideus transversus seine Nervenfäden von der portio interna des N. laryngeus superior empfing. — Diese Angaben widerlegen also die von Magendie früher aufgestellte Theorie über die Vertheilung der Nerven in den Muskeln des Kehlkopfes. Bach 16. Ueber das zu demselben Zwecke von Schlemm angefertigte Präparat s. J. Müller Arch. 1836. S. XXIV. —

εε. Tastorgan. — Die Gefühlswärzchen haben ein mehr gleichförmiges Gewebe ohne Fasernetze. Die Lederhaut dagegen besteht aus netzartig vereinigten Faserbündeln, in deren Zwischenräumen sich wahrscheinlich Zellgewebe befindet. Die gröfsten Gefühlswärzchen existiren an den Sohlenballen des Hundes und der Katze. Die Haarbälge sind Einstülpungen der Oberhaut, wie man besonders von der gefärbten Oberhaut vieler Säugethiere sieht. Sie bilden das Haar auf analoge Weise, wie das Zahnsäckchen den Zahn. Die Schweifsdrüsen sind meist bei Menschen und Thieren vielfach gewundene Schläuche, ähnlich den Hodengängen. Nur bei dem Hunde bilden sie einfache lange Kanäle ohne Windungen. Die Schweifsdrüsen sieht man am besten an der frischen, die Spiralgänge hingegen an der durch kohlensaures Kali verhärteten Haut. Garlt XXIII. 399. — Die Stacheln der amerikanischen Stachelschweine sind mit konischen zusammengedrückten weifslichen Zähnchen besetzt, welche leicht brechen und abfallen. Brandt XXIII. 551.

β. Egestive; motorische Organe.

αα. Knorpel und Knochen. Die Gelenkknorpel zeigen eine gleichmäfsige, durchsichtige Substanz mit ovalen Körperchen, welche traubenförmig geordnet sind. In den Rippenknorpeln und dem Schwerdtfortsatze liegen sie ziemlich nahe bei einander und folgen dem Längendurchmesser des äufseren Umfanges. Gegen die Mitte zu vermehren sich die Körperchen, liegen näher bei einander und scheinen hin und wieder zusammenzufliefsen. Die Körperchen sind nicht hohl und enthalten kein Fett. Aehnlich sind auch die Knorpel des Kehlkopfes, der Luftöhre und der Nase gebaut. Eine andere Structur zeigen die Knorpel des äufseren Ohres, der Epiglottis und ein eigenthümlicher Fortsatz der Cartilago arytenoidea in dem Kehlkopfe des Schweines und des Ochsen. Es findet sich hier ein zierliches, dunkeles Netz, welches zwischen sich eine durchsichtige Masse und in der Mitte meist ein einzelnes rundes oder längliches Körperchen hat. Wenn diese Art von Knorpel in die andere übergeht, so ist die Grenze dadurch genau bezeichnet, dafs sie, wie Zähne, in einander greifen. Durch 15stündiges Kochen in Wasser geben die Knorpel der ersteren Art eine Leimauflösung, die letzteren dagegen färben das Wasser gelb und werden nicht so leicht aufgelöst. Nach dem Verdunsten bleibt eine braune, mehr fettige Masse zurück. Der durch fünftägige Einwirkung der Salzsäure erhaltene Knochenknorpel löst sich durch fünfstündiges Kochen bis auf einige faserige Reste auf. Miescher CXXVII. 24. Nach des Ref. Erfahrungen, welche an einem anderen Orte ihre ausführliche Erörterung finden sollen, sind die Knorpelkörner des Menschen und der höheren Thiere auf eine äufserst merkwürdige Weise sehr zusammengesetzt. Aeufserlich werden sie im frischen Zustande von einem gelblichen, halbdurchsichtigen Umkreise umgeben, der sie überall einschliefst und welcher vielleicht eine Art von Nidament für jedes einzelne Körperchen ausmacht. Sie selbst enthalten in sich eine gröfsere oder geringere Zahl von runden durchsichtigen Kugeln, welche von etwas ungleicher Gröfse unter einander sind und von denen sich auch bisweilen eines durch seine besondere Gröfse als eine Art von Kern vorzüglich auszeichnet. (Vergl. auch Joh. Müll. CXVIII. 61.) Aufserdem finden sich noch oft äufserst kleine, fast den Brownschen Molekulen gleiche Körperchen. Die Zwischensubstanz erscheint in dem frischen Zustande hell, schwach milchweifs, in dickern Stücken halb, in dünneren fast vollkommen durchsichtig. Dagegen zeigt sich ihre Masse mehrere Tage nach dem Tode wesentlich verändert. Abgesehen davon, dafs sie eine mehr gelbliche Farbe annimmt und von ihrer Durchsichtigkeit und Brüchigkeit viel verliert, stellen auch die auf feinen Schnitten derselben existirenden Ungleichheiten eine Art granulirten Wesens dar, in welchem der Suchende eben so wohl Körnchen, als Fasern für die constitutiren Elemente anzusehen scheint, ohne dafs beide in dem frischen und dem wahren Knorpel in der That vorhanden sind. Dafs die Knorpelkörner härter seyen, als die umgebende Zwischensubstanz, giebt sich bei dem Zerdrücken sehr feiner Schnitte zwischen zwei einfachen Glasplatten oder vermittelst des Schrauben-Compressoriums deutlich zu erkennen. Dieses sind die allgemeinen Eigenschaften eines jeden ächten Knorpels, ins Besondere des Menschen, der Säugethiere, der Vögel und zum Theil der Amphibien und Fische. Es versteht sich aber von selbst und die genaueste Untersuchung weiset es auch hinreichend nach, dafs jeder einzelne Knorpel, ja jede einzelne Stelle desselben eigenthümliche und charakteristische Merkmale besitze. Die vollkommneren Formen der Knorpelsubstanz, ins Besondere die vollständig ausgebildeten Gestalten der Knorpelkörperchen treten auch erst bei späterer Entwickelung, in Verhältnifs zu den übrigen elementaren Gewebetheilen des Körpers fast zuletzt in ihrer ganzen Vollständigkeit auf. Selbst bei jungen Thieren haben die Knorpelkörper noch die mehr einfache, embryonische Form. Der normal und in Kurzem ossficirende Knorpel überschreitet in der Regel dieses frühzeitige Stadium ebenfalls nicht, obwohl selbst das vollkommenste Knorpelgewebe noch immer der Möglichkeit der (gesunden oder) krankhaften Verknöcherung unterworfen bleibt. Dasselbe gilt auch von den pathologischen Ossificationen, deren Entwickelungsgang mit dem des Callus sehr übereinstimmt. — Nach anderen Untersuchungen soll der Knorpel des Fötus aus zahlreichen, unregelmäfsig neben einander liegenden Körperchen zusammengesetzt seyn. In denjenigen Knorpeln, aus welchen sich die Knochenansätze bilden, entstehen zwischen den Kügelchen lichte Räume oder Gänge, welche nach dem Gelenkknorpel hin immer unbestimmter werden. Wo die Masse in den Knochen übergeht, da sind die Kügelchen gruppenweise vereinigt, während die zwischen ihnen befindlichen Räume meist Vier-, Fünf- oder Sechsecke bilden. Beim Zerdrücken kömmt eine faserige Structur zum Vorschein. Bei dem Erwachsenen besteht der Knorpel aus einer weifsen, aus Kügelchen zusammengesetzten Masse. In dieser finden sich meist unregelmäfsige vier-, fünf- oder sechseckige Räume, welche in sich Bläschen, zum Theil Fettbläschen enthalten. Arnold XX. 262. Ich mufs offen bekennen, dafs diese Angaben sowohl von Müller's und Mieschers als von meinen eigenen Beobachtungen wesentlich abweichen. Wie man aber aus den beigefügten Abbildungen sieht, beruht die ganze Differenz nur auf einer nicht ganz richtigen Deutung der einzelnen Theile. Arnold hält nämlich die Zwischenmasse für körnig, die Knorpelkörner für Räume oder Gänge und die in diesen enthaltenen runden Körnchen für Fettbläschen. — In den Knorpelfischen finden sich vier Arten von Knorpelgewebe. 1. Der hyalinische Knorpel. Glasartig, durchsichtig, mit einer gröfseren oder geringeren Zahl von Knorpelkörnchen versehen. Knorpel der Knochenfische, alle Knorpel der Störe und der Chimaeren; das Innere fast aller Knorpel der Plagiostomen (wo es von pflasterartigem Knorpel rings herum umgeben wird). Das Innere aller Knorpel der Rochen und Haien, mit Ausnahme der Wirbelkörper, welche nur in der Mitte ein liegendes Kreuz von dieser Knorpelart enthalten. Bei Petromyzon fehlt der hyalinische Knorpel gänzlich. 2. Der pflasterförmige, kalkhaltige Knorpel. Rundliche oder sechseckige, leicht isolirbare Prismen mit strahlig aus einander laufender Stellung der enthaltenen Knorpelkörnchen. 3. Der zelligte Knorpel. Hier sollen die in der härteren Knorpelsubstanz vorkommenden Körnchen in der weicheren Substanz zu Zellen sich ausdehnen. In Bdellostoma, Petromyzon. 4. Der vollständig ossificirte Knorpel. Feinzellig oder spongiös, mit am Rande sichtbarer faserartiger Structur. Wirbel der Plagiostomen. — Durch gehörig lange fortgesetztes Kochen giebt der Knorpel der Knorpelfische ebenfalls leimende Rückstände. Joh. Müller CXVIII. 65. — Nach anhaltendem Weifsglühen hinterliefsen die Rückenwirbel von Squalus cornubicus 41—42 $\frac{0}{0}$ Asche. Diese enthielt viel phosphorsaure Kalkerde und merkliche Spuren von Flufssäure nebst Kohlensäure. Die pflasterförmigen Knorpel von grofsen Rochen gaben viel weniger Rückstand und zwar gröfstentheils phosphorsaure Kalkerde, dann Flufssäure, Kohlensäure und Schwefel. Der hyalinische Knorpel zeigte äufserst wenig Rückstand, welcher Schwefel und Phosphor mit Kalkerde verbunden enthält. Marchand CXVIII. 74. — Die von Deutsch, Purkinje und Valentin gemachten Beobachtungen über den feineren Bau der Knochen haben sich bei neueren Untersuchungen in allen einzelnen Punkten vollkommen bestätigt. Miescher CXXVII. 30. Zu gleichen Resultaten ist auch Retzius bei seinen Forschungen gelangt. Dagegen mufs Ref. die von Treviranus CXL. b. 91. hierüber gelieferten Angaben als die Resultate irrthümlicher Beobachtung und unrichtiger Deutung ansehen. — Nach anderen Erfahrungen dagegen zeigt der durch Salzsäure dargestellte Knochenknorpel des Erwachsenen Räume von verschiedener Gestalt und Gröfse, dann Fasern, welche sich meist in ihrer Lagerung nach den Räumen richten; dann Kügelchen, aus denen die Fasern bestehen und die auch in gröfserer oder geringerer Menge in den Räumen enthalten sind, und endlich dunklere Massen, welche aus feineren Körnchen zusammengesetzt scheinen. Die Anordnung aller dieser Theile ist in den langen, kurzen und breiten Knochen verschieden. Die Räume werden oft durch eine lockere, aus Kügelchen bestehende Masse ausgefüllt. Arnold XX. 227. Auch hier beruhen diese so scheinbar verschiedenen Resultate auf einer unrichtigen Auffassung und Deutung. Die sogenannten Räume sind die Knochenkanälchen, die Fasern die Knochenlamellen, die dunkleren Massen die Knochenkörperchen. Ueber den Grund der Annahme, dafs die Lamellen (oder wie sie hier heifsen, Fasern) aus an einander gereiheten Kügelchen bestehen, haben wir schon oben gesprochen. — In den Knochenkörperchen und den von diesen ausgehenden radialen Strahlen ist Kalkerde enthalten, aufserdem aber auch chemisch an die übrige hyalinische Knorpelsubstanz des Knochens gebunden, wie besonders feine Schliffe zeigen. Joh. Müller in Miesch. CXXVII. 69. u. in seinem Arch. 1836. S. 17. — eine Behauptung, welche auch Ref. aus eigener Erfahrung zu bestätigen vermag. — Abnorme Verknöcherungen der Kehlkopfknorpel enthielten alle Elementartheile der normalen Knochen. Dagegen fehlten diese in ähnlichen Concrementen der Epiglottis. In denen der dura mater fanden sich jene Eigenthümlichkeiten bisweilen. Immer existirten sie in den Verknöcherungen der Sehnen, dem sogenannten Exerciarknochen u. dgl., dagegen fehlen sie immer in den Ablagerungen in den Gefäfsen und den Lungensteinen. Miescher CXXVII. 46. Ref. fand mit Barkow in den Concrementen auf der dura mater des Menschen sehr schöne spindelförmige Knochenkörperchen und mehr oder minder concentrische, um einen centralen Kern verlaufende Lamellen. Ein Lungenstein bestand aus concentrischen Lagen einer rein erdigen Masse, welche auch nicht in irgend einer Beziehung eine entfernte Aehnlichkeit mit wahrer Knochensubstanz hatte. — Bei Verletzung des Knochenmarkes äufsern die Thiere die heftigsten Schmerzen, Miescher CXXVII. 56, da die Markhaut Nervenzweige enthält. Valentin CXVI. — Einige mit blofsem Auge wahrnehmbaren Specialitäten des Knochengewebes stellt Gerdy dar XVIII. No. 97. 84.

Eine detaillirte Beschreibung des Zungenbeines und der Muskeln desselben liefert Losana VI. 1. — Eine comparative Osteologie des Rumpfes findet sich bei Cuvier leç. Tome I. 165. — Die Zahl der Halswirbel des Bradypus tridactylus ist deshalb, wie bei dem Menschen und den übrigen Säugethieren, auf sieben, und nicht, wie allgemein behauptet wird, auf 9 anzuschlagen, weil die beiden letzten Wirbel rippenartige Gebilde tragen und auch diesen entsprechende Fortsätze besitzen. Sie müssen daher als die beiden ersten Rückenwirbel gedeutet werden. Th.

Bell. Transact. of the Zool. soc. I. 113. vgl. die von Joh. Müller mit Recht dagegen gemachte Einwendung. CXVIII. 237. —

Der Schädel der schwanzlosen Batrachier besteht aus folgenden Knochen: 1) Ossa fronto-parietalia. Fast den ganzen Schädel deckend, in früherer Zeit aus mehreren Stücken bestehend, später durch eine Pfeilnaht getrennt. Nur bei Bombinator fuscus fehlt auch diese. 2) Ossa fronto-nasalia (o. nasalia Meck, frontalia anteriora Cuv.) entsprechen ihrer Benennung, sobald man sie mit Theilen der Fische und anderer Amphibien vergleicht. Sie sind hier von den Thränenbeinen gänzlich geschieden. 3) Ossa intermaxillaria, meist am Rande mit kleinen Zähnen besetzt. 4) Ossa maxillo-jugalia, dem grofsen Jugale der Coecilien entsprechend, am Rande ebenfalls mit Zähnchen versehen. 5) Ossa corniculata (Cornets) an dem vorderen Ende der Maxillo-jugalia befindlich. 6) Vomera. Die doppelten Pflugschaarbeine liegen hier in einer horizontalen Ebene und mit ihren Innenflächen von einander entfernt. Diese Theile sind nicht, wie Einige glaubten, als Gaumbeine zu deuten. Wo der Oberkiefer gezahnt ist, enthalten auch diese Knochen Zähne. 7) Ossa palatina, von Mehreren mit Unrecht für innere Flügelbeine gehalten, fehlen bei Bombinator igneus, Obstetricans vulgaris und punctatus gänzlich. 8) Os sphenoideum. Kreuzförmig, an der Basis des Schädels befindlich, entspricht dem vorderen und dem hinteren Keilbeine zugleich. Denn bei fossilen Schädeln findet sich zwischen dem vorderen Aste und dem übrigen Theile eine pfeilförmige Naht. 9) Ossa pterygoidea setzen sich mit äufserst langen Fortsätzen an und sind deshalb so sehr von einander entfernt. 10) Ossa temporali-mastoidea, os tympanicum der Meisten, lenkt sich mit dem Unterkiefer ein, wie es im Allgemeinen bei dem tympanicum der Fall ist. 11) Ossa tympanico-mallealia, gröfstentheils auch in dem Erwachsenen knorpelig und daher nur einen kleinen Knochen am Schädel darstellend, werden theilweise mit dem Tympanicum, theilweise mit dem Fortsatze des Hammers verglichen (Vergl. dagegen Joh. Müller XXIII. 51.). 12) Ossa rupeo-pterealia, in früherer Zeit immer von dem occipitale laterale getrennt, nimmt Theil an der Formation des Labyrinthes und des Foramen ovale. 13) Als Gehörknöchelchen werden angesehen: a) Ein von Vielen als ein Ligament betrachtetes Stück, welches sich an die obere Mitte des Paukenfelles ansetzt; b) ein prismatisches, mit den beiden anderen Stücken eingelenktes Knöchelchen; c) ein knorpeliger Theil schliefst die Fenestra ovalis und giebt einen Ansatzpunkt für einen Theil des Musculus occipitoscapularis. 14) Ossa occipitalia lateralia. Bilden fast die ganzen Umgebungen des Foramen occipitale und zeigen eine Apophysis mastoidea, eine Fossa occipitalis und eine Fossa subcondyloidea, in welcher sich ein beträchtliches Foramen condyloideum befindet. 15) Das Os ethmoideum, lacrymale, adgustale, ingrassiae, occipitale, superius und basilare zeigt eine Continuität und hilft in seinen zwei hinteren Drittheilen die Schädelhöhle mit seinen nach vorn verbreiteten Theilen die Nasengruben und mit seinen Seitenzweigen die Augenhöhlen constituiren. Fast alle Kopfknochen (mit Ausnahme des temporali-mastoideum) verbinden sich mit ihm. 16) Der Unterkiefer besteht aus acht Theilen und zwar aus vieren auf jeder Seite. a) Der knöcherne Hauptttheil, operculo-angulare; b) ein platter verlängerter Theil, super-angulare; c) dentale in der Mitte mit dem der anderen Seite zusammenstofsend; d) articulare immer knorpelig. — Das Zungenbein besteht aus einer breiten und durchsichtigen Knorpelplatte, zwei langen, S förmig gebogenen, knorpeligen Stielen und zwei länglichen Knochen, welche den Larynx zwischen sich haben. (Mehrere Einwürfe gegen alle diese Daten s. bei Joh. Müller XXIII. 53.). — Die Wirbelsäule besteht aus zehn Stücken. Die Körper der acht ersten Wirbel vereinigen sich durch einen in eine Höhlung aufgenommenen Condylus, welcher gröfstentheils an der hinteren Fläche sich befindet. Die Dornfortsätze fehlen gänzlich oder werden durch eine einfache warzige Erhabenheit ersetzt. Die processus transversi variiren sehr in ihrer Richtung. Der neunte Wirbel wird mit Recht als os sacrum angesehen. Der zehnte, als os coccygis betrachtete Wirbel ist ein langer Knochen, welcher bei Bombinator igneus und bei Obstetricans vulgaris noch Spuren der Wirbelform zeigt. — Das Sternum besteht aus zwei Theilen, von denen jeder aus einem Griffe und einer Scheibe zusammengesetzt wird. Der erstere ist immer knöchern, die letztere ein mit phosphorsaurem Kalke überzogener Knorpel. — Die Schulterblattknochen bestehen aus dem adscapulum, welches bei dem Erwachsenen nur ganz knorpelig ist, der Scapula, welche an ihrem unteren Rande eine gabelige Spaltung hat, dem paraglenale, dem coracoideum, dem acronicale und der furcula. Der Humerus ist immer, wie auch die übrigen langen Knochen, weniger um seine Axe gedreht, als bei den Säugethieren. Radius und Ulna sind stets mit einander verbunden, wie in den Wiederkäuern. Die Zahl der Handwurzelknochen ist nach den einzelnen Arten verschieden. Der Daumen hat immer nur einen Phalanx, welcher sogar oft durch eine knorpelige Warze ersetzt wird. Der zweite und dritte Finger besitzt zwei Phalangen; der vierte und fünfte drei. Ihre verschiedene Länge hängt von der Länge und nicht von der Zahl ihrer Phalangen ab. Das Becken besteht, wie das der Säugethiere, aus dem Darmbeine, dem Sitzbeine und dem Schaambeine. Dem Oberschenkelbeine fehlt das Collum. Ein knorpeliger, in der Aponeurose des Kniees gelagerter Kern deutet die Kniescheibe an. Tibia und fibula sind, wie Ulna und radius, verwachsen. Der Tarsus besteht aus 8 Knochen. Einer von ihnen kann als os sesamoideum des Extensoren des Fufses angesehen werden. Zwei von ihnen sind sehr lang und stark und entsprechen dem astragalus u. calcaneus. Die beiden ersten Zehen haben zwei, die dritte und fünfte drei und die vierte vier Phalangen. — Der Schädel der Urodelen besteht aus 1) den Ossibus parietalibus, welche einen grofsen Theil der Hirnschale und der fossae temporales ausmachen; 2) den Ossibus frontalibus, welche aus den ursprünglichen frontalibus und den frontalibus posterioribus zusammengesetzt sind; 3) den Fronto-lacrymalibus; 4) den Nasalibus; 5) dem einfachen oder doppelten intermaxillare; 6) den Maxillo-jugalibus; 7) den Vomero-palatinis, welche mit hakenförmigen emaillirten Zähnen besetzt sind; 8) dem hier doppelten, nicht membranösen, sondern knorpeligen, aber sehr durchsichtigen Ethmoideum; 9) dem breiten und platten Sphenoideum; 10) den von ihm geschiedenen Alis orbitalibus; 11) den von dem Gaumen sehr entfernten Pterygoideis; 12) den knorpeligen Pterygoideis externis; 13) den Temporali-mastoideis; 14) den Tympanicis; 15) den Occipito-rupealibus; 16) den Steigbügeln. Der Unterkiefer enthält die Ossa articularia und dentalia. Das Zungenbein hat zwei einander und dem Unterkiefer parallele Bogen und eine sie vereinigende Mittelsäule. Die diese Theile zusammensetzenden Stücke sind nach Verschiedenheit der Arten verschieden. Die Wirbel zeigen meist doppelte Processus spinosi und Condyli anteriores. Von dem Brustbeine findet sich nur ein immer knorpeliges Xiphoideum. Das Schulterblatt besteht bei den Tritonen aus dem Scapulum, dem Coracoideum und zum Theil der Furcula. Der obere Knorpel entspricht dem ad scapulum. Der Humerus gleicht dem Femur und hat einen Kopf, einen Hals, zwei Trochanteren und zwei Condylen. Ulna und Radius sind hier getrennt. Es existiren hier sieben Handwurzelknochen, vier Mittelhandknochen und vier Finger, von denen die beiden ersten und der letzte jeder zwei, der dritte drei Phalangen haben.

Das Becken zeigt Ossa ilei, ischii und pubis. Ein mit Unrecht von Meckel zum Sternum gerechneter Knorpel constituirt ein wahres, fast doppeltes Marsupiale. Von den hinteren Extremitäten ist zu bemerken, dafs der Tarsus aus acht Knochen besteht und dafs der Astragalus in zwei Knöchelchen getheilt zu seyn scheint. Es existiren fünf Metatarsalknochen und fünf Finger, von denen der Daumen, der Zeigefinger und der kleine Finger nur zwei, die beiden anderen drei Phalangen haben. Dugés III. 11. —

Der Schädel der Myxinoiden besteht aus einer knorpelhäutigen Kapsel für das Gehirn und einem davon getrennten Basilartheile, an den sich die Gesichtsknochen anschliefsen. Dieser letztere ist ein fester Knorpelknochen, welcher den hintersten Theil der Basis cranii ausmacht. In seine Höhlung setzt sich das zugespitzte vordere Ende der Gallertsäule des Rückgrates fort, während sich vorn, wo es zweischenklig ausläuft, der membranöse Theil der Basis cranii, an den Seiten dagegen die knochigten Gehörblasen befinden. Die beiden vorderen Fortsätze gehen ohne deutliche Grenze in den zusammengesetzten Apparat des Gesichtsknochen über. Die knorpelige Gehirnkapsel ist die Fortsetzung des häutigen Rückenmarkrohres. Sie wird selbstständig von den übrigen Theilen des Schädels gesondert und ist nur an dem Mittelstücke des Os basilare und dem vorderen ausgehöhlten Rande desselben fest angewachsen. Sie besteht aus einem oberen, mehr knorpelhäutigen Theile, einem fibröshäutigen Boden, sehr niedrigen Seitenwänden und einer vorderen mit der Nase verbundenen Wand. In der vorderen Wand und an den Seitenkanten der Gehirnkapsel befinden sich die Oeffnungen zum Durchgange der Nerven, und zwar am weitesten nach hinten die des Vagus, dicht dabei die in die Gehörkapsel führende des acusticus, in der Mitte der Seite der Kapsel die lange Spalte für den trigeminus, mehr nach vorn die für den opticus und endlich in der vorderen Wand der Gehirnkapsel und der knorpelhäutigen hinteren Wand der Nasenkapsel die für den Geruchsnerven. Der ganze Gesichtstheil des Schädels besteht aufser der Nasenkapsel und dem Nasenrohre aus dem Gaumen-Schlundrahmen, der Gaumenplatte, der knöchernen Nasenspitze, den Mundknorpeln und dem Knorpelgerüste des Schlundsegels. Der Gaumen-Schlundrahmen hat von allen Skelettheilen des Schädels die gröfste Ausbreitung, bildet mit seinen leistenartigen Vordertheilen einen Rahmen für den Gaumen, mit seinem hinteren Theile einen solchen für den Schlund. Er zerfällt in die Wurzeln, die Gaumenleisten und die Schlundrahmen, welche drei Theile jedoch ohne deutliche Grenze in einander übergehen. Die aus gelbbrauner fester Knochenmasse gebildeten Gaumenleisten convergiren in ihrem Verlaufe an der Seite der Hirnkapsel, der Nasenkapsel und des Nasenrohres und verbinden sich nach vorn über dem unpaaren Gaumenzahne ohne Spur von einer Naht. Sie dehnen sich hinter dem Auge von vorn nach hinten in eine dünne Platte aus, welche mit den Seitenfortsätzen und der Gehörkapsel auf das Innigste continuirlich verbunden ist und auf jeder Seite der Gehirnkapsel ein von innen nach aufsen absteigendes Gewölbe um den Seitentheil des Rachens bildet, das auf seiner inneren Seite mit der Schleimhaut des Rachens überzogen ist. Der äufsere Rand desselben bildet die Fortsetzung des äufseren Randes der Gaumenleisten, der innere der Gehirnkapsel zugekehrte geht zuerst von dem vorderen Seitenfortsatze des Basilarknochens des Schädels aus, verbindet sich dann durch eine knorpelige Apophyse mit dem seitlichen Umfange der Gehörkapsel (doch alles ohne Spur von Naht), verläuft aber dann hinter dieser frei und bildet den oberen Riemen des Schlundkorbes. Das seitliche Rachengewölbe hat noch zwei elliptische Oeffnungen, eine vordere kleinere und eine hintere gröfsere, welche mit fibröser Membran ausgefüllt sind. Zwischen dem äufseren Rande bis zu der hinteren Oeffnung befinden sich eine äufsere Randleiste der Rachenwand und eine innere Leiste. Beide laufen in nach hinten gerichtete, in den Wänden des Schlundes gelegene Knorpelriemen aus, welche einen Zwischenraum zwischen sich lassen und sich zuletzt verbinden. Die dadurch entstehende Lücke ist ebenfalls durch eine fibröse Membran geschlossen. Dieses Schlundgerüst ist durchaus eigenthümlich und keineswegs ein Analogon der zu den Athmungsorganen gehörenden Ossa pharyngea. Der obere der beiden Schlundknorpelriemen verläuft vermittelst eines Seitenriemen zu dem Zungenbeine, und zwar zu dem hinteren Ende des Seitenrandes des knöchernen Theiles an der Grenze zwischen der knöchernen und der knorpeligen Partie desselben. Die Gaumenplatte ist ein den Myxinoiden eigenthümlicher unpaarer Knorpel, welcher den mittleren Theil des Gaumens bildet, unter dem Nasenrohre liegt und hinten den Boden des Nasengaumenganges bildet. Er ist in der Mitte breit und schaufelförmig, vorn und hinten aber verschmälert. Die Gaumenplatte liegt an die vordere Commissur der Gaumenleisten unmittelbar befestigt mitten zwischen ihnen und bildet den harten Gaumen, welcher durch fibröse Haut vervollständigt wird. Die Mundknorpel bestehen aus dem Schnauzenknochen und den Mundknorpeln. Der erstere ist ein fast cylindrischer, unpaariger Knochen mit einem vorderen stumpferen und einem hinteren spitzeren Ende und dient dem über ihm liegenden Nasenrohre zur Stütze. Die Mundknorpel dienen zur Begrenzung des Mundes und zur Stütze der Bartfaden und bestehen aus einem mittleren, jochförmigen, unpaaren und zwei paaren seitlichen Knorpeln. Der erstere liegt quer an dem vorderen Ende des Schnauzenknochens, ist fest mit ihm verbunden und läuft auf jeder Seite in eine Knorpelspitze aus. Von den doppelten paarigen seitlichen Knorpeln ist der erstere ein konischer, hornartiger Seitenanhang der Ecke an dem vorderen Ende der Gaumenleisten und wird durch Bändchen an den Knorpel des ersten Bartfadens befestigt. Der andere besteht aus einem breiteren pyramidalen Stücke, dessen Basis auf der Ecke des vorderen Randes des Zungenbeines aufsitzt und dessen anderes cylindrisches Ende sich in zwei Aeste theilt, von welchen der obere einen spitzen Knorpelfortsatz zur Unterstützung des ersten Tentakels, der untere einen konischen für das dritte Tentakel abgiebt. Der Knorpel im vierten Tentakel zeichnet sich durch seine Abplattung und seine Kürze aus und hängt mit den übrigen nur durch Muskeln zusammen. Dagegen verbindet er sich durch ein Band mit der Mitte des vorderen Randes des Zungenbeines. Die Nase besteht aus dem Nasenrohre, der Nasenkapsel und dem Nasengaumengange. Die Nasenkapsel, in welcher die Schleimhautfalten des Geruchsorganes sich befinden, liegt unmittelbar vor der Gehirnkapsel und wird von dieser aus durch eine doppelte innere Scheidewand und durch eine äufsere seichte Einschnürung getrennt. Da ihre untere Wand fehlt, so ist ihre Höhlung in den Nasengaumengang offen. Ihre obere Wand besteht aus einem Gitterwerke von Knorpelstückchen, welche vorn und hinten durch einen Knorpelstreifen verbunden sind. An sie schliefst sich das Nasenrohr, welches aus zarten Knorpelringen, einer sie verbindenden Haut und einer inneren Schleimhaut besteht. Das Schlundsegel enthält sowohl in seinem horizontalen, als in seinem senkrechten Theile Knorpelstücke. Der horizontale Theil besteht aus zwei in den Seitenwänden des Schlundsegels liegenden keulenförmigen seitlichen Armen, welche sich mit dem Schlundknorpelrahmen einlenken und aus einem von dem einen zu dem andern Seitenarme verlaufenden Querriemen, von dessen Mitte zwei dünne Knorpelstreifen verlaufen, welche in der Hälfte ihrer Länge durch einen Streifen verbunden werden. Dieser Letztere schickt von seiner Mitte einen zuletzt gabelförmig sich spaltenden Streifen ab. Der horizontale Theil enthält mehrere von dem horizontalen Querriemen des Schlundsegels kommende Fortsätze. Statt des mangelnden Unterkiefers begrenzt der Zungenbeinapparat den Mund von unten. Sein vorderer Theil ist ossificirt, sein hinterer knorpelig. Der ossificirte Theil besteht aus zwei Reihen von Knochenstücken, von denen die erstere aus vier, die zweite aus zwei Stücken zusammengesetzt ist. Das grofse Zungenbeinhorn entspringt ohne Unterbrechung aus der Ecke des hinteren Knochenstückes als ein gelber und fester Knorpelbogen, welcher sich um den Schlundkorb in die Höhe begiebt und mit dem oberen Knorpelriemen des Schlundknorpelrahmens verschmilzt. Das kleine hintere Horn entspringt von derselben Stelle dicht hinter dem hinteren, ist kürzer, dünner und nur lose an den Schlund geheftet. Endlich hat das Zungenbein noch einen knorpeligen Zungenbeinkiel. Ein grofser von dem Kopfe unter der Speiseröhre bis zu den Riemen reichender hohler Muskelkörper enthält in seinem Inneren einen knorpeligen und einen knöchernen Skelettheil. Der erstere liegt an dem hinteren Ende auf der Oberfläche des in dem grofsen Muskelbauche befindlichen Zurückziehers der Zunge; der letztere in der Mittellinie der unteren Fläche des walzenförmigen Muskelkörpers an seinem hinteren Ende und hat einen schief aufwärts gerichteten Knorpelfortsatz. Die Zungenzähne sind auf einem knorpelhäutig lederartigen Skelet befestigt, welches bei Bdellostoma viel deutlicher ist, als bei Myxine. Es besteht aus einem vorderen und einem hinteren Knorpel. Der erstere enthält zwei flügelförmige Seitenstücke, welche durch eine nach vorn in eine Spitze auslaufende Knorpelcommissur verbunden sind. Der letztere ist sichelförmig und an den vorderen genau befestigt. Die Zähne sind hornartig, hohl und sitzen auf ihrer Matrix auf. Unter dem vorderen Ende des Gaumenleisten liegt ein einfacher, nach hinten gekrümmter, auf seiner halbweichen Matrix aufsitzender Zahn. Die übrigen Zähne des unteren Theiles der Mundhöhle sind, wie bei Petromyzon, Zungenzähne und bilden zwei hinter einander liegende, in der Mitte des Mundes unterbrochene Reihen von Zähnen, deren verbundene hohle Bases in gesonderte Spitzen auslaufen. Die Knorpel des Kiemenapparates, welche die Petromyzen und Ammocoetes haben, fehlen den Myxenen und den Bdellostomen gänzlich. Nur in dem Ductus oesophago-cutaneus findet sich ein bei Bdellostoma nachzuweisender Knorpel, welcher aus einer queren S förmigen und einer senkrechten daran befestigten Gerte besteht. — Die Wirbelsäule zerfällt in die Gallertsäule und den darauf liegenden häutigen Kanal für das Rückenmark, welcher ein dreiseitiges Prisma bildet. Die erstere ist auf ihrer oberen Fläche etwas eingefurcht, vorn dünner, in der Mitte des Körpers dicker und nach hinten spitz und fein auslaufend. Sie besteht aus einem festen, von Ringfasern zusammengesetzten Rohre und einem weichen darin enthaltenen gallertartigen Körper, welcher gleichförmig durchscheinend ist und von einem Netzwerke von Zellenwänden durchzogen wird. In der Mitte befindet sich ein platter, weifser Faden, welcher der Länge nach verläuft und aus Fasern besteht. Auf der äufsersten Oberfläche des Gallertrohres liegt eine dünne, aus feinen Körnchen bestehende Schicht. Die äufsere Scheide der Gallertsäule spaltet sich an der oberen Wand der Säule in zwei Blätter, von denen jedes sich dann wiederum in zwei Lamellen theilt und das eine das Rückenmarksrohr, das andere das Dach für das Fettzellgewebe bildet. Auf der Kante des Daches der Wirbelsäule liegt ein senkrechtes fibröses Blatt, welches die Muskulatur der beiden Seiten von einander scheidet. Am Schwanze verstärkt es sich und hier findet sich ein ähnliches unteres Blatt, in welchem die Knorpelstrahlen der Schwanzflosse liegen, die eine undeutliche Spur von Gliederung an sich tragen und das Rückgrat selbst nicht erreichen. Die äufsere Scheide der Gallertsäule geht in die Basis cranii, die äufsere Scheide für das Rückenmarksrohr in das knorpelhäutige Schädelgewölbe über. Nur bei Bdellostoma heterotrema findet sich da, wo die äufsere fibröse Scheide der Gallertsäule an die Basis cranii stöfst, ein nach hinten zweischenkliches Knorpelplättchen, als der einzig knorpelige Theil am Rückgrate. Joh. Müller CXVIII. 25. Der Glaskörper zwischen den Wirbeln der Knochenfische besteht aus denselben Theilen, wie der der Knorpelfische. Kaltes Wasser zieht aus dem Glaskörper der Karpfen Osmazom. Durch Kochen erhält man ein wenig klebriges, durch Galläpfelaufgufs fällbares, von Weingeist unlösliches Extract. Joh. Müller CXVIII. 75. Die Chorda dorsalis (welche Referent auch bei 8''' langen Schweineembryonen als einen dicken, innerhalb der knorpeligen Wirbel befindlichen Strang beobachtet hat und deren innerer Bau nach seinen Erfahrungen in den Embryonen der Säugethiere, Vögel und Amphibien wesentlich derselbe ist, als in dem permanenten analogen Gebilde der Knorpelfische) verknöchert nie, sondern wird nur von den ossificirenden Theilen eingeschlossen und eingeengt. Die Substanz des Glaskörpers der Rückensaite selbst besteht aus hellen und durchsichtigen, dicht bei einander liegenden Zellen. Bei den Knochenfischen liegt diese Substanz in der zwischen zwei an einander stofsenden Wirbeln befindlichen Höhlung und setzt sich in den durch die Mitte des Wirbels gehenden Kanal continuirlich fort. Der letztere fehlt bei den Haien und Rochen. Bei ihnen findet sich auch im erwachsenen Zustande statt des Glaskörpers eine Flüssigkeit. Bei dem Hechte existirt in dem Centrum eine Flüssigkeit, welche in der Peripherie von Glaskörper-Substanz umgeben wird. Die Höhlung ist aber durch eine fibröse Querscheidewand in zwei Theile getheilt. Der Glaskörper enthält Osmazom, eine von heifsem Wasser ausziehbare Materie und Eiweifs. Joh. Müller CXVIII. 76. Die anatomischen, die Rükkensaite betreffenden Sätze vermag Ref. aus eigener Anschauung vollkommen zu bestätigen. — Wie die vergleichende Anatomie und die Entwickelungsgeschichte deutlich lehren, entspricht die Gallertsäule der Knorpelfische nicht der Wirbelsäule der höheren Thiere, sondern um die in ihrer eigenthümlichen fibrösen Hülle enthaltene Gallertsäule entsteht ein zweites membranös-faseriges Rohr, welches sich in die Wirbelsäule umändert und zu derselben ausbildet. Durch die Entwickelung dieses äufseren Rohres zur Wirbelsäule wird nun die Gallertsäule eingeengt und in ihrer Form, oft sogar in ihrer Continuität wesentlich verändert.

Bei den Menschen und den Säugethieren sind die Ligamenta intervertebralia (oder vielmehr nur ein Theil ihrer Masse. Ref.) die bleibenden Ueberreste der ursprünglichen Chorda dorsalis. Es läſst sich folgender fortschreitender Gang der Entwickelung der Wirbelsäule in der Thierwelt (der mit dem der individuellen Entwickelung zusammenfällt) festsetzen.

1) Ein Faserknorpelrohr mit Gallerte gefüllt und von einer fibrösen Haut umgeben, welche oben ein Rohr für das Rückenmark bildet. Alle Knochenrudimente und Abtheilungen fehlen. Die Myxinoidea und Ammocoetes.

2) Ein Faserknorpelrohr mit Gallerte gefüllt und von einer fibrösen Haut umgeben, welche oben ein Rohr für das Rückenmark bildet. An dem oberen häutigen Rohre sind Knorpelschenkel, wie Rudimente von Wirbelbogen, angewachsen. Petromyzon.

3) Ein Faserknorpelrohr mit Gallerte gefüllt und von einer fibrösen Haut umgeben, welche oben ein Rohr für das Rückenmark bildet. An dem oberen häutigen Rohre finden sich Knorpelschenkel, an dem unteren Umfange der Säule aber paarige knorpelige Basilartheile. Accipenser. Polyodon. Chimaera.

4) Statt des Gallertrohres regelmäſsig auf einander folgende Gallertmassen oder Flüssigkeit in den einander zugewendeten konischen Facetten der Wirbelkörper. Fische. Proteideen. Menopomen. Amphiumen. Coecilien. Junge Frösche und Salamander. Fötus der höheren Thiere.

5) Statt der konischen Facetten und der Gallertmassen entweder Gelenke der Wirbelkörper (Amphibien, Vögel im erwachsenen Zustande) oder ligamenta intervertebralia zwischen den Wirbelkörpern (Säugethiere. Mensch).

Die unteren Bogen der Schwanzwirbel der Fische entstehen durch die Vereinigung der rippentragenden Querfortsätze. Dieses scheint also dem, was bei den Amphibien und Säugethieren vorkommt, zu widersprechen, da hier Querfortsätze auſser den unteren Dornfortsätzen oder Bogen an den Schwanzwirbeln existiren. Bei den Säugethieren und dem Menschen verbinden sich die Rippen durch ihr Capitulum mit dem Wirbelkörper, durch ihr Tuberculum aber mit dem Querfortsatze. In der Reihe der Thierwelt findet sich entweder das Erste allein (einige Fische, z. B. Polypterus Bichir) oder das Letzte allein (Krokodile). Die

Querfortsätze der höheren Thiere bilden am Schwanze nicht die unteren Dornfortsätze, sondern diese sind vielmehr eigenthümliche Formationen, wie vorzüglich aus der Betrachtung des Skelettes der Krokodile, des jungen Gürtelthieres u. dergl. erhellt. Dafs die rippentragenden Fortsätze der Fische den Querfortsätzen der höheren Thiere entsprechen, läfst sich entschieden widerlegen. Denn 1. gehen die Querfortsätze des Menschen und der höheren Thiere, wie die Entwickelungsgeschichte zeigt, nicht von den Knorpelstücken der Wirbel, sondern von der Basis der Bogenschenkel aus, während die rippentragenden Fortsätze der Fische Theile der Wirbelkörper sind und sich sogar immer an dem unteren Seitentheile der Wirbelkörper befinden; 2. die wenigen Fische, welche eigentliche Querfortsätze haben (z. B. Polypterus Bichir), haben diese über der Insertion der Rippen. Ja die Processus transversi setzen sich sogar hier an den Schwanzwirbeln fort und beweisen so deutlich, dafs die rippentragenden Fortsätze der Fische eigenthümliche und keine Fortsätze der Wirbel sind. Bei Scomber seminudus Ehrenb. gehen sogar die rippentragenden Fortsätze von der unteren Mittellinie der Wirbelkörper unpaarig aus, theilen sich dann, um einen Kanal zu bilden, vereinigen sich wiederum und verlaufen erst zuletzt in zwei seitliche Schenkel, an welche sich die Rippen ansetzen. Man hat daher in der vergleichenden Anatomie zwei Arten von Querfortsätzen, welche beide Rippen tragen können, zu unterscheiden, nämlich obere, welche von den Bogenschenkeln und untere, welche von den Wirbelkörpern ausgehen. Nur die untern können sich aber in Dornfortsätze verwandeln. Dafs sich bei den Fischen an diese die Rippen ansetzen, ist dem einen Ansatze der Rippen an den Wirbelkörper des Menschen und der Säugethiere analog. Joh. Müller Myx. 97. Von der Wahrheit dieser Verhältnisse hatte Müller selbst Ref. zu überzeugen die Güte. — Aufserdem findet sich aber noch eine dritte eigenthümliche Art von Querfortsätzen bei manchen Fischen und bei den Cetaceen. — Für die Theorie, dafs der Schädel drei Wirbel enthalte, spricht auch die Untersuchung der Knorpelfische. Diese zeigen auch in aufsteigender Reihe, wie sich der Schädel allmählig aus der Wirbelsäule auf analoge Weise hervorbilde. Es lassen sich folgende Gradationen nachweisen.

1) Ursprünglich bildet die fibröse Haut, welche das Gallert-

rohr des Rückgrates umgiebt, nach vorn die das spitze Ende des Gallertrohres überragende Hirnkapsel. Transitorisches Stadium bei dem Foetus der höheren Thiere.

2) An der fibrösen Haut des Gallertrohres im Schädel entstehen paarige, knorpelige Rudimente von Basilarstücken, welche an der Seite in die Felsenbeine (Gehörkapseln), nach vorn in die Keilbeinflügel auslaufen. Die Gehirnkapsel selbst ist noch häutig. Ammocoetes. Myxine.

3) Verwachsung der paarigen Basilarstücke in ein einfaches Grundstück; anfangende Verknorpelung der Gehirnkapsel bis auf ihren unteren vorderen Theil. Bdellostoma.

4) Dasselbe mit vollständiger Verknorpelung der Gehirnkapsel bis auf ihren unteren vorderen und oberen vorderen häutig bleibenden Theil. Petromyzon.

5) Verknorpelung des ganzen Schädels, Chimaeren, bis auf eine vordere obere Fontanelle oder ganz. Haifische und Rochen. Die Spitze der Gallertsäule fehlt im Schädel.

6) Verknorpelung des ganzen Schädels mit Erhaltung der Spitze der Gallertsäule im Schädel und Ossification der äufseren Schichte der Basis. Stör.

7) Verknöcherung der ganzen äufseren Schichte des Schädels mit Abtheilung der Schädelknochen durch Nähte. Hecht.

8) Verknöcherung des Schädels in der ganzen Dicke mit Abtheilung der Schädelknochen durch Nähte. Die übrigen Wirbelthiere. Joh. Müller Myx. 130. Eine grofse Menge anderer, eben daselbst verzeichneter, besonders die Anatomie der Fische betreffender wichtiger Details können natürlich hier nicht wieder gegeben werden.

Ueber die Differenzen im Schädel und Zahnbau der Stachelschweine der alten und neuen Welt s. Brandt XXIII. 548. Ueber das Skelet von Petromyzon marianus s. Mayer LXVII. 2.

β. Gelenkbänder. — Eine allgemeine vergleichende Darstellung der Knochenverbindungen findet sich bei Cuvier leç. Tom. I. 136. — Ueber das Gewebe der Bänder finden sich einige richtige, doch auch mehrere irrthümliche Notizen bei Treviranus CXL. b. 76. —

γ. Muskeln. — Mit Querstreifen versehene Muskelfasern finden sich allgemein bei allen Wirbelthieren, Insekten, Krustaceen, Cirrhipeden und Arachniden. Dagegen fehlen die Querstreifen bei den Cephalopoden, Gasteropoden, gehäusigen Acephalen, Ascidien und Echinodermen. Bei Hirudo und Lumbricus sollen sie ebenfalls fehlen. (Doch mufs Ref. aus eigener Erfahrung sowohl dieser Behauptung, als der des angeblichen Mangels bei den Cephalopoden widersprechen.) Die Contraction geschieht durch zickzackförmige Biegung der Muskelfasern. R. Wagner XXIII. 3. 18. Vergl. auch R. Wagner LIV. 147. und Valentin XXV. 69, so wie Treviranus CXL. b. 68. —

Die irrthümliche Ansicht von Straufs-Dürkheim über die Muskelfaser der Articulaten wird wiederum widerlegt, obwohl anderseits mit Unrecht behauptet wird, dafs die Primitivfäden aus einer Reihe von Kügelchen bestehen, dafs die Querfasern blofse Runzeln seien u. dgl. Lauth XVIII. No. 126. 325.

Kein Muskel des Bauches, des Perineums, des Pharynx, der Blase hört in der Mittellinie auf, sondern die Muskelfasern beider Seiten kreuzen einander. In der Blase existirt nur eine einfache spiralige Anordnung der Muskelfasern. Thomson XVIII. No. 116. 242. An einem anderen Orte wird gezeigt werden, wie die Muskelfasern der meisten der genannten Gebilde zwei einander entgegengesetzte und einander kreuzende Spiralen beschreiben und wie dieser Verlauf nach der von Purkinje und dem Ref. angewendeten Methode nachzuweisen sei.

Das Perineum hat keine eigenthümliche Aponeurose, sondern die dafür gehaltenen Theile sind nur die sehnigten Enden der Muskeln dieser Gegend. Thomson XVIII. No. 120. 274, wo sich auch eine ausführlichere Beschreibung dieser Muskeln, so wie die abermalige Bestätigung des Satzes vorfindet, dafs die Eigenthümlichkeit des Geschlechtes schon in den ersten Zeiten des Lebens hervortrete. Die Vulva soll auch zuerst durch Epidermis geschlossen seyn und durch Reifsen derselben sich öffnen.

Der Schenkelkopf hängt in der Pfanne nur vermittelst des äufseren Luftdruckes, welcher auf die luftleere Höhe der Gelenkkapsel ausgeübt wird. Um dieses zu beweisen, werden die das Hüftgelenk umgebenden Muskeln durchschnitten. Man bohrt alsdann eine Oeffnung in die Pfanne. In Folge dessen sinkt nun der Kopf innerhalb der Pfanne. Wird dann der Kopf wiederum zurückgebracht und die in die Pfanne gemachte Oeffnung fest zugehalten, so bleibt der Kopf in dem Gelenke. Selbst nach Entfernung der Gelenkkapsel und des Ligamentum teres gelingt das Experiment noch vollständig. Ed. Weber XXIII. 533. Ref. kann auch die Richtigkeit dieser Erfahrung bezeugen, so wie die ihm von Weber communicirte Notiz mittheilen, dafs demselben das nämliche Experiment auch an dem Oberarme anzustellen gelang, als er sich einiger, durch die Localität des Gelenkes bedingten Veränderungen seines experimentellen Verfahrens bediente.

Eine ausführliche Myologie der Batrachier liefert Dugès III. 120. und der Cyklostomen Joh. Müller CXVIII. 179. Eine comparative Myologie des Rumpfes findet in Cuv. lec. Tom. I. 266.

Die M. M. sacrolumbaris, longissimus dorsi, spinalis, semispinalis, multifidus spinae der geschuppten Amphibien, der Vögel, der Säugethiere und des Menschen entsprechen dem oberen Theile der Seitenmuskeln der Fische und der Proteideen. Joh. Müller CXVIII. 232. Vergl. auch über die Darstellung der kegelförmigen Einschachtelung der Muskeln, besonders des Schwanzes der Fische und der Amphibien Joh. Müller CXVIII. 226. u. Mayer LXVII. 66. Zu dem von den Seitenmuskeln verschiedenen Systeme der Intercostalmuskeln gehört auch der gerade Bauchmuskel, wie die Verhältnisse am Crokodile deutlich zeigen. Joh. Müller CXVIII. 232. — Ein eigenthümliches System bilden noch die Seitenbauchmuskeln. Es fehlt den Fischen, mit Ausnahme der Myxinoiden, existirt aber bei den Proteiden und besteht aus dem äufseren und dem inneren schiefen und dem queren Bauchmuskel. Bei mehreren Amphibien, besonders den Sauriern, bedecken diese Muskeln noch die Brust. — Ueber die Analogie und Deutung der Rumpf-, besonders der Rückenmuskeln in den einzelnen Theilen des menschlichen Körpers s. Joh. Müller CXVIII. 234. In der Darstellung der Leistungen des Jahres 1836 werden wir auf diesen Gegenstand wiederum zurückkommen.

Ueber die Myologie der Lamprete s. Mayer LXVII. 3.

Als pathologischer Zustand findet sich in den Muskeln zwischen den einzelnen Muskelbündeln von Menschen, welche besonders an Tabes zu Grunde gegangen sind, eine Menge mikroskopischer Eingeweidewürmer, welche in einzelnen Cysten enthalten sind. Dieser Wurm, Trichina spiralis, hat im unverletzten Zustande eine Länge von $\frac{1}{50}$—$\frac{1}{100}$ Zoll und liegt spiralförmig eingerollt innerhalb seiner Blase. Aufgerollt beträgt seine Länge $\frac{1}{25}$—$\frac{1}{30}$ Zoll, seine Breite aber $\frac{1}{700}$—$\frac{1}{800}$ Zoll. Seine Charakteristik besteht in Folgendem:

Trichina. Animal pellucidum filiforme, teres, postice attenuatum. Ore lineari, ano discreto nullo, tubo intestinali genitalibusque inconspicuis. (In vesica externa, cellulosa, elastica plerumque solitarium.) T. spiralis. T. minutissima, spiraliter, raro flexuose incurva; capite obtusa. (Vesica externa elliptica, extremitatibus plerumque attenuatis elongatis.) —

Dem bloſsen Auge stellen sich die Cysten als kleine weiſse Flecke dar. Owen IV. 176. und XXIII. 526. Bestätigende Beobachtung lieferte Henle XXIII. 528. Ueber die von Fare beobachteten innern Theile dieses Wurmes wird bei Gelegenheit der physiologischen Leistungen des Jahres 1836 die Rede seyn.

Entzündung und deren Folgen verändern die Gestalt und Gröſse der Zellgewebe- und Schleimfasern durchaus nicht. Dagegen finden sich in brandigen Organen auſser den Ueberresten dieser Elementartheile eigenthümliche, gelbbraune, unregelmäſsige Körperchen. Gluge LXXXII. 14. —

b. Animal-vegetativer Natur.

α. Ingestives Endziel. Verdauungsorgane.

αα. Mundhöhle. Die Zähne der Kolpoden und Bursarien bilden einen Cylinder am Eingange des Mundes und stehen sehr dicht bei einander, gleich den Zähnen an dem Peristomium der Mooskapsel. Sie selbst sind haarförmig lang, vorn abgestumpft, 16—20 an der Zahl. Ihre Anordnung ist von der Art, daſs gröſsere Monaden zwar durch sie in den Darm hinein, nicht aber wiederum zurück können. Durch die Thätigkeit des Schlundes werden nun die Alimente weiter befördert. Bei Fortpflanzung durch Quertheilung bildet sich an dem aus der hinteren Hälfte entstandenen jungen Thiere ein neuer Zahnapparat, ehe noch die Losscheurung gänzlich vollendet ist. Dieses geschieht bisweilen bei Nassula ornata schon im Laufe von 12 Stunden. Ehrenberg XVIII. 26. Ref. kann diese anatomischen Angaben aus eigener Anschauung bestätigen.

Denkt man sich die Höhlung der Krone und der Wurzel als das Centrum des Zahnes, so verlaufen die Fasern in den einwurzeligen Zähnen von der Peripherie nach diesem Centrum hin. Mehrwurzelige Zähne verhalten sich so, als ob sie aus mehreren Zähnen (so vielen, als die Zahl der Wurzeln beträgt) zusammengesetzt wären. Die Fasern haben einen etwas gebogenen, wellenförmigen Verlauf. Dieses geschieht defshalb, damit die zu Anfange gerade von der Peripherie verlaufenden Fasern einander nicht schneiden, — ein Fall, der niemals eintritt. Die Zwischensubstanz ist vollkommen hell, durchsichtig und structurlos. Eine gleiche Masse bedeckt auch hier die Oberfläche der innern Höhlung. Die äufsere gegen den Schmelz gekehrte Oberfläche des Zahnes ist mit Erhabenheiten und Vertiefungen versehen, in welche sich der Schmelz hineinlegt. In den Schneidezähnen verlaufen die Fasern in der Mitte der Krone mehr oder minder senkrecht von der Oberfläche gegen die Höhlung und biegen sich dann an den Seiten immer mehr, um die vorhergehenden Fasern nicht zu schneiden. In dem Halse ist die Biegung geringer. In der Wurzel verlaufen sie gerade von aufsen nach innen. In dem unteren Drittheile derselben aber biegen sie sich wiederum etwas nach oben. In den Hundszähnen zeigen sich an der Spitze weniger senkrechte Fasern; dagegen mehr schiefe, bis endlich die Wurzeln wiederum, wie die aller übrigen Zähne überhaupt, mehr transverselle hat. Die Structur der Backzähne veranschaulicht man sich am besten, wenn man sich jeden derselben aus eben so vielen einfachen Zähnen zusammengesetzt denkt, als derselbe Wurzeln hat. Nur sind hier nothwendiger Weise bei der gröfseren Zahl der senkrechten die seitlichen Fasern mehr gebogen. Die Zahnfasern sind rund und hohl. Die von Schreger beschriebenen Streifen rühren von Lichtreflexen der Fasern her, liegen aber nicht etwa in einem eigenthümlichen, lamellösen Baue des Zahnes selbst. Die von Schreger aus dem Schmelze beschriebenen Fasern sind dieses ebenfalls nicht, sondern haben auch in optischen Erscheinungen ihren Grund. Der Schmelz besteht aus viereckigen Fasern, welche von unten nach oben an Dicke etwas zunehmen. Um die verwickelte Lagerung dieser Fasern zu begreifen, mufs man sich zunächst vorstellen, dafs von der einen zur andern Seite des Zahnes querverlaufende Lamellen vom Halse bis zur Spitze schief über einander liegen. Innerhalb dieser Lamellen gehen nun die einzelnen Fasern in mehrfachen Biegungen von innen nach der Peripherie, doch so, dafs die einzelnen Krümmungen der benachbarten Fasern sich nach den Biegungen richten. Die einzelnen Fasern in den nach beiden Seiten hingebogenen Lamellen liegen nebeneinander. Diese aber sind einander parallel und so gelagert, dafs die Concavität der einen die Convexität der anderen aufnimmt. Hierdurch erhält natürlich das Ganze eine bedeutende Festigkeit. Endlich wird bei allen Zähnen die Wurzel von einer Schicht wahrer Knochensubstanz umgeben. Fränkel LXXVIII. In den hohlen Röhrchen der Zahnsubstanz ist Kalkmasse enthalten, wie man bei feinen mit Säure behandelten Schnitten unter dem Mikroskope sehen kann. Joh. Müller in Miesch. CXXVII. 68. in s. Arch. 1836. S. 2. Zu ähnlichen Resultaten über den Zahnbau kam auch Retzius bei seinen neuesten Untersuchungen, wie die sowohl an Purkinje, als zur naturwissenschaftlichen Versammlung nach Jena gesandten Präparate deutlich beweisen. Es giebt eine zwiefache Vertheilungsweise des Schmelzes. Wird nämlich der Zahn vorzüglich in perpendikularer Richtung abgerieben, wie bei den Fleischfressern, den Pflanzen und Insektenfressern, so findet sich der gröfste Theil des Schmelzes auf der Kronenfläche und an der Spitze. Reibt er sich dagegen besonders in horizontaler Richtung ab, so existirt der Schmelz besonders an den Wandungen des Zahnes, während die Spitze der Krone von Anfang an nur eine dünne Schicht desselben hat, wie man bei den Wiederkäuern, den reifsenden Thieren und den meisten Pachydermen sieht. Diese Unterschiede gelten aber in beiderlei entsprechenden Beziehungen vorzüglich von den Backzähnen. Raschkow. C. 9.

Die Stachelschweine der alten Welt haben Backenzähne mit einfachen Wurzeln (die des Unterkiefers haben an der Spitze kleine Höckerchen als Andeutungen von Wurzeln), welche nur an ihrer Spitze eine Höhlung wahrnehmen lassen. Im Innern zeigen sich mehrere Schmelzfalten, welche bis zur Höhle der Spitze reichen und mit Schichten von Knochensubstanz abwechseln. Die Stachelschweine Amerikas haben Backzähne mit mehreren Wurzeln und einer Höhlung in der Krone. Die Schmelzfalten erreichen nicht die Mitte der Krone. Eben so sind auch die Schädel beider Gruppen durchaus charakteristisch. Brandt XXIII. 548. und VIII. 362. —

Eine vergleichende Anatomie der Mundtheile, des Kiefergerüsts und der Zähne findet sich bei Cuv. leç. Tom. IV. P. I. Ueber die Mechanik der Ausdehnung der Backentaschen bei dem Pelikan s. Duvernoy XVIII. No. 113. 219. —

βf. Verdauungskanal. — Durch Injection läfst sich

nachweisen, dafs die Nahrungsschläuche der Polypen desselben Sackes mit einander communiciren. Milne-Edwards XVIII. 196. — Vergl. auch die schönen Zeichnungen der inneren Theile von Volvox, der Darmhöhle, so wie der um diese circulirenden Flüssigkeit, bei Plumatella und Veretillum, der Eingeweide von Holothuria und Echinus, von Anodonta, Planorbis, Bullaea und Loligo, von Distoma, Spirographis, Palinurus, Sphinx und Gryllotalpa, von Petromyzon, Raja und Acipenser, welche Carus liefert, so wie die Darstellungen des Speisekanals von Proteus, Menobranchius, Hyla, Crotalus, Chelonia, Draco, Chamaeleon, Crocodilus durch Otto, von Euphone und Procellaria durch Carus, der Kopfverdauungsorgane von Ascomys, Myrmecophaga, Manis, Leo, Hystrix Stenops, Hapale und Mycetes und der Eingeweide vieler meist seltener Säugethiere durch Otto in LXVI. — Bei Planorbis und Limnaeus wird, wie bei den Vögeln, durch Aufnahme kleiner Steinchen die Wirkung der Magenmuskeln unterstützt. Carus LXVI. 7. —

Bei Nassula elegans findet sich auf dem Rücken ein violetter Pigment-Fleck, von welchem aus ein perlschnurförmiger Kanal nach dem Darme verläuft und hinten sich in diesen ergiefst. Dieser violette Stoff wird dann entweder rein oder mit den Excrementen vermischt ausgesondert. Durch Einwirkung des Wassers verschwindet diese Farbe. Ehrenberg LXVIII. 26. —

Der Längendurchmesser der Peyerschen Drüsen verläuft parallel mit dem Längendurchmesser des Darmkanals. Sie sind an der Einpflanzung des Ileum in das Coecum am gröfsten und liegen immer (mit Ausnahme des Pferdes und des Lama's) an der der Anheftungsstelle des Peritoneums gegenüberliegenden Seite des Darmrohres. Die einzelnen Körperchen bestehen aus einer dünnen, durchsichtigen Kapsel, welche meist von einer weifsen, milchigten Flüssigkeit erfüllt wird. Die Kapsel selbst enthält eine Epithelial- und eine Substanzlage. Sie wird von einem Kranze von Röhrchen rings umgeben, welche sich mit länglichen oder rundlichen Mündungen nach aufsen öffnen und zwischen denen Fortsätze zur Schleimhaut hinübergehen. Die Kapsel selbst hat nie eine Oeffnung an der Spitze. Was man für eine solche angesehen, ist nichts, als durch einen Krankheitsprocefs abgelagertes Pigment. Die in ihr enthaltene Flüssigkeit besteht aus zusammengehäuften, rundlichen Körnchen. Wie im Erwachsenen von Zotten, so werden im Neugeborenen die Peyerschen

Drüsen von Fältchen umgeben. Sie selbst liegen in Vertiefungen, sind sehr klein, weifslich und schicken sternförmige Fortsätze aus, welche sich endlich mit Erhebung der Drüse in Scheidewände zwischen den Röhrchen verwandeln. Die Peyerschen Drüsen des Affen sind denen des Menschen sehr ähnlich. Bei dem Pferde liegen die Körperchen einfach oder mehrfach gruppirt, in sehr langen Scheiden, wodurch mehrere zu der unrichtigen Ansicht verleitet wurden, als haben hier die Drüsenkörper freie Mündungen. Am deutlichsten sind sie bei dem Schafe, wo die etwas mehr hervorragenden Körperchen oft von mehr als vierzig Röhrchen umgeben werden. Auch bei dem Ochsen liegen in den sehr langen Scheiden die Körperchen mit ihrem Röhrchenkranze. Bei der Katze, wo die Brunnerschen Drüsen fehlen, liegen die Peyerschen Drüsen unter den Zotten sehr verborgen. Ihre Körperchen reichen äufserst tief hinab und endigen oft nach oben in eine lange, zusammengedrückte Spitze. Das selbe findet auch bei dem Hunde statt, wo aber zugleich Brunnersche Drüsen vorkommen. Bei den Vögeln verbinden sich an den Stellen der Peyerschen Drüsen die Falten netzförmig mit einander und schliefsen auf diese Weise tiefe Gruben ein, welche Blindsäcke in der Schleimhaut bilden und eine mit kleinen, rundlichen Körnchen vermischte Flüssigkeit enthalten.

Die Lieberkühnschen Drüsen sind einfache Schleimhautgruben, welche in dem Fötus und dem Neugeborenen gedrängter stehen, als in dem Erwachsenen. Am deutlichsten sind die dicht bei einander liegenden Grübchen in der Schleimhaut des unteren Theiles des Dünndarmes der Taube. Die von Lieberkühn aus diesen Drüsen geschilderten Körperchen sind nur ein krankhaft ausgeschiedenes und zurückgehaltenes Secret. Boehm LXXVII. 30.

Die Brunnerschen Drüsen, welche nur in dem Duodenum vorkommen und hier verborgen liegen, von den im übrigen Darme aber sich findenden Drüsen durchaus verschieden sind, werden kenntlich, sobald man die seröse und die Muskelhaut getrennt hat. Hierdurch wird eine fast continuirliche Schicht weifser, das ganze Duodenum beinahe einnehmender Drüsen sichtbar, welche an dem jejunum aufhören. Sie sind von winklicher Gestalt, erreichen im gesunden Zustande kaum die Gröfse eines Hanfsamens, werden von Zellgewebe umhüllt und senden ihren Ausführungsgang in die Schleimhaut. Sie sind, wie die genauere Untersuchung ergiebt, zusammengesetzte Drüsen *), deren Ductus excretorii sich zu einem gemeinsamen Ausführungsgange vereinen. Vorzüglich deutlich ist ihr auch hier gleicher Bau bei dem Pferde wahrzunehmen. Bei diesem Thiere enthält das Duodenum Zotten und nicht wie bei dem Menschen und den meisten Säugethieren (bei dem Schafe sogar auch das ganze jejunum) Falten. Böhm LXXVII. 36.

In dem ganzen Verlaufe der dünnen Gedärme selbst, auch auf den Klappen, finden sich einzelne zerstreute Drüsen, welche, je weiter nach unten, immer um so zahlreicher werden, die Valvula coli jedoch durchaus nicht überschreiten. Sie ragen vorzüglich stark nach innen, weniger nach aufsen hervor und sind runde von einem Röhrchenkranze, gleich den Peyerschen Drüsen, umgebene Bläschen, welche jedoch nicht blofs am Rande, sondern auch auf ihrer hügelartig sich erhebenden Oberfläche dichte Zotten zeigen. Sie enthalten ein gleiches, weifses Contentum, entwickeln sich ganz so, wie die Peyerschen Drüsen und werden wie diese eben so häufig und auf ähnliche Weise krankhaft ergriffen. Böhm LXXVII. 39.

In den dicken Gedärmen finden sich 1. kleinere, einfache Drüsen in überaus zahlreicher Menge, welche einfache Gruben bilden, deren Enden sich nach innen deutlich zeigen, nach aufsen dagegen fast gar nicht hervorragen. In dem Colon transversum und vorzüglich in dem rectum bilden ihre Ausführungsgänge schon längere, leicht wahrnehmbare Röhrchen. Ihr Secret enthält unförmliche Flocken und keine definiten Kügelchen. 2. Gröfsere, einfache Drüsen, welche zwischen den ersteren zerstreut liegen. Besonders häufig finden sie sich im Coecum und vorzüglich in dem processus vermicularis; seltener anderseits in dem Colon und häufiger wiederum in dem rectum. Es sind einfache, runde, mit einem kurzen Ausführungsgange versehene, nach innen und aufsen hervorragende Bälge. Die in ihrer näch-

*) Es dürfte überhaupt kaum irgendwo in dem ausgebildeten und erwachsenen Körper des Menschen und der höheren Thiere vollkommen einfache Drüsen, folliculi simplices, geben. Diejenigen Gebilde, welche dem freien Auge als solche erscheinen, zeigen unter dem Mikroskope immer mehr oder minder tiefe seitliche Aussackungen. Hiervon sind selbst die scheinbar einfachsten Drüsen der äufseren Integumente, die der sogenannten Schleimhäute u. dergl. nicht ausgenommen. Ref. —

sten Umgebung nach innen sich erhebende Schleimhaut enthält viele einfache Drüsen der ersten Art. Böhm AXVII. 41.

Bei dem Genus Lepus sind die Brunnerschen Drüsen am Anfange des Zwölffingerdarmes gröfser und dichter gestellt, seltener dagegen in dem übrigen Verlaufe des Duodenum. Die Peyerschen Drüsen sind der Zahl nach bestimmter (4—6 in dem Kaninchen, 8—10 in dem Haasen), mit sehr deutlichen, aber äufserst zarten Körperchen und sehr zahlreichen Röhrchen versehen. Oft findet sich in ihnen melanotisches Pigment. Das untere angeschwollene Ende des Ileum enthält auf seiner ganzen Oberfläche Peyersche Drüsen, von denen auch noch einzelne kleinere an dem Anfauge des Colon vorkommen. Da, wo die Zellen des Dickdarmes sich befinden, sieht man zahlreiche spitze Körperchen, welche von einer Zusammenhäufung von nach innen mündenden Röhrchen bestehen, die eine körnerhaltige Flüssigkeit führen und von einem zarten Blutgefäfsnetze bedeckt werden. Böhm LXVII. 45. — In jeder der Darmzotten eines Menschen, dessen Lymphgefäfse des Darmes bis in die Zotten hinein mit weifsem Chylus gefüllt waren, fand sich eine von oben bis unten reichende einfache Höhlung. Als die deutlich sichtbaren Lymphgefäfse der Schleimhaut mit Quecksilber angefüllt wurden, drang die Masse bis gegen die Enden der Zotten vor. Henle u. Schwann CV. 253.

Ueber den Dünndarm des Delphines s. Mayer XX. 120. Ueber den Darm des Petromyzon marinus Mayer LXVII. 10. In der Höhle des Magens befindet sich hier eine Hautfalte, in welcher die Arterie des Darmkanals abwärts, die Pfortader aber aufwärts verläuft. Vergl. oben S. 75. — Eine vergleichende Anatomie des Darmkanales findet sich in Cuvier leç. Tom. IV. P. 2. 1.

γγ. Accessorische Drüsen der Kopfverdauungsorgane. — Eine vergleichende Anatomie der Speicheldrüsen findet sich in Cuv. leç. Tom. IV. Part. 1. 409. — Ueber die Nasendrüse des Albatros s. Bennet VIII. No. 122. 293.

δδ. Leber. — Aus einer vergleichenden Untersuchung der verschiedenen äufseren Formen der Leber der Säugethiere scheint sich zu ergeben, dafs dieses Organ immer einen Hauptlappen hat, aufserdem aber auch noch einen lobus dexter und sinister und einen lobulus dexter und sinister haben kann. Der Hauptlappen ist immer mit einer Spalte versehen, in welcher das ligamentum suspensorium sich befindet. Oft zeigt er auch einen Nebenlappen, in welchem die Gallenblase liegt. Der lobus dexter und sinister sind selten mehr getheilt; dagegen häufig der lobulus sinister. Der Ornithorrhynchus und die Echidna haben die zusammengesetzteste, der Mensch die einfachste Leber. Duvernoy XVIII. No. 93. 136. Eine vollständige vergleichende Anatomie der Leber s. Cuv. leç. Tom. IV. P. II. 429. — Bei Branchiobdella findet sich, wie bei den übrigen Anneliden, eine den Darm umgebende drüsige Masse, welche aus langen, einfachen Blinddärmchen und einem grünlichen Contentum besteht. Nur Speiseröhre und Mastdarm werden nicht von ihnen bedeckt. Henle XXIII. 576. —

ss. Milz. — Eine in einen Nebenzweig der Milz gemachte Einsprützung verbreitet sich nicht in dem ganzen Organe, sondern kehrt immer bald durch die entsprechende Vene wiederum zurück. Auf diese Weise besteht jede Portion der Milz gleichsam für sich. So wird auch das häufige Zerfallen dieses Organes in mehrere Abtheilungen leicht erklärlich. Bei drei des Vergleiches halber getödteten Katzen, von welchen zwei vorher mit Milch gefüttert wurden, zeigte sich im Ganzen kein Gröſsenunterschied der Milze. Doch schienen bei dem unmittelbar vorher nicht gefütterten Thiere die Drüschen kleiner und durchsichtiger zu sein, als bei den gefütterten. Die innere Haut der Milz zeigt weder auf mechanische, noch auf chemische, noch auf galvanische Reize irritable Reactionen. Sie ist auch völlig selbstständig und geht nicht von der fibrösen Haut der Venen aus. Die Blutgefäſse, so wie die Nerven und Lymphgefäſse der Milz werden von ihrem Eintritt in das Organ an von den Scheiden der eigenthümlichen Haut umgeben. Die letzteren bilden vollständige Kanäle und begleiten die Blutgefäſse in allen ihren Verzweigungen. Diese, welche bei ihren feineren Verästelungen Fibern ähnlich werden, verleihen dem Gewebe Haltung und Festigkeit. Wo mehrere solcher Fäden zusammenstoſsen, bilden sie einen kleinen Knoten, ähnlich einem Ganglion. Die Stämme und Aeste der Milzarterien zeigen durchaus keine Anastomosen. Die letzten Enden derselben umfassen die Milzkörperchen, während die angehörigen Fäden an denselben vorbeigehen. Die Milzkörperchen oder Drüschen finden sich bei den Menschen und bei den Säugethieren. Nur hängt ihr mehr oder minder deutliches Erscheinen von sehr vielen zufälligen

Umständen ab. Sie sind rundlich und enthalten eine mehr oder minder dickflüssige, eiweifsartige Masse. Durch Weingeist oder Mineralsäuren werden sie hart und fest; aber sie verkleinern sich dann auch zugleich. Durch die Einwirkung von starkem Weingeiste verschwinden sie gänzlich. Sie lassen sich weder durch eingesprützte Massen, noch durch Luft ausfüllen. Dagegen soll es aufser ihnen, den Gefäfsen und den Nerven kein ferneres, selbstständiges Milzparenchym geben. Giesker LXXX. — Ueber die Natur der die Milz durchziehenden Fäden s. Valentin in CIV. 487. —

ζζ. Pankreas. — Bei Dasyurus macrurus hat das Pankreas die Gestalt eines lateinischen T. Genau dieselbe Form zeigt auch die Milz hier sowohl, als bei dem Känguruh. Owen XVIII. No. 122. 294. Eine vergleichende Anatomie des Pankreas s. Cuv. leç. Tom. IV. P. II. 577. —

Anhang.

Eigenthümliche Absonderungsorgane.

Dafs in der Bursa Fabricii sich Harn vorfinde, wird bezweifelt. R. Wagner LIV. 284. Die mehr oder minder drüsigte Beschaffenheit dieses Organes hängt übrigens, wie Barkow schon vor mehreren Jahren nachgewiesen hat, von Altersverschiedenheiten ab. —

Bei Gymnotus macrurus Bloch verlängert sich die hintere Schwimmblase, wie bei G. electricus, bis zwischen die Schwanzmuskeln hinein. Sie besitzt an ihrem vorderen Ende einen Luftgang. Von ihr durch einen bedeutenden Zwischenraum getrennt, befindet sich die vordere Schwimmblase, welche sehr dickwandig und klein ist, an ihrem hinteren Ende einen Luftgang hat und an welche sich die Gehörknöchelchen anlegen. v. Bär Entw. d. F. 43. —

Bei Octopus macropus findet sich ein dünnhäutiger Beutel, dessen Ausführungsgang neben der Ruthe mündet, mit den Geschlechtstheilen aber nicht verbunden ist. Dieses Organ enthält härtliche Concremente und scheint ein Analogon der gestielten Blase der Gasteropoden zu seyn. R. Wagner LIV. 273. —

Die in dem faltigen, dünnhäutigen Beutel der Sepien enthaltenen Fäden werden als Keimbehälter eines Echinorrhynchus angesprochen. LIV. 312.

Bei Perothis Eschsch. finden sich auf jeder Seite neben dem

mittleren Herzen ein paar lappige Organe, zu welchen ein mit der Kiemenvene in Verbindung stehendes Gefäfs verläuft und welches wahrscheinlich zu einer eigenthümlichen Absonderung bestimmt ist. In jene mündet eine spiralförmig zusammengewikkelte Röhre, welche ein flüssiges Contentum führt. Rathke VIII. T. II. 165. — Bei Perothis dubia existiren eben solche blinddarmförmige Fortsätze, wie Grant bei Loligo sagittata als Pankreas beschrieben hat. Rathke VIII. T. II. 171. —

Bei Nassula elegans findet sich ein violetter Fleck, welcher aus vielen mit einem violetten Safte gefüllten farblosen Bläschen besteht. Von hier aus verläuft in der Mitte des Rückens ein einfacher, perlschnurförmiger Gang, welcher in den Darm zu münden scheint. Der violette Saft geht dann mit den Excrementen ab. Eine ähnliche Saftbereitung kommt auch bei Nassula ornata und Bussaria verualis vor. Oscillatorienfragmente werden durch diesen Saft aufgelöst. Ehrenberg LXVIII. 35.

β. Egestives Endziel.

1. Mit concret allgemeinem Charakter. Respirationsorgane.

Die Lunge des Acrocordus javanisus ist einfach, reicht bis zu dem After und besteht aus Lappen und Läppchen. Aufser den Knorpeln der Luftröhre finden sich auch einzelne Knorpelstücke auf der Oberfläche der Lungen. Fohmann XXI. No. 957. 168. — Bei Coecilia, wo früher schon bei einem jungen Exemplare ein Kiemenloch gefunden worden war, zeigten sich bei einem zweiten Individuum zwei Kiemenlöcher, welche in den Schlund mündeten; doch konnte keine Spur von Franzen wahrgenommen werden. Joh. Müller XXIII. 420. — Vergl. auch über die beiden Kiemenspalten von Menopoma Mayer LVIII. 71. 75 und 95. — Bei einem erwachsenen Leptostemos microcephalus des Senkenbergschen Museums glaubten Rüppell und Ref. eine kleine Vertiefung an der entsprechenden Stelle der rechten Seite wahrzunehmen, die jedoch nicht durchging, vielmehr blind zu endigen schien. —

Eine eigenthümliche, angeblich fibröse Lage unterhalb der Pleura beschreibt Stokes Dubl. Journ. 1835. 471.

Ueber den Larynx und die Lungen des Delphines s. Mayer XX. 117. Allgemeine, meist schon bekannte Bemerkungen über die Athmungsorgane der Vögel giebt Jacquemin XVIII. No. 87. 6.

— Ueber die Athmungsorgane des Petromyzon marinus s. Mayer LXVII. 6. und die der Myxinen s. Joh. Müller CXVIII. 205. — Eine sehr fleifsige und geistvolle Zusammenstellung der wichtigsten Facta der vergleichenden Anatomie der Stimmorgane giebt Lehfeldt LXXXIX. 1.

Die vorderen Stigmata der Dysderes- und Legestrisarten führen zu Lungen, die hinteren dagegen zu einem weit verbreiteten Tracheensysteme, so dafs hier in einem und demselben Thiere beide Formen der Athmungswerkzeuge neben einander vorkommen. Duges XVIII. No. 92. 46.

Bei Notommata centrura finden sich in dem Innern des Körpers rechts sieben, links sechs fortwährend zitternde Stellen, welche in der Bauchhöhle frei hängen. Es sind fluctuirende Blättchen, welche an den Spitzen von Stielen befestigt sind. Dieselben Organe finden sich auch bei den Familien Hydatina, Euchlaoidota und Brauchionaea. Bei Notommata clavulata ist dieses Organ nicht, wie bei den übrigen, an die Samengänge, sondern an ein eigenthümliches, freies Gefäfs angeheftet. Es ist bei diesem Thiere einfach (wie ebenfalls hier der Uterus) und besteht aus einer Menge freier Kölbchen, ähnlich der der Scorpionen. Diese Theile werden als innere Kiemen gedeutet. Ehrenberg LXVIII. 39. —

2. **Mit concret speciellstem Charakter. Harnorgane.**

Bei Crotalus zeigt sich jede Niere in zwei, blofs durch den Ureter verbundene Stücke zerfallen. Bei Lacerta ocellata sind beide Nieren im Becken zu einer Masse verschmolzen. R. Wagner LIV. 263. Das letztere ist bisweilen auch bei Ardea cinerea der Fall. Ibid. 265. Bei Coecilia existirt eine Harnblase. Die Ureteren münden, wie es scheint, unter der Mitte der Blase oberhalb des Blindsackes derselben. Mayer LXVII. 51. — Bei Squalus spinax wird bei dem Männchen die Harnblase durch eine mittlere Scheidewand in zwei nur nach unten communicirende, längliche, ovale Blasen geschieden. Die beiden Ureteren münden zu den beiden Seiten der Scheidewand in den Boden der Harnblase. Aus der Blase, welche Samenflüssigkeit und Harn aufnimmt, strömen die Contenta durch das als eine kleine Papille hervorragende Ostium vesicae in die Kloake. Bei dem Weibchen ist die Harnblase weiter, jedoch nur einhäusig. Ihr Orificium ragt weit in die Kloake hinein. Mayer LXVII. 20. 21.

Bei den Säugethieren liegt die Harnblase vor und unter, bei den Fischen hinter und über dem Mastdarme. Diese Verschiedenheit wird in der Thierwelt durch gewisse Zwischenstufen vermittelt und zwar:

1. Harnblase und Harnröhre ganz unter dem Darme und von diesem getrennt. Die meisten Säugethiere. —

2. Harnblase vor dem Darme; Harnröhre in diesen mündend. Säugethiere mit Kloake.

3. Der hintere, die Harnleiter aufnehmende Theil der Blase mit dem Mastdarme ganz verschmolzen; der Boden der Blase aber unter diesem. Chelonier, Batrachier, einige Saurier und Ophidier.

4. Der Darm mündet in den Blasenkörper, der sich theilweise, vielleicht sogar zur Bussa Fabricii ausdehnt. Vögel.

5. Der Körper der bisweilen gesonderten Harnblase von dem Darme geschieden und über demselben. Sie mündet in den Darm oder in die Kloake ein. Knorpelfische.

6. Die bisweilen gesonderte Harnblase mit ihrer Ausmündung von dem Speisekanale getrennt und über demselben. Knochenfische.

Bei Cyclopterus lumpus öffnet sich die Harnblase, nachdem sie den Harnleiter aufgenommen, in das letzte, beiden Seiten gemeinschaftliche Ende des Eileiters. In Gadus lota haben Harnwege und Geschlechtstheile eine gemeinschaftliche Oeffnung hinter dem After. In dem Barsche hat aber sogar der Harnapparat eine besondere Ausmündung hinter der Geschlechtsöffnung. v. Bär Entw. d. Fische. 44. —

Bei Octopus, Cledone, Sepia officinalis und Argonauta sieht man bei Eröffnung des Mantels nach unten ein Röhrchen. Wird dieses aufgeblasen, so schwillt zu jeder Seite eine runde Blase an, welche einen mit einem weifsen, kalkigen Bodensatze versehene Flüssigkeit enthält, bisweilen sogar selbst an ihren Wänden incrustirt ist. Mit der Höhle dieser Doppelblase stehen die Höhlen in Verbindung, in denen die drüsigen Anhänge der Venen liegen. Mayer LXVII. 54.

In den sogenannten Gallengefäfsen des Lucanus Cervus fand Aubé in einem Falle zwei, verhältnifsmäfsig sehr grofse Steine, welche unregelmäfsig abgerundet an ihrer Oberfläche uneben, von gelbgraulicher Farbe und einem etwas krystallinischen Aussehen waren. Mit verdünnter Salpetersäure bis zum Verdampfen erhitzt, zeigte sich ein schön rother Bodensatz von Harnsäure, wie es auch die menschlichen Harnsteine darbieten. Derselbe Versuch glückte auch an den ausgeworfenen Excrementen von Polistes gallica. Hierdurch wird wiederum die Ansicht bekräftigt, daſs diese Gefäſse nicht der Leber, sondern den Harnorganen der höheren Thiere entsprechen. Audouin XVIII. No. 135. 294. und XVII. 1836. Zool. 130.

Die schnelle Zersetzung des Urines rührt nicht von dem Harnstoffe her, da der unreine mit einem Antheile von Farbestoff noch vermischte Urin sich in der Luft sowohl, als in der Wärme bald zersetzt, während der reine Harnstoff ohne Schaden in Wasser gekocht oder unverändert aufbewahrt werden kann. Sehr innig verbindet sich der Farbestoff mit Harnsäure, welche dann meist in spindelförmigen Krystallbündeln erscheint, während die reine Harnsäure bei raschem Niederfallen in feinen Schuppen, bei langsamer Ausscheidung in kleinen, vierseitigen Tafeln krystallisirt. — Der Farbestoff vermittelt wahrscheinlich die Auflöslichkeit der Harnsäure in dem Urine. Denn reine Harnsäure wird auflöslicher, wenn man ihr Farbestoff zusetzt. Dasselbe ist auch mit dem harnsauern Kali der Fall. Daher setzt sich auch die Harnsäure nach der Decomposition des Farbestoffes aus dem Urin ab. Ebenso scheint auch der Farbestoff des Blutes die Auflöslichkeit des regulinischen Eisens zu bewirken. Duvernoy LXXIII. Vergl. auch Carl Rudolphi XXV. Bd. 2. 429. —

Ueber den von selbst gerinnbaren, faserstoffhaltigen Urin s. Herm. Nasse LXV. 209; so wie über Veränderungen des Blutes im Diabetes mellitus ebendas. 284.

Die in der Harnblase eines groſsen Exemplares von Testudo nigra s. elephantopus enthaltene Flüssigkeit, welche eine Menge weicher Schleimflocken in sich enthielt, reagirte weder sauer noch alkalisch, enthielt also keine freie Harnsäure. Die auf verschiedenen Wegen angestellte chemische Analyse wies ungefähr 1 % Harnstoff, dagegen keine Harn- und keine Hippursäure nach. Joh. Müller und Magnus XXIII. 214.

D. Schaffende Systeme.

Geschlechtsorgane.

α. Männliche Geschlechtstheile der höheren Thiere. — Auſser der bekannten Arteria spermatica interna geht eine noch bisher nicht gekannte Schlagader, die Arteria spermatica deferens zu dem Hoden des Menschen. Sie entspringt aus der Arteria hypogastrica und zwar meist aus der umbilicalis und geht zugleich mit dem Vas deferens aus dem kleinen Becken zu dem Leistenkanale und von da zu dem Hoden, in dessen Schwanz sie eindringt. Sowohl diese Schlagader, als die spermatica geben jede einen Ast für den Nebenhoden, mehrere für den Hoden und verbinden sich in der Albuginea durch eine starke Anastomose. Diese Arteria spermatica deferens des Mannes entspricht dem Aste der Arteria uterina des weiblichen Körpers, welcher zu der Tube und dem Ovarium verläuft. — Eben so entspricht bei dem Manne die Vesica prostatica, jene erbsengrofse Blase, welche durch eine sehr grofse Mündung in die Urethra sich öffnet, dem Uterus in dem weiblichen Körper. Denn sie ist der Ueberrest jenes einfachen Ganges, welcher, wie Rathke schon nachgewiesen, im Embryo hier vorkömmt. Zu beiden Seiten dieser Blase münden übrigens die Ductus ejaculatorii so, dafs sie comprimirt werden, sobald die Urethra durch Urin oder irgend etwas anderes ausgedehnt wird. Die Wandungen der Samenblasen sind nicht so einfach, als man in der Regel angiebt, sondern mit vielen, den Lungenbläschen ähnlichen Zellen versehen. Diese sammeln sich zu einzelnen Häufchen, sind aber so zahlreich, dafs sie die ganze Oberfläche bedecken und keine Zwischenräume leer lassen. Daher sehen diese Theile injicirt, fast wie eingesprützte, conglomerirte Drüsen aus. Doch unterscheiden sie sich von diesen dadurch, dafs die seitlichen Ausstülpungen nicht ferner verästelt sind. Der Durchmesser der kleinsten Zellen der Saamenblasen beträgt 0,1 Par. Linien, der der gröfsten 0,3 Par. Linien. Ganz denselben Bau zeigt auch der Anfang des Vas deferens. Aufserhalb der Schleimhaut haben auch beide, sowohl die Saamenblasen als das Vas deferens, eine Schicht von Muskelfasern, welche häufig auch von einer Biegung des Kanales zur anderen verlaufen. In dem Vas deferens scheint die äufserste Schicht dieser Muskelfasern dem Längendurchmesser zu folgen. E. H. Weber annot. anat. et physiolog. (novae) Prol. I. 4. — Die Samenblasen münden bei keinem Säugethiere getrennt von den ductibus ejaculatoriis in die Harnröhre. Die von Brugnone, Cuvier und Meckel für die Prostata der Wiederkäuer gehaltenen Theile sind die wahren Samenblasen dieser Thiere. Ueberdiefs hat Cervus capreolus und nach Bär Cervus alces eine unzweifelhafte Prostata, welche anderseits dem Wiesel, dem Faulthiere, den Monotremen und vielleicht auch dem Vombat fehlt. Ebenso sind dem Schweine mit Unrecht von Brugnone die Samenblasen abgesprochen worden. Diejenigen Thiere, welche sehr jung castrirt worden, haben kaum eine Spur von Samenblasen. Dagegen zeigen solche, welche in späterer Zeit operirt worden sind, wohlgebildete Samenblasen, die freilich nicht so grofs als die des Ebers sind. Lampherhoff CXXIV. 30.

In der Leiche eines 25jährigen, kräftigen Selbstmörders fand sich in den Hoden unmittelbar nach dem Tode ein weifser, dicker Saft, welcher unter dem Mikroskop eine Menge von Saamenthierchen zeigte. In gröfserer Zahl waren diese noch in dem Contentum des Nebenhodens des Vas deferens. In den Samenblasen dagegen befand sich eine schleimigte, weifsliche, durchsichtige Flüssigkeit, welche jedoch flüssiger war, als der Samen. Unter dem Mikroskope zeigte sie einige Kügelchen, aber durchaus kein Spermatozoon als Contentum. Dieselbe Erfahrung bestätigte sich auch an der Fledermaus, dem Maulwurfe und dem Meerschweinchen. Dagegen nicht an dem einfachen Organe des Kaninchens, der Ochsen und der Schafe. Lampferhoff CXXIV. 44. In einer andern frisch untersuchten Leiche wurden innerhalb des Contentums der Saamenblasen einzelne Spermatozoen von Henle beobachtet. Durch die Einwirkung kalten Wassers, von Salzlösungen, verdünnten Säuren, Weingeist, Ammonium und Opiumsolution hört die Bewegung der menschlichen Samenthierchen auf. Ihr Schwanz dreht sich zugleich spiralförmig ein. Warmes destillirtes Wasser aber und Speichel erzeugen diese Effekte nicht. Der Kopf kann ausgedehnt und contrahirt werden und daher aus seiner länglich-runden Gestalt in die Kugelform übergehen. Die Länge eines menschlichen Samenthierchens beträgt 0,057 Millimeter. Nachdem der Same wohl verdeckt sechs Stunden gestanden, war nach oben ein flüssigerer Theil, nach unten dagegen ein weifslicher Bodensatz, welcher einige sich bewegende Spermatozoen noch enthielt, wahrzunehmen. Nach 15 Stunden zeigten sich in dem Bodensatze noch lebhaft sich bewegende Samenthierchen, während der darüber stehende flüssige Theil abgestorbene Spermatozoen enthielt. Nach 20 Stunden hatten endlich sämmtliche Samenthierchen ihr Leben verloren. Es zeigten sich aber eine Menge von Infusorien. Lampferhoff CXXIV. 47. Die Samenthierchen des Menschen haben eine mittlere Sauggrube und scheinen sich im Tode von ihrem Schwanze zu trennen. Henle und Schwann XXIII. 587. —

Die Samenblasen des Meerschweinchens enthalten eine flüssige, durchsichtige, dem Hühnereiweiſs ähnliche, nur etwas dikkere Masse. Unter dem Mikroskope zeigen sich in ihr Partikeln verschiedener Gröſse. In den von Cuvier sogenannten accessorischen Blasen ist eine farblose klare Flüssigkeit enthalten, welche unter dem Mikroskope Kügelchen von verschiedener Gröſse darbietet. Vermöge der Ejaculation tritt mit dem Samen auch Contentum der Samenblasen hervor. Wird dieses der freien Luft ausgesetzt, so vertrocknet es bald, bleibt durchsichtig und farblos und zeigt eine glatte und glänzende Bruchfläche, ungefähr wie arabisches Gummi. Es wird weder durch kalten noch durch warmen Weingeist verändert, schwillt in kaltem Wasser auf, wird weiſs und undurchsichtig; vermehrt sein Volumen bedeutend, sobald es in Essigsäure gethan worden. Wasser zieht in geringer Menge eine Substanz aus, durch welche Galläpfeltinctur und Phosphorsäure, nicht aber Sublimat eine milchigte Masse fällt. Die Lösung in Blausäure ist schön violett; in Schwefelsäure rothgelb. Salpetersäure löst nur wenig auf und macht es gelb. Erhitzt schwillt es auf, verbrennt mit bläulicher Flamme und hinterläſst eine poröse glänzende Kohle. Lampferhoff CXXIV. 51.

Ueber die vergleichende Anatomie der Samenblasen und der accessorischen Drüsen der Säugethiere s. R. Wagner LIV. 363. —

Bei Sterna hirundo ist nicht der rechte, sondern der linke Hode bisweilen der gröſsere. Oft sind aber auch beide Hoden gleich groſs. R. Wagner LIV. 349.

Bei Crocodilus biporcatus läuft die Ruthe in eine hakenförmig gebogene Eichel aus. An der Wurzel derselben geht die vordere Kanalfurche in eine kleine Grube über, und von da Furchen zu den Mündungen der Samengänge. R. Wagner LIV. 345. Ueber die männlichen Geschlechtstheile von Menopoma s. Mayer LXVII. 73.

Bei einigen Blennius-Arten des schwarzen Meeres sind, was bekanntlich bei Blennius viviparus nicht der Fall ist, Hoden und Eierstöcke doppelt. Rathke CIV. 129. — Bei Blennius sanguinolentus mündet der Samenstrang durch eine groſse melonenförmige, aus Haut und Zellgewebe bestehende Anschwellung. Rathke CIV. 191. — Bei mehreren Gobius-Arten finden sich mehrere unpaarige Nebenorgane der Saamenleiter. Rathke CIV. 164. — Ueber die männlichen Geschlechtstheile von Petromyzon marinus s. Mayer LXVII. 9.

β. Weibliche Geschlechtstheile der Wirbelthiere. — Bei den Weibchen von Ateles findet sich eine Art der Bildung der Hottentottenschürze, doch mit dem Unterschiede, daſs bei den genannten Affen nicht bloſs die Nymphen, sondern auch die groſsen Schaamlippen zu jener Bildung beitragen und die Klitoris mit ihren cavernösen Körpern verhältniſsmäſsig weit gröſser ist. Fugger XC. 16., wo sich auch die specielle Beschreibung dieser Theile aus Ateles pentadactylus, Beelzebuth und arachnoides vorfindet. — In den cavernösen Körpern der sehr groſsen Klitoris von Ateles Beelzebuth fand sich statt der Veneuräume nur Fett, welches hier und da von kleinen arteriellen Gefäſsen durchsetzt wurde. Ebenso fand es sich auch in der kleineren Klitoris von Ateles pentadactylus. In Beiden zeigte sich keine Spur von Arteriis helicinis. Fugger XC. 21. —

Bei Falco palumbarius und Nisus finden sich immer zwei Eierstöcke. Bei letzterem Thiere ist sogar bisweilen der rechte etwas gröſser als der linke. Bei Strix Aluco, Strix Bubo, Falco Buteo ist der rechte Eierstock viel kleiner, als der linke. Sehr klein ist die Andeutung des rechten Ovariums bei Psittacus sulphureus und Picus viridis. Oft fehlt es aber auch. R. Wagner LIV. 348. — Ueber die weiblichen Genitalien von Menopoma und andern Amphibien s. Mayer LXVII. 72. —

Bei Gadus lota bildet das Ovarium fetzenartig zerrissene Zotten. R. Wagner LIV. 337. — Bei Scorpaena scrofa bilden sich in den Seitenwänden des schlauchförmigen Eierstockes keine Eier, sondern an dem vorderen Ende, wo die Schleimhaut nach innen gestülpt ist und einen groſsen mit Zellgewebe gefüllten Körper vorstellt. Rathke CIV. 79. — Bei Petromyzon marinus besteht der Eierstock aus einer Menge gestielter Bläschen, deren feine Häute bersten und die Eier in die Bauchhöhle entleeren. An dem entleerten Eierstocke zeigen sich kleine Kügelchen, wahrscheinlich die Ursprünge der künftigen Eier. Mayer LXVII. 9. —

γ. Geschlechtsverhältnisse der wirbellosen Thiere.

— Im Samen des Krebses finden sich 1. ovale, platte Bläschen von 0,0005 bis 0,0008 P. Z. Durchm. zu je 2—3 zusammen geklebt. 2. Eigenthümliche, zusammengesetzte Körper, deren specielle Beschreibung nach Henle's, Siebolds und des Ref. Untersuchungen in der Folge geliefert werden soll. S. Henle XXIII. 502. — Bei Cantharis livida zeigen sich auf der innern Fläche des Samengefäfses unter einer 300 maligen Vergröfserung eine Menge sehr kleiner Bläschen und runder, scheibenförmiger Körper, welche letzteren einen kurzen, fadenartigen Anhang haben. Gröfsere, zum Theil mit dunkelen Molekulen gefüllte Scheiben fanden sich in dem Samengefäfse des Maikäfers. In dem Hoden von Papilio brassicae kommen ähnliche Scheiben und Schöpfe, wie in den Schnecken vor. — Treviranus XX. 143.

Bei Limax ater und Helix nemoralis führt der excernirende Gang des Hodens einen dicken, milchweifsen Saft, welcher aus schlangenförmig sich windenden Fäden und runden Scheiben besteht. In den Bälgen des Hodens selbst finden sich weit mehr Scheiben als Fäden. Treviranus l. c. 140. — Das in der Nähe der Leber vorkommende Organ der Gasteropoden, das von Treviranus sogenannte traubenartige Organ, enthält die deutlichsten Eier und Eikeime mit deren Keimbläschen. Die Eier bestehen aus einer sehr zarten Eihaut, wenig Eiweifs, einem sehr bedeutenden Dotter und einer hellen Cicatricula, in welcher das helle Keimbläschen sich befindet. Carus XXIII. 490. — Verhältnisse, welche R. Wagner (XXII. 368.), Henle, so wie Ref. ebenfalls aus eigener Anschauung bestätigen. — In dem Oviduct finden sich helle Fäden, welche sich an ihren Enden umschlingen. Diese sind jedoch nicht, wie vermuthet wurde (Carus XXIII. 493.), höher entwickelte Wimperhaare — welche hier zwar sehr grofs der Innenfläche ansitzen, doch weit kleiner, als diese Fäden und in allen ihren Eigenschaften von ihnen verschieden sind — sondern die in diesem Theile sich vorfindenden Spermatozoen, wie R. Wagner, Henle, v. Siebold und Ref. bezeugen. — Naturgetreue Abbildungen des Eierstockes, der Eier, des Liebespfeiles und des elastischen Spiralkörpers der Schnecken liefert Carus XXIII. Tab. XII. — Der elastische Spiralkörper entsteht in Cuvier's Blase, wird in die Geschlechtshöhle vorgeschoben und geht nach der Begattung verloren. In dem Eierstocke des Blutegels finden sich zur Herbstzeit innerhalb der in ihm enthaltenen Schläuche Dotter von $\frac{1}{100}'''$ Gröfse und einzelne, gröfsere

Eier von $\frac{1}{20}'''$ bis $\frac{1}{15}'''$ Gröſse, welche ein deutliches Keimbläschen zu zeigen scheinen, in dem Hoden dagegen verschieden geformte Kugeln und lineare, regungslose Fäden. In den Samenblasen finden sich auſser diesen Fäden noch runde Kugeln. R. Wagner. XXIII. 220.

Bei Branchiobdella parasita liegt im 14ten, bei B. astaei im 9ten Körpersegmente eine dickwandige Blase, welche in einen weiteren Theil oder Körper und einen dünnern Hals zerfällt und zuletzt in der Mitte der unteren Fläche ihres Segmentes nach auſsen mündet. Sie gleicht in allen ihren Eigenschaften sehr der Matrix des Blutegels und enthält 1) sehr helle aus gröſseren oder kleineren Körnchen zusammengesetzte Kugeln von 0,007 — 0,018 P. Z. Durchm. 2) Lineare, gegliederte (? Ref.) bald gerade, bald halbkreisförmig gebogene oder eingerollte Körperchen, welche sich kaum bewegen (welche Ref. zweimal in ſehr lebhafter Bewegung begriffen fand). 3) Sparsame kleine, den Schleimkörnchen ähnliche Kügelchen. Selten kommen in dieser Matrix kleine runde gelbliche Bläschen, welche das Ansehen von Eiern haben, vor. Sie wird aber von einer körnigen weiſsen Masse umgeben, welches aus stellenweise leeren oder mit einem weiſsen Contentum gefüllten Kanälen besteht. Oft zeigen sich hier dieselben Kugeln und Fäden, wie in der Matrix; die letztern bisweilen in lebhafter Bewegung. Alles dieses verhält sich ebenso in denjenigen Thieren, deren Matrix die eierähnlichen Körper enthält. Dicht hinter diesem Organe liegt ein weiſser, blinddarmförmig endigender Gang, welcher nach mehreren Biegungen zuletzt in der Mitte der untern Fläche des sechszehnten Ringes mündet. Aus dieser Oeffnung tritt der Penis hervor, indem er sich von innen nach auſsen hervorstülpt. Seine Innenfläche ist mit vielen kurzen, steifen, rückwärts gebogenen Borsten besetzt. Der über dem Darme liegende Theil dieses Eingeweides wird von dem ausstülpbaren Theile durch eine Einschnürung getrennt und enthält runde Scheiben von 0,0004 P.Z. bis 0,0006 P.Z. Durchm., welche körnig aussehen und in sich einen hellen mit einem oder mehreren dunkeln Punkten versehenen Fleck haben. Hinter dem Penis befindet sich eine weiſse körnige Masse, welche oft über den Darm brückenförmig hinweggeht, mit dem Penis nicht in Verbindung zu stehen, so wie bei jüngeren Thieren ganz zu fehlen und in den flimmernden Röhren der beiden hinteren gelben Körper enthalten zu sein scheint. Diese nämlich befinden sich im 18ten bis 19ten Ringe und setzen sich nach vorn in vielfach unter einander gewundene flimmernde Kanäle, so wie nach hinten in einen einfachen, nach aufsen sich öffnenden Ausführungsgang fort. Die zur Aufhellung der Bedeutung der genannten Theile angestellten vergleichenden Untersuchungen ergaben nun folgende Resultate. Bei dem Blutegel zeigten sich in der Flüssigkeit, welche die Scheide des Penis ausfüllt, ganz kleine Kügelchen mit Molekularbewegung, welche zu verschiedenartigen Massen zusammengeballt waren. Die Nebenhoden, die Samenleiter, die queren Aeste zu den Hodenbläschen und der Gang aus dem Nebenhoden in die Scheide des Penis enthalten ovale, platte, weifsliche Körper von 0,00061 P. Z. Länge, welche eine kugelige Oberfläche und bisweilen an dem einen Ende einen hellen, oft etwas hervorspringenden, bisweilen im Wasser sich loslösenden Theil haben. Zwischen ihnen befinden sich eigenthümliche, höchst merkwürdige Blumenkohlartige Körper. Selten kommen aufserdem röhrenförmige breite Streifen vor, welche oft in Bündeln parallel zusammen hängen und eine undulirende Bewegung auf ihrer Oberfläche zeigen, ohne jedoch von der Stelle zu schreiten. In dem Hoden finden sich runde, weifsliche oder farblose Kugeln, welche aus Flüssigkeit und einer mit verschiedenartigen Körnern besetzten Haut bestehen und einen Durchmesser von 0,0011 — 0,0033 P.Z. haben. Aufserdem existiren hier noch häufig bräunliche oder gelbliche Kugeln, welche zäh zusammenhängen. In dem lebenden Thiere zeigen jene ersteren Kügelchen, welche der Wand des Hodenbläschens zunächst liegen, eine eigenthümliche fortschreitende Bewegung, die entweder von Flimmerhaaren oder von fortschreitenden Muskelcontractionen der Wand des Hodenbläschens herrührt. In der Matrix dagegen finden sich lebhaft sich bewegende vibrionen- oder cercarienartige Thiere; bisweilen aufserdem noch eine Menge sehr kleiner linienförmiger Geschöpfe von 0,0001 — 0,0002 P. Z. Länge, so wie kleinere, den Schleimkügelchen ähnliche Körperchen und runde Gebilde, wie sie in den kolbigen Röhren des Eierstockes vorkommen. Die gewundenen Schläuche des letzteren enthalten nämlich Kügelchen von 0,0004 P. Z. Durchm. Die in dem Eierstocke enthaltenen Eier haben einen Durchmesser von 0,0063 P. Z. und enthalten in ihrem Innern verschieden gestaltete Häufchen von weifsen Körnern, welche rundliche oder halbmondförmige Figuren bilden. In den sogenannten Eierstöcken des Regenwurmes finden sich 1) helle, durchsichtige, zusammengesetzte Kugeln, denen in den Hodenblasen des Blutegels sehr ähnlich. 2) Birnförmige oder elliptische Körper mit feinkörniger Oberfläche, welche mit feinen, langen, krystallhellen, an dem einen Ende oft sich bewegenden Fäden besetzt ist. 3) Wenige gelbliche Kugeln mit schwarzen Pünktchen, den gelblichen Kugeln der Hodenblasen des Blutegels entsprechend. 4) Einzelne freie ungegliederte Fäden, denen verwandt, welche auf den Kugeln aufsitzen. Neben allen diesen Theilen finden sich oft auch Eier, welche sich durch ihren doppelten Dotter auszeichnen.

In den sogenannten Hoden dieses Thieres findet sich eine grofse Menge beweglicher und krystallheller Fäden derselben Natur, wie sie in dem Eierstocke vorkommen. Unmittelbar vor dem Gürtel und zu den Seiten des Nervenstranges liegen drei Paar weifser Säckchen, welche ganz nahe der Mittellinie des Körpers nach aufsen zu münden scheinen. Sie enthalten eine weifsliche Flüssigkeit, in welcher sich eine Menge vibrionenartiger Thiere bewegen und in welcher sich aufserdem Körnchen von 0,0005 P. Z. Durchm. mit einem hellen Flecke in der Mitte zeigen. Doch können diese Theile auch leicht als Athemblasen gedeutet werden, die bisweilen dieselben Contenta haben. Aus diesem Allen und den Vergleichungen mit den weiblichen Genitalien ergäbe sich nun, dafs die sogenannten Hodenbläschen des Blutegels keimbereitende Organe sind. Es scheine das Contentum der gewundenen Schläuche des sogenannten Eierstockes Same zu sein, der sich in die Matrix ergiefst und hier die Eier befruchtet. Zweck der Begattung wäre also die Eikeime in die Matrix oder vielmehr in die mit ihr verbundenen Bläschen, den sogenannten Eierstock des andern Individuums überzuführen und hier zur ferneren Entwickelung vorzubereiten. Henle XXIII. 574.

In den weiblichen Genitalien von Ascaris lumbricoides finden sich aufser den Eiern eigenthümliche Füllhornartige Körperchen, welche an dem einen Ende mit mehreren, meist acht Lappen versehen sind und einen hellen und durchsichtigen Fleck in der Mitte haben. Henle XXIII. 501. Ref. bemerkt hier nur vorläufig, dafs er selbst die meisten der von Henle gelieferten materiellen Angaben bestätigt gefunden, enthält sich aber vorläufig aller fernern Bemerkungen über diesen wichtigen und schwierigen Gegenstand, da er einerseits bei der Darstellung der Leistungen des Jahres 1836 in Rücksicht der Beobachtungen von Siebold und R. Wagner auf diesen Punkt wiederum zurückkommen mufs, anderseits seine eigenen selbstständigen Untersuchungen über die Contenta der Geschlechtstheile im Folgenden ausführlich darzustellen hofft. —

Bei den Nereiden, wo eben so viele Paare von Eierstöcken vorkommen, als es Körperringe giebt, werden die Eier in die Bauchhöhle entleert, verbleiben hier eine geraume Zeit und werden dann durch sehr kleine Oeffnungen in dem Winkel zwischen den beiden Aesten jeder Kieme ausgestofsen. — Rathke CIV. 124. —

Bei Actinien enthalten die Eierstöcke Eier mit deutlicher Dotterhaut, deutlichem Dotter, deutlichem Keimbläschen und deutlichem Keimflecke. Die neben den Ovarien befindlichen Röhren sind Hoden, welche vielleicht in einem Ausführungsgang sich fortsetzen. In ihnen finden sich sehr grofse und eigenthümlich gestaltete Samenthierchen, deren Schwanz im Leibe eingerollt ist, und durch Compression herausbefördert wird. Auch zeigen sich am vordern Ende desselben Flimmerhaare. R. Wagner XXII. Hft. 5. 215. — An den Keimleitern einer Art von Actinia, welche der A. rufa sehr nahe steht, zeigen sich im Wasser dieselben (durch Flimmerbewegung bedingten, Ref.) Effecte, als an den Kiemen der Froschlarven. Rathke CIV. 143. —

Anhang.

A. Monographische Bemerkungen über einzelne Thiere oder Organe.

Einige Bemerkungen über die Naturgeschichte des Menschen liefert van der Hoeven XXI. No. 959. 193. — Eine detaillirte Beschreibung mehrerer von Alexander von Humboldt aus Amerika mitgebrachter Schädel verfafst von J. Fr. Meckel im Jahre 1805 findet sich XII. 93. — Bei den Japanesen ist das os coccygis, wie bei vielen Affen nach hinten gerichtet; v. Siebold XXI. No. 996. 85. — Das Schiefstehen der Augen der Japanesen besteht in einer schiefen Stellung der Augenlieder, welche durch den eigenthümlichen Bau der Gesichtsknochen bedingt wird. Das Nähere hierüber s. bei v. Siebold XXI. No. 1000. 150. — Bei den Hottentottinnen zeigen sich Clitoris und Nymphen sehr vergrößert. Die Windungen des Gehirns sind ihrer Zahl nach geringer und in ihrer Anordnung minder regelmäßig, als in dem Europäer. Tiedemann. Amtlicher Bericht der Versammlung der Naturforscher zu Stuttgart. 96. — Betrachtungen über die Symmetrie der Organe giebt Flourens XVII. 40.

Ueber die Section eines Hylobates syndastyla von Owen s. XXI. No. 936. 177. und Müllers Arch. 1836. S. XLI. — Ueber die Anatomie der Felis jubata Schreb. s. Owen transact of the Zool. soc. I. 129. — Ueber die der Viverra Hermaphrodita Pall. (Platyschista Pallasii Otto) s. Otto II. 1089. — Ueber die Anatomie des Delphins s. Mayer XX. 3. Die Construction der Zunge, der sehr verlängerte Larynx, die Structur der Milchdrüse, lassen keinen Zweifel übrig, daſs dieses junge Thier sauge. — Bemerkungen über eigenthümliche Knochen der Säugethiere liefert Leuckart XX. 167. — Bei dem Meerschweinchen existirt unmittelbar an dem äuſseren Rande des Meatus auditorius osseus ein schaufelförmiger, stumpf zugespitzter Knochen, welcher aus zwei Stücken besteht. Bei einem zwei Monate alten Individuum zeigt sich noch ein bloſser Knorpel von der eben genannten Gestalt. Eine specielle Beschreibung des Zwerchfellknochens des Dromedars s. ebendas. 172. — Bemerkungen über Theile des Nervensystems und des Auges, Prioritätsverhältnisse betreffend, giebt Arnold XX. 175. — Erklärung über Prioritätsverhältnisse den Brandtschen Larynxknorpel betreffend giebt Rousseau XVII. Jauo. 38. Notizen über die Anatomie von Balaena mysticetus s. Knox Frer. No. 935. 164. Gehirn und Rückenmark werden von einer röthlichen (fettartigen, Ref.) dem erectilen Gewebe nicht unähnlichen Substanz umgeben. Die Milchdrüsen bilden keine bloſs einfachen Cocca und sind in ihrem Baue von dem des Schnabelthieres unterschieden. — Ueber die Anatomie von Delphinus s. le Piez XXI. No. 940. 243. Die lange Epiglottis kann sich in einen Kanal verwandeln, der sich gegen den hintern Theil der Nasenhöhle richtet. So werde es dem Thiere möglich, selbst unter dem Wasser zu kauen und zu schlingen. — Ueber die Veränderungen der nach dem neuen Continente gebrachten europäischen Hausthiere s. Roulin III. 319. — Ueber die Anatomie des Buceros cavatus Lath. s. Owen transact. of the Zool. soc. I. 117. Die Luftzellen sind sehr stark entwickelt. Die Darmzotten sind sehr lang und zahlreich, und vermindern sich in beiderlei Beziehung, je näher man dem Rectum kommt, wo sich stumpfschmale Papillen vorfinden. Das Pankreas entspricht in seiner Form dem Duodenum und mündet durch drei Gänge.

Bemerkungen über die Anatomie seltener ausländischer und einheimischer Schildkröten liefern Temmink und Schlegel in v. Siebold Fauna japon. 1. Auf einer interessanten Karte wird eine graphische Uebersicht der geographischen Verbreitung dieser Thiere gegeben. Eine der schönsten Abbildungen stellt die langen Papillen der innern Schlundhaut dar, welche bis dicht an die Kardia reichen, eine Eigenthümlichkeit, welche bei allen Seeschildkröten vorkommt. — Ueber die Anatomie des Acrochordus javanicus s. Fohmann XXI. No. 957. 168. Der Magen besteht aus zwei Säcken. Ueber die Lunge vgl. oben bei den Respirationsorganen. — Ueber das Naturgeschichtliche des Chamäleon s. Weifsenborn XXI. No. 965. 298. Vf. bestreitet die Richtigkeit der von Edwards im Jahre 1834 aufgestellten Erklärung des Farbenwechsels der Haut dieses Thieres und folgt eher der älteren Ansicht. Aufserdem hat er die Häutung dieses Geschöpfes sorgfältig beobachtet. Ueber den Farbenwechsel des Chamäleons s. auch Mayer LXVII. 44., welcher den Grund dieser Erscheinung in der Stagnation des Blutes und in der Structur der Haut sucht. Die letztere bestehe nämlich aus einzelnen convexen Warzen, welche von durchsichtigen convexen Platten der Epidermis bedeckt Glaslinsen bilden, die das Licht verschieden brechen und polarisiren. — Ueber Coluber monspessulanus Hermann s. Dugès XVII. Mars. 137. —

Zahlreiche monographische Notizen über Amphibien, Fische und Cephalopoden finden sich bei Mayer LXVII. Die allgemein interessanten Resultate dieser Arbeit sind zusammengestellt in XXV. Bd. 2. 48. — Ueber die Anatomie des Clepisaurus, eines neuern Geschlechtes der Acanthopterygier s. Lawe und Bennet Transact of the Zool. soc. I. 1231. Abbildungen der Zeugungstheile des Blutegels liefert Treviranus XX. Tab. III. und Erläuterungen derselben S. 133. — Die Genitalien des Regenwurmes erläutert Treviranus ebendas. 154. Die frei in der Bauchhöhle oft liegenden Körper hält er mit Dugès für Entozoen, worin auch Henle XXIII. 594. zum Theil übereinstimmt. — Eine genaue Beschreibung und Abbildung der inneren Organisation der an den Kiemen des Hechtes gefundenen Piscicola geometra giebt Leo XXIII. 419. Schlund sehr schmal, am Eingange ohne Zahnapparat; der Darmkanal schlauchförmig, an beiden Seiten mit 8 cylindrischen abgerundeten Blindsäcken versehen; der After an der Bauchseite des letzten Ringes dicht an der Fufsscheibe. Die äufsere Wandung des Bauches mit einfachen, weifslichen oder gelblichen Drüschen besetzt, welche den auf der Oberfläche des Thieres befindlichen Schleim absondern. Schleifenartige Organe, wie sie zu diesem Zwecke bei dem Blutegel vorkommen, fehlen hier. Es findet sich ein Rückengefäfs, ein Bauchgefäfs und zwei Seitengefäfse. In den letzteren fliefst das in ihnen enthaltene rothe Blut ruhig, ohne dafs periodische Contractionen derselben zu erkennen wären. Dagegen sind diese an dem Rükken- und Bauchgefäfse wahrzunehmen, und in ihnen findet sich in jedem Ringe oberhalb der Seitenverzweigung eine Klappe, welche sich schliefst, wenn die hinter ihr befindliche Stelle sich verengt. Das in ihnen enthaltene Blut ist farblos. Die Ganglienkette gleicht der des Blutegels und die Knoten sind verhältnifsmäfsig sehr dick. Die männlichen Genitalien bestehen aus sieben Paar Hoden, einem doppelten Vas deferens, zwei Nebenhoden, zwei Samensäcken, zwei Ausführungsgängen in der Ruthe; die weiblichen aus einem Fruchthälter, zwei Eierstöcken und zwei Eileitern. Die sogenannten Augen sind nicht ganz regelmäfsig begrenzte Pigmentlagen und scheinen kein Sehvermögen zu besitzen. — Mikroskopische Untersuchungen über die Organisation der Flügel der Lepidopteren giebt Bernard Deschamps XVII. Februar 111. und März 129. — Anatomie der Käfergattung Macronychus giebt Léon Dufour XVII. März 163. — Interessante Monstrositäten mehrerer Insekten beschreibt Afsmus CXXIX. 15. Ein Carabus Creutzeri ♀ Fabr. mit zu kurzen Füfsen Flügeldecken der linken Seite; ein Calosoma inquisitor ♂ Fabr. mit denselben Fehlern der rechten Seite, ein Carabus clathratus ♀ Fabr. mit meist zu kurzen und zu dicken Endgliedern der Antennen, welche eine längliche dreieckige Apertur, gleich den Palpen an der Spitze haben, mit zu kurzen Palpen, zu engem, rugosem Thorax und zu engen rugosen Flügeldecken; eine Coccinella bipunctata L. mit Höckern auf den Flügeln; ein Harpalus aeneus ♂ Fabr. mit Flügeldecken, welche mit dichten Quernarben bedeckt sind; ein Cymatopterus Bogemanni ♀ Gyll. mit nur neun Gliedern an der rechten und nur zehn Gliedern an der linken Antenne, dem linken etwas zusammengedrückten und verdrehten linken Hinterbeine, zu kurzen und zu schmalen Tarsis an der rechten Seite und zu stark gestreiften Flügeldecken, von denen die linke etwas kürzer als die rechte ist; ein Rhynchites Betuleti Fabr. mit der nur zehngliedrigen linken Antenne; ein Ceratophyus dispar ♂ Fabr. mit fast fehlender linker Mandibel und verkümmerter linken Antenne; ein Carabus perforatus ♂ Fish. mit dreifachem letztem Tarsusgliede und zu kurzer Hüfte, femur und tibia des linken Hinterbeines — einer Anomalie, welche auch in geringerem Grade an den Mittelfüfsen der linken Seite sich vorfindet, ein Ludius aeneus ♀ L. mit einem röthlich-gelben Flecke an der Basis des Thorax und ein Harpalus tardus ♂ Fabr. mit der ganz schwarzen Antenne der rechten Seite, während die der linken Seite, wie gewöhnlich, gelbroth ist. — Vorzüglich zeigen sich beide Körperenden zu Monstrositäten geneigt, während sich an der rechten Hälfte mehr Mifsbildungen aus zu starker Massenwucherung vorfinden. Die pathologischen Umänderungen betreffen vorzüglich die Füfse und die Antennen, und sind am häufigsten bei Caraboiden und Lamellicornen vorgefunden worden. In südlichen Gegenden scheinen die monstra per excessum der Insekten häufiger vorzukommen, als in nördlichen. — Andere nicht minder interessante Insektenmifsbildungen beschreibt Stannius XXIII. 295. Eine Honigbiene mit Cyclopie der beiden facettirten Augen, in Eines verschmolzenen Punktaugen, welche von dem facettirten Auge nur durch eine schwache Furche geschieden sind, und Facetten und Haare besitzen; einem mit Haaren bekleideten Wulste zwischen dem Auge und den Fühlern; zwei Exemplare von Lygaeus pictus mit nur 3, aber längeren Fühlergliedern der rechten Seite; ein Dyticus mit 9 Gliedern am linken und 10 Gliedern am rechten Fühler und ein anderer mit 10 Gliedern am linken und 11 Gliedern am rechten Fühler, eine Boletophila fusca mit nur 15 Gliedern der linken Antenne; eine Sphinx Euphorbiae mit einer zu langen Antenne mit mehreren überschüssigen Gliedern und einer kleinen Einbiegung des rechten Flügels; ein Dyticus circumcinctus, dessen letzte drei Fühlerglieder der linken Seite gekrümmt und mit knotigen Auswüchsen versehen sind; ein brasilianischer Nilio mit zu breitem und plattem, durch zwei Längeneinschnitte in drei Abtheilungen getheilten Endgliede des linken Fühlers; ein Cerambyx sericeus, dessen rechter Fühler am vierten und sechsten Gliede einen knotigen Auswuchs hat, am siebenten Gliede etwas verdickt und verbogen; am achten etwas kolbig und am Ende mit drei Auswüchsen besetzt ist; dessen linker Fühler am vierten Gliede ebenfalls einen Auswuchs besitzt, am sechsten verdickt und mit zwei Auswüchsen versehen, am neunten verdickt, an diesem und dem zehnten etwas gekrümmt ist; ein Staphylinus similis, dessen rechte Antenne sich in zwei Aeste spaltet (wie der Vf. aus dem Larvenzustande nachweiset, eine Hemmungsbildung); ein Zonitis praeusta, dessen rechter Fühler sich, nachdem er einen oberen Ast abgegeben, in der Nähe der Spitze gabelförmig spaltet; eine Parandra glabrata, deren linke Antenne nur aus 5 kurzen, sehr dicken Gliedern besteht; ein Oryctes nasicornis, eine Melolontha vulgaris und ein Onitis Bison, bei denen der Thorax durch eine regelwidrige Naht in zwei seitliche Hälften getheilt ist (wahrscheinlich auch eine Hemmungsbildung); ein Scarabaeus mit schmälerer und kürzerer linker Hälfte des Thorax, etwas längerer linker Kopfhälfte und zu kurzem linken Vorderbeine, dessen Hüfte verkürzt ist, dessen Schenkel und Schienen nur rudimentär existiren und an dem an der Stelle der Tarsen sich eine längliche, blasenförmige Anschwellung findet; eine Agra catenulata mit fünf Beinen an der linken Seite. Aus der hintersten Hüfte entspringen drei Schenkel; eine Meloë coriaceus, bei welchem aus einem und demselben Schenkel zwei Schienen entspringen; ein Colymbetes Sturmii, bei welchem an dem linken Vorderbeine der dritte Tarsus zu dick und durch zwei Längslinien in drei Theile gesondert ist, aus deren jedem ein neues Fufsglied entspringt. Das hinterste dieser Fufsglieder ist ganz normal, die beiden vorderen sind zu kurz und endigen mit dem doppelt gespaltenen fünften Gliede; ein Geotrupes stercorarius und ein Carabus coriaceus, deren eine Flügeldecke zu dünn, fast häutig und ungefärbt ist; mehrere Cassidae, eine Cicindela und ein Staphylinus mit verkrümmten Flügeldecken; eine Phalaena typica mit verkürztem rechten Vorderflügel; eine Sphinx Hasdrubal mit verkürztem linken Hinterflügel; eine Phalaena triangulum mit zu schmalem und zu kurzem Hinterflügel; ein Papilio Leonidas und eine Libellula depressa mit verkürztem Vorder- und Hinterflügel der rechten Seite; ein Stratiomys Chamaeleon, bei welchem statt der Flügel nur deren verdickte Aufsenränder existiren; viele Exemplare von Trichocera hiemalis und eine Sciophila mit abnormem Aderverlaufe bald in einen Flügel, bald in beiden Flügeln; eine Ptychoptera contaminata, dessen Spitzenhälfte der Flügel durchsichtig und ungefleckt ist, und eine Agrion Virgo mit ungefärbter Spitzenhälfte des linken Hinterflügels. — Ueber die menschliche Krätzmilbe s. Dugès XVII. August. 245.

Ueber die Anatomie von Terebratula und Orbicula s. Owen Transact. of the Zool. soc. I. 145. und XVII. 53 und 65. In dem einen Lappen des Mantels finden sich vier, in dem andern zwei grofse Gefäfse. Der Rand des Mantels ist bei Lingula und Orbicula mit sehr starken Wimpern besetzt. Sehr klein sind diese aber bei Terebratula. Das bekannte eigenthümliche, gleichsam innere Skelett der Terebrateln besteht aus einer kalkhaltigen durchsichtigen und abgeplatteten Schlinge, deren Aeste zuerst divergiren, dann sich wieder nähern und zuletzt um sich herum nach aufsen umbiegen. Der zwischen den beiden Aesten derselben befindliche Zwischenraum wird durch eine feste Membran ausgefüllt, welche die Eingeweide schützt. Das Ganze giebt zum Theil einen Stützpunkt für die Muskulatur der Arme. Der Nahrungskanal besteht aus einem Oesophagus, einem Magen, aus dem ästige Kanäle entspringen, welche sich zu der Leber begeben, und einem Dünndarme. Der ganze Darm bildet eine Schlinge, deren Convexität gegen die obere Klappe gekehrt ist. Die sehr voluminöse Leber zerfällt in zwei Lappen, von denen jeder an der einen Seite des Darmes liegt. Speicheldrüsen scheinen ganz zu fehlen. — Die Brochiopoden haben mit den Bivalvis lamelli branchialibus die meiste Analogie; einige mit den Ascidien, dagegen sehr wenige mit den Cirrhipeden. — Ueber einige angeblich mikroskopische Cephalopoden s. Dujardin XVII. Februar 108. und Mai 312. —

Ueber ein neues Muschelgeschlecht, genannt Dreissena s. Van Beneden XVII. April 193. Von Mytilus unterscheidet es sich anatomisch durch Gröfse des bei Dreissena einfachen oder vielmehr verschmolzenen dritten Ganglienpaares; durch den einfachen musculus retractor, durch den bis auf drei Mündungen geschlossenen Mantel, durch kürzere Tentakeln, freiere Branchien und dgl. —

Eine klare Zusammenstellung der wichtigsten zur Naturgeschichte der Limneen und der Gasteropoda pulmonata der süfsen Wasser Brandenburgs liefert Troschel XCV. Ueber die Organisation der Cirrhipoden s. Martin-St. Ange III. 513. Die Mundtheile sind, wie in den Phyllostomen gebaut. Das als Leber gedeutete Organ mündet durch keine sichtbare Oeffnung in den

Magen. Der Verf. fand auch kein Herz, sondern ein mehr angeschwollenes Rückengefäfs. Das Nervensystem ist seinem ganzen Verlaufe nach durchaus paarig. Die Resultate der Untersuchungen der Geschlechtswerkzeuge stimmen fast ganz mit den Resultaten, welche R. Wagner erhalten hat, überein. Nach dem Verf. sind die Cirrhipoden zwischen die Crustaceen und Anneliden zu stellen. — Thompson, welcher die früheren Entwickelungsstadien der Lepaden ebenfalls verfolgt hat, stellt sie zwischen die Decapoden und die Entomostraken. Thompson XXI. No. 966. 312. — Vgl. die Gegenbemerkung gegen die Annahme, dafs die Crustaceen sich im Laufe der Entwickelung in Cirrhipoden umändern, von Edwards XVII. Mai 311. — Grant nennt die Cirrhipoden gleich den Mollusken in Schalen eingeschlossene Gliederthiere. Grant LV. 33. — Vergl. auch die hierher gehörenden Bemerkungen von Mertens und Brandt XXIII. 500. —

Ueber die Anatomie von Monostomum mutabile und Distomum globiporum s. von Siebold XXII. 45. Der Nahrungskanal des Monostomum mutabile besteht aus einer Mundhöhle, einem Schlundkopf, einer Speiseröhre und einem gabeliggespaltenen Darme, dessen Enden sich hinten wiederum vereinigen, ohne dafs eine Afteröffnung sichtbar wäre. Den Inhalt des Darmes macht eine aus braungelben Körpern bestehende Masse aus. Es finden sich zwei Hoden nebst deren Ausführungsgängen und einer Ruthe mit einem keulenförmigen Cirrhusbeutel. Die Ovarien bilden anastomosirende, den Darm netzförmig umgebende Schläuche, welche mit zarten Ausführungsgängen versehen sind. Aufserdem giebt es einen eigenen Apparat für die Formation der Eihäute, einen Uterus und eine Vagina. Das Thier gebiert lebendige Junge; was augenblicklich erfolgt, sobald man den Wurm in kaltes Wasser legt. Die Jungen weichen sehr von dem Mutterthiere ab und bewegen sich durch Flimmerbewegung. In dem jungen Thiere ist ein Organ, welches in Freiheit gesetzt sich als ein eigenes, selbstständiges Thier manifestirt. Ref. hat in Breslau die Cellae infraoculares von mehr als 30 Gänsen untersucht, ohne auch nur ein Exemplar des merkwürdigen Entozoen aufzufinden. — Bei Distomum globiporum Rud. findet sich ein vorderer einlippiger und ein hinterer zweilippiger Saugmund, der aus strahlig auseinanderlaufenden Muskelfasern mit wenigen untermischten Kreisfasern besteht. Eigenthümlich sind der gabelförmig gespaltene Uterus und die sehr grofsen Hoden. — Ueber die Anatomie des Pentastoma taenioides Rud. s. Miram II. 622. Unter der Haut liegt eine Schicht von längslaufenden und unter dieser eine Lage von querlaufenden Muskelfasern. Am Kopfe finden sich mehr unregelmäfsig gelagerte Fasern, die sich an die Speiseröhre anzulegen scheinen. Unter diesen Muskellagen befindet sich eine eigenthümliche Organisation. Es existiren hier nämlich Blättchen, deren Höhlung in die Bauchhöhle ausläuft und eine Menge runder, weifser, gallertartiger Kügelchen, welche von den Eiern des Thieres durchaus verschieden sind, enthält. Auf den Geschlechtstheilen und unter der Speiseröhre liegt ein grofser, flacher, weifser Knoten, welcher nach allen Seiten feine Aeste ausschickt. Nach hinten verlaufen zwei grofse Nerven den oben erwähnten Blättchen in ihrem Verlaufe entsprechend. Der Nahrungskanal besteht aus dem Schlundkopfe, der Speiseröhre, dem Magenmunde, dem Magen, welcher bei dem Männchen enger ist als bei dem Weibchen und dem Darmkanale. Die männlichen Geschlechtstheile haben zwei gewundene Hoden, welche eine weifsliche, gallertartige Flüfsigkeit enthalten, und zwei enge Ausführungsgänge, welche mit einer Art einfacher Samenblase in Verbindung stehen. Die letztere befestiget sich durch enge, kurze Röhren an zwei Cirrhi. An diesen letzteren liegt ein drüsigtes Organ, vielleicht eine Art von Vorsteherdrüse. Die weiblichen Geschlechtstheile sind sehr ausgebildet und bestehen aus dem Eierstocke, welcher mit seiner sehr feinen Haut die kleinen Eier eng umschliefst, zwei an seinem oberen Ende sich befindenden Ausführungsgängen, welche sich erst nach den beiden Seiten hinbegeben, alsdann auch mit zwei anderen mit einem Blinddärmchen versehenen Röhren sich vereinigen. In diese Vereinigungsstelle mündet der Eileiter, welcher mehrere Male den Darmkanal umschliefst, anfangs weifs, in seinem ferneren Verlaufe aber braun ist und zuletzt sich in den After einsenkt. Vermöge des Baues seines Darmkanales und der Geschlechtstheile grenzt das Thier an die Nematoideen, vermöge seines Saugapparates an die Acanthocephalen, vermöge seines Nervensystemes und des blättrigen Organes an die Trematoden und vermöge seiner äufseren Bildung an die Cestoiden. — Eine Notiz über einige Parasiten an den Kiemen des Störes giebt Mayer LXVII. 19.

Ueber die Schwämme s. Gervais XVIII. No. 129. 346. Er hält die Süfswasserpolypen für keine Thiere, sondern für Pflanzen. Die Keimkörner, Sporangien nach d. Verf., bestehen aus einer innern und äufseren Hülle und eingeschlossenen Körnern. Der Verf. will auch Sporangien gefunden haben, in welchen schon neue Sporangien eingeschachtelt lagen.

Die Anatomie sehr vieler Infusorienarten liefert Ehrenberg LXVIII. — Beschreibung vieler Oscillatorien, welche jedoch (ganz mit Unrecht Ref.) für Thiere gehalten werden, giebt Corda Essai sur les Oscill. 30.

B. Technik.

Zur Conservation der Leichen wird eine Solution von 2 Theilen Alaun, 2 Theilen Kochsalz und einem Theile Salpeter empfohlen. Gannal. XVIII. No. 115. 236. — Der gute Gebrauch einer Flüfsigkeit, welche aus 16 Theilen Wasser, 4 Theilen Kochsalz, 2 Theilen Alaun und einem Theile Salpeter besteht, hat sich wiederum bestätigt. Lerebaullet XVIII. No. 121. 287. — Eine andere Methode besteht in der Anwendung einer Solution von 2 Pfd. Arsenik in 20 Pfd. Wasser oder Weingeist, welche in die Gefäfse eingesprützt wird. XXI. No. 977. 138. — Eben so soll essigsaure Thonerde in die Arterien gesprützt vorzüglich conserviren. XXI. No. 999. 138. —

Zur Erhaltung der Echinordermen und Radiarien eignet sich vorzüglich eine schwache Lösung von chlorsaurem Kalke. Magne XXI. No. 141. 23. —

Durch schnelles Trocknen auf Glimmer kann die Form, bisweilen sogar mehr oder minder die innere Organisation mikroskopischer Theile z. B. von Infusorien erhalten werden. Ehrenberg XVIII. No. 113. 218., wie Ehrenberg Ref. zu überzeugen die Güte hatte.

Eine eigene Methode zur genauen Darstellung der Herzräume beschreibt Retzius XXIII. 161. — Sehr gute Injectionsmassen, wie sich Ref. durch die Güte der Entdecker selbst überzeugte, haben die Gebrüder Ernst, Heinrich und Eduard Weber verfertigt. Diese Gelehrten werden die zur Bereitung dieser Massen gehörenden Formeln bei Gelegenheit veröffentlichen. — Die Darstellung eines neuen Apparates, um die Samenkanäle und die Pflanzengefäfse (??) zu injiciren giebt v. Vest. Mediz. XXVIII. Bd. VIII. 329. —

Ueber die Technik einer zweckmäfsigen Anatomie des menschlichen Auges s. Retzius in XXX. Bd. V. 3. —

4. Individuelle Entwickelungsgeschichte des Menschen und der Thiere.

Das Ei vor der Befruchtung. — Das in dem innerhalb des Folliculus Graafianus befindliche Eichen des Menschen und mehrerer Säugethiere enthaltene Keimbläschen beschreibt wiederum Jones XVIII. No. 127. 333. — Die Angabe (Coste generation des Mammiféres 30. und Bischoff XXX. Bd. VIII. 354.), dafs das Keimbläschen bei Berührung der Luft platze, ist durchaus ungegründet.

In dem Innern des Keimbläschens finden sich aufser der hellen und durchsichtigen Lymphe ein oder mehrere festere Körperchen, der sogenannte Keimfleck. R. Wagner LIV. 352. und XXIII. 373. Dieser existirt allgemein in allen Thierklassen, so dafs Eibildung mit Dotterhaut, Dotter, Keimbläschen und Keimfleck in allen Thieren (R. Wagner XXI. No. 449. 49.), so wie bei dem Menschen (Valentin, Müller's Archiv 1836. S. 162.) vorkommt. Es ist jedoch insofern nicht ganz richtig, den Keimfleck als den primitiven Keim anzusehen, weil bei dem Uebergange in die Keimhaut die helle Lymphe des Keimbläschens offenbar keine ganz passive Rolle spielt. — Auf die einzelnen Gestalten des Keimfleckes und manche andere hierher gehörende Gegenstände werden wir bei Darstellung der Leistungen des Jahres 1836 wieder zurückkommen, wenn dann von R. Wagner historiae generationis prodromus die Rede sein wird. — Im Störe findet sich innerhalb des Keimbläschens ein consistenter Inhalt. Bär Entw. d. Fische. 4. —

Der Bau des Eierstockes des Schnabelthieres stimmt mit dem der Säugethiere und nicht mit dem der Vögel überein. In einem untersuchten Exemplare zeigte nur das linke Ovarium die Folgen der geschehenen Befruchtung. Die $2\frac{1}{2}$ — 4 Linien grofsen, im Uterus befindlichen Eichen bestanden aus einem ziemlich festen Chorion, einem durch die Einwirkung des Alkohol nicht gerinnenden Eiweifse, einer Dotterhaut, einer Keimhaut und einem Dotter. Chalazen sowohl, als Caduca wurden nicht gefunden. Owen XVIII. No. 89. 127. Das ausführlichere über diese interessanten Untersuchungen ist enthalten XVII. Mai 299., XXIII. 37. und XXXI. 1028. —

Fruchthälter während der Schwangerschaft, und Decidua. — Der Zahl und der Gröfse nach verhalten sich die

Arterien des schwangeren menschlichen Uterus zu der der Venen desselben, wie 1 : 10. Die Blutadern bilden bei ihrem Abgange aus dem Fruchthälter vier Plexus. Schneider XVI. Bd. 1. 115. — Die Gefäfse der decidua werden sichtbar, wenn man das frische eben abortirte Ei statt in Wasser in Eiweifs legt und präparirt. E. H. Weber XXX. Bd. VI. 354. — An der innern Seite der hinfälligen Haut sollen sich mit Dunst gefüllte Säume von dem fünften Schwangerschaftsmonate an vorfinden. Ritzen CIII. 22. — Ueber Burkhardt's Beobachtungen über den Uterus der Kuh s. Valentin XXV. 106.

Corpora lutea. — Der gelbe Körper ist die wuchernde und in Falten gelegte innere Schleimhaut der Kapsel des Eies oder des Graafschen Bläschens. Baer XXXVIII. Bd. XIV. 403. — Der gelbe Körper bildet sich aus der innern Schicht des Folliculus Graafianus, welche aber dem Wesen einer Schleimhaut sehr fremd steht. Das Nähere hierüber s. bei Valentin LXII. 39. —

Gesammte Entwickelung des Menschen, der Säugethiere und der Vögel. — Eine Zusammenstellung der wichtigsten über die Entwickelung des Menschen, der Säugethiere und der Vögel bekannt gemachten Facta, nebst eigenen Beobachtungen, besonders die Entwickelung der Gewebe betreffend liefert Valentin LXII. — Das Studium der ersten Entwikkelung der Haussäugethiere weiset eine sehr grofse Analogie mit den frühesten Entwickelungsstadien der Vögel nach. Coste XVII. Febr. 88. — Czermack's Beobachtungen über die ersten Spuren der Entwickelung in dem Eie des Huhnes s. bei Pratobevera CX. 14. —

Eihüllen und Fruchthüllen. — Die richtige und bekannte Ansicht, dafs die Placenta aus den Productionen des Chorion und der Allantois bestehe, wird wiederum bestätigt. Coste XVII. No. 127. 230. — Ebenso auch, dafs die Allantois eine Ausstülpung der Keimhaut (vielmehr nur des Schleimblattes Ref.) sei. Coste XVII. No. 120. 275. — An einem angeblich 10 Tage alten menschlichen Eie wurde eine als Allantois gedeutete, gesonderte Blase wahrgenommen. Der sac reticulé wird nur für eine Coagulation der eingesogenen Flüfsigkeit des Eies gehalten (was aber kaum richtig zu sein scheint. Ref.) XVIII. No. 121. 282. — Beschreibungen der Placenten einer Zwillings- und der einer Drillingsgeburt giebt Mayer II. 532. — Ueber pathologische Verengerung der Gefäfse des Nabelstranges und deren Folgen auf den Kreislauf der Frucht siche Barkow XV. 117. —

Bei den Säugethieren besteht die Hülle des Nabelstranges aus 5 Blättern und zwar aus zwei Amnionslagen und drei zellgewebigen, unter dem Amnion befindlichen Schichten. Das äufsere Blatt des Amnion steht in unmittelbarer Continuität mit der Epidermis des Fötus, das innere Blatt mit der Lederhaut desselben, die erste zellgewebige Schicht mit dem subcutanen Bauchzellgewebe; die zweite mit der Aponeurose der Bauchmuskeln und die dritte mit dem Peritoneum. Bei dem Menschen soll sich nur eine zellgewebige Schicht finden; die beiden anderen sollen dagegen durch zwei Blätter des Chorion ersetzt werden, welche sich hier mit dem Nabelstrange continuirlich verbinden. Hier setze sich das äufsere Blatt des Amnion in die Epidermis des Fötus; das innere desselben in die Lederhaut, das erste Blatt des Chorion in das subcutane Bauchzellgewebe, das zweite Blatt des Chorion in die Aponeurose der Bauchmuskeln und die eigenthümliche, hier unter dem Chorion liegende zellgewebige Lage in das Peritoneum fort. Flouren. XVII. Junius 334. Julius 40. — Bei den Vögeln verbindet sich das Amnion mit allen 5 Lagen der Bauchdecken. Bei den Fischen hüllt eine Haut Fötus und Dotter zugleich ein, eine zweite darunter liegende verbindet sich mit der Haut und dem Peritoneum und eine dritte mit dem Darme der Frucht. XVIII. No. 126. 324. — Unter anderen bekannten und gröfstentheils wichtigen Sätzen, die Eihäute betreffend, wird auch behauptet (Lesauvage XVIII. No. 92. 48.), dafs die Nabelblase vielgeblättert sei; (vgl. hierüber Valentin l. c. 440.), dafs die Granulation an der Oberfläche des Nabelstranges der Kuh der erste Grad der Entwickelung eines Blasenwurmes sei; dafs die Gefässe von Zwillingen nicht communiciren und daher die Ligatur des einen Nabelstranges bei der Geburt überflüfsig wäre; — Sätze, welche so allgemein ausgesprochen durch nichts vom Ref. als wahr anerkannt zu werden vermögen. —

Entwickelung des Menschen, der Säugethiere und der Vögel. Bei consequenter Untersuchung von Vögelembryonen ergab sich, dafs sich die Nervenhaut des Auges am Rande der Linse nach innen einstülpe, und dafs so die innere Lamelle zur Retina, die äufsere dagegen zur Membrana Jacobi wurde; welche letztere aus runden Kügelchen bestehe. Daher mufs auch die Jacobsche Haut mit der Retina enden und mit der letzteren über die Zonula Zinnii hinweggehen. Vielleicht nimmt die Retina an ihrem vorderem Ende den Charakter der Retina externa an. Der wahre Spalt im Vogelauge entsteht erst durch die Einstülpung der Retina. Huschke XXXVI. 275. — Ueberraschend war Ref. die völlige Uebereinstimmung der von Huschke gelieferten Figuren mit seinen eigenen Zeichnungen, welche er seiner Histiogenia comparata hinzugefügt hat — der beste Beweis für die Richtigkeit derselben. Ob aber die von Huschke gegebenen Deutungen wahr seien oder nicht, wagt Ref. nach seinen bisherigen Erfahrungen noch nicht zu entscheiden. —

Aufser der Arteria capsularis giebt es in der Frucht eine Vena capsularis. (In dem Menschen mehrere?) In einem fast reifen Kuh-Fötus zeigten sich sogar die beiden genannten Gefässe, gleich den Nabelgefässen, spiralförmig um einander gewickelt. Langenbeck de retina 116. — Die früheren Angaben von Reich über die Verhältnisse der Blutgefäfse, des Glaskörpers in der Frucht, werden zum Theil berichtiget, so wie die von Valentin über die Existenz der Area Martegiani im Auge des Fötus bestätigt von Langenbeck de retina observv. anatt. 118. — Ebenso bestätigt dieser Autor auch (e. c. 121.) die Existenz der Membrana capsulo-pupillaris, und des Kapselpupillarsackes überhaupt, so wie die Existenz der Valentinschen und der einmal von ihm beobachteten Reichschen Membran und den Mangel einer eigenthümlichen, auf der vorderen Linsenkapselwand vorkommenden Gefäfseschicht, welche von der Pupillarmembran selbst verschieden wäre. Derselbe liefert auch die Beschreibung eines interessanten Schafes mit angeborener Mikrophthalmie, welche er als Hemmungsbildung zu betrachten sucht. l. c. 138. —

Durch Injectionen ist wiederum nachgewiesen worden, dass in der ausgebildeteren Frucht das von der Placenta kommende Blut vorzüglich nach dem Kopfe und den oberen Extremitäten gelange, das durch die Hohlvene dagegen zurückströmende Blut besonders die untere Körperhälfte durchströme. Reid. XXI No. 931. 97. — Ueber die Untersuchungen von Starke über die Vena azygos s. Valentin XXV. 73. —

Die Okenschen Körper sollen keine transitorischen Organe

sein, sondern im Laufe der Entwickelung in die Hoden sich umwandeln. Coste XVIII. No. 116. 242. Diese irrthümliche Ansicht ist durch die genauen Beobachtungen der neusten deutschen Forscher längst widerlegt worden. —

Das mit bloſsem Auge über die Entwickelung der Zähne der Spitzmaus zu Beobachtende liefert Duvernoy XVIII. No. 98. 98. — Der Zahnbalg, welcher die übrigen Bildungstheile des Zahnes in sich eingeschlossen enthält, wird von einem Gefäſsnetze umgeben, dessen Hauptstämme in der Gegend der Zahnwurzel sich befinden. Ebenso ist auch die Oberfläche desselben mit zahlreichen Nervenzweigen versehen. Seine Membran enthält weiche Fasern, die mit zahlreichem, körnigtem Parenchyme vermischt sind. Anfangs zeigt er sich überall bis auf die durch Nerven und Gefäſse vermittelte Befestigung an der Wurzel von dem Zahnfleische ganz geschieden, da sich das dann verhältniſsmäſsig sehr dicke Epithelium und die eigenthümliche Substanzlage der gingiva leicht von dem Zahnsäckchen lösen. Die innere Oberfläche des Zahnsäckchens ist durchaus glatt. Nur da wo die Gefäſse und die Nerven eintreten, wuchert der mit dem Zahnsäckchen stets innig verschmolzene Zahnkeim hervor. In dem Innenraume des Zahnsäckchens aber, zwischen der Innenfläche desselben und dem Zahnkeime befindet sich ein anfangs fast kugeliges Organ, welches auf seiner Auſsenfläche etwas höckerig erscheint. Es besteht zuerst wahrscheinlich aus dem gewöhnlichen mit Körnchen versehenen Bildungsstoffe, später aus winklichen (meist tetraedrischen oder polyedrischen, Ref.) Körperchen, welche discret liegen und durch Zellgewebefaden mit einander verbunden sind, so daſs hierdurch ein Gewebe, ähnlich dem strahligen Zellgewebe der Pflanzen, entsteht. Zwischen diesem kugligen Organe — das Substrat der Schmelzbildung — und der Oberfläche der Membran des Zahnsäckchens sowohl, als zwischen dem ersteren und der Auſsenfläche des Zahnkeimes bleibt ein Zwischenraum übrig, der von einer hellen, farb- und körnerlosen lymphatischen Flüssigkeit ausgefüllt wird. Mit fortschreitendem Wachsthume dringt der Zahnkeim immer tiefer in das Zahnsäckchen hinein und macht so in dem Schmelzorgan zuerst einen leisen Eindruck, welcher im Verlaufe der Entwickelung immer tiefer wird. Hat er so eine beträchtliche Gröſse erlangt, so besitzt er eine dickere Spitze und eine dünnere Basis und wird von dem Schmelzorgane wie von einer Kappe eingehüllt.

Diese lässt sich aber leicht und ohne Verletzung von ihm entfernen. Zu dieser Zeit zeigt aber das Schmelzorgan selbst schon eine eigenthümliche Bildung. Es findet sich nämlich auf seiner dem Zahnkeime zugekehrten inneren Fläche ein besonderer Theil, welcher aus senkrecht auf ihrer Oberfläche stehenden Fasern zusammengesetzt wird, anfangs genau mit der Substanz des Schmelzorganes selbst unmittelbar verbunden ist, später aber mit ihr nur (mit Ausnahme der Backzähne, wo die Vereinigung bis zu dem Ausbruche des Zahnes verharrt) durch sparsame Zellgewebe-Fäden zusammenhängt. In dieser ihrer Selbsständigkeit kann man sie mit dem Namen der Schmelzmembran belegen. Die Enden ihrer Fasern zeigen sich an der Innenfläche als dicht bei einander liegende sechsseitige Körperchen, welche den Gesetzen der Spirale gemäfs geordnet sind und von denen jedes gegen die Mitte hin eine runde Erhabenheit besitzt. Unten ist jedoch die Schmelzmembran nie so streng von dem Parenchyme des Schmelzorganes gesondert. Da nun auch hier der Schmelz später gebildet wird, so läfst sich schliefsen, dafs bis zur vollendeten Formation desselben auch die Schmelzmembran fortwährend wachse. In den Backzähnen der Wiederkäuer ist das Schmelzorgan nur zum Theil mit der Kapsel verwachsen, so dafs es immer nur durch seine eigenen Gefäfse sich zu ernähren scheint, während die übrigen nach Vollendung ihrer Function zu Grunde gehen. Mehr gilt dieses noch von den continuirlich wachsenden Zähnen des Schweines und der reissenden Säugethiere. Der Zahnkeim, die Wucherung einer Stelle der Innenfläche des Zahnsäckchens, zeigt anfangs ein körniges Parenchym, in welchem sich noch keine Gefäfse und Nerven erkennen lassen. Die Blutgefäfse sind späterhin viel früher wahrnehmbar, als die Nerven. Von Anfang an sieht man aber an dem Zahnkeime aufser der eigenthümlichen Zahnpulpe noch ein besonderes durchsichtiges und structurloses, die Substanz des Keimes überall von aufsen umschliefsendes Häutchen, die Membrana praeformativa dentis. Durch seine Körnchen unterscheidet sich aber in früherer Zeit die Zahnpulpe von der Schmelzmembran auf das bestimmteste. Späterhin zeichnet sie sich durch ihren Reichthum an Nerven und Blutgefäfsen aus, welche letztere erst da als ein ziemliches Capillargefäfsnetz zum Vorschein kommen, wo die Zahnsubstanz selbst schon in dem Beginnen ihrer Formation sich befindet. Die Membrana praeformativa existirt aber von der frühesten Zeit an so bestimmt, dafs ihre Anwesenheit als charakteristisch für den Zahnkeim betrachtet werden kann, besonders da sie sich ihrer Zähigkeit und Festigkeit halber leichter darstellt, als das weichere Parenchym der Zahnpulpe. In ihrer Nähe sind auch die Körnchen der letzteren bestimmter und mehr nach Längenlinien geordnet. Ist der Zahnkeim in seiner Entwickelung schon so weit vorgeschritten, dafs die Bildung der wahren Zahnsubstanz bald beginnen wird, so zeigen sich an seiner Spitze an der membranula praeformativa kleine Erhabenheiten, welche später wahrscheinlich in die hügeligen Erhöhungen der Aufsenfläche der Zahnsubstanz übergehen, an welchen die Schmelzfasern ihren Halt haben. (Vgl. oben das über den Bau der ausgebildeten Zähne Gesagte.) An dieser Stelle also, an der Krone, nimmt auch die Bildung der Zahnsubstanz selbst immer ihren Anfang und schreitet von da einerseits gegen die Vertiefungen der Krone, andrerseits gegen die Wurzel hin fort. Die Zahnsubstanz selbst, welche schon anfangs äufserst hart und knochenartig ist, besteht zuerst aus vielfach gekrümmten convexen und an den Seiten einander berührenden und hier mit einander verwachsenen Fasern. An der Spitze scheinen sie sich nach allen Seiten hin zu erstrecken, gegen die Seitenwände aber herrscht die Längenrichtung vor, während sie gegen die Wurzel hin, an ihren Convexitäten Zwischenräume zwischen sich lassend, nach allen Seiten ausstrahlen. Nur ihre äufsersten Enden sind dann noch weich, während sie in ihrem übrigen Verlaufe sehr schnell verhärten; zum Unterschiede von den Schmelzfafsern, welche lange weich und zerreiblich bleiben. Unterdefs erlangt aber auch die Membrana praeformativa, mit Ausnahme der Stelle des Randes der neugebildeten Zahnsubstanz, eine steinartige Härte. Wenn nun zwischen dem Parenchym des Zahnkeimes und der jetzt steinhart gewordenen Membrana praeformativa eine Schicht von Zahnfasern sich gebildet hat, so wiederholt sich dann immer derselbe Procefs von aufsen (nämlich von dieser ersten Schicht an) nach innen, indem immer die Stoffe zu dem ferneren Wachsthume von dem Parenchyme des Zahnkeimes geliefert werden. Dieses nimmt natürlich immer mehr an Umfang ab und zieht sich gleichsam immer in die stets sich verkleinernde Zahlhöhle zurück. Die so in dem breiten Durchmesser des Zahnes von aufsen nach innen wachsenden Zahnfasern stellen ununterbrochen von der Peripherie nach der Höhle des Zahnes verlaufende, vielfach gebogene Kanälchen dar, welche so lange, als sich neue Fortsetzungen an sie anlegen, offen bleiben, zuletzt aber durch eine eigenthümliche, gelbliche und halb durchsichtige, nach Blumenbach hornartige Substanz verschlossen werden. Unterdefs ist aber auch der Zahnkeim zu dem Zahnkörper herangewachsen und hat sich unten zur Bildung einer oder mehrerer Wurzeln verengt, welche als breite, mit vieler Zahnpulpe erfüllte Kanäle hineinragen. Die Lumina der letzteren werden aber immer kleiner, jemehr die Bildung der Zahnfafsersubstanz selbst vorschreitet, bis sie zuletzt nur als kleine, für den Durchgang der Nerven und der Blutgefäfse bestimmte Oeffnungen erscheinen. Unterdefs legt sich, sowohl der Zeit der Entwickelung als dem Verlaufe von der Krone gegen die Wurzel hin, den Zahnfasern entsprechend, an jede Faser der Schmelzmembran eine neue, sich fortsetzende Faser an, während ihre Umgebung, sowie sie selbst, von einer organischen Lymphe anfangs durchdrungen wird, die aber später eine chemisch organische Verbindung mit den dann abgelagerten erdigen Stoffen eingeht. So ist also jede Faser der bald selbst vererdenden Schmelzmembran gleichsam eine für die Absonderung der nächsten und entsprechenden Faser der ein ähnliches Schicksal bald erleidenden Schmelzmembran bestimmte Drüse. Die Biegungen der Schmelzfasern (s. oben) entstehen aber wahrscheinlich dadurch, dafs die einzelnen Schmelzmembrane mit fortschreitender Ausbildung des Schmelzes die Stellungsrichtung ihrer einzelnen Fasern etwas verändern. Wo nur die Krone mit Schmelz bekleidet ist, da ist auch die Schmelzmembran an dieser genau begrenzt und kann wie eine kleine Kappe von dem Zahnkeime entfernt werden. Dieses ist aber da nicht der Fall, wo diese Begrenzung nicht statt findet, wie bei den reifsenden Thieren, den hervorragenden Zähnen des Schweines, den Pachydermen u. dgl. Ja nach dem Ausbruche des Zahnes hat hier die Schmelzmembran immer die Form eines mehr oder minder breiten Gürtels, welcher den Basilartheil des Zahnes umgiebt, gegen die Krone hin fortwährend vererdet, in der Mitte neue Schmelzsubstanz ablagert, unter der Wurzel aber stets von Neuem sich bildet. Der Schmelz und die Zahnsubstanz haben also ein ihren Richtungen nach entgegengesetztes Wachsthum; der erstere von innen (der ersten Schmelzmembran an, welche die innerste ist) nach aufsen, die letztere von aufsen, (der äufseren Oberfläche der Zahnsubstanz) nach innen, nach der Zahnhöhle hin. Da das Caement (welches aus wahrer Knochensubstanz mit wahren Knochenlamellen und Körperchen besteht) den Schmelz nach aufsen umgiebt, so dürfte es vielleicht später, als der letztere, sich bilden. Wenn die Masse, welche oben als Schmelzorgan bezeichnet wurde, nicht früher schwindet, so dürfte sie vielleicht das das Caement bereitende Organ sein. Ist dieses aber nicht der Fall, so kann man nur die Zahnkapsel als solches ansehen, die aber dann schon mit der Beinhaut der Alveolen verwachsen ist. Für das erstere spricht jedoch die Beobachtung, dafs bei den Zähnen der Wiederkäuer, der Pferde und der reifsenden Thiere nach Vollendung des Schmelzes in den tiefen Gruben der Zähne Pulpe des Schmelzorganes gefunden wird. Das Periosteum der Alveole zeigt schon dem blofsen Auge einen eigenen Bau; unter dem Mikroskope aber, aufser zahlreichen Blutgefäfsen, viele mit Luft erfüllte Gänge. Auch finden sich an der Innenfläche der die hervorbrechenden Backzähne junger Wiederkäuer umgebenden Lappen des Zahnfleisches ähnliche perpendikulare Faserreihen, als oben aus der Schmelzmembran beschrieben worden sind. Die sogenannte Cartilago dentalis ist kein wahrer Knorpel, da die charakteristischen Knorpelkörperchen fehlen, sie enthält vielmehr eine sehr dicke Schicht des Epitheliums der Schleimhaut, welches aus polyedrischen, mit einem Nucleus in der Mitte versehenen Blättchen besteht und der Epidermis der äufseren Oberfläche des Körpers entspricht, und eine körnigte, mit vielen festen Fasern durchwebte, sehr blutgefäfsreiche Parenchymschicht, welche gewifsermaafsen der Lederhaut entspricht. In dieser letzteren finden sich auch jene, von Serres schon beschriebenen geschlossenen Höhlen, welche die polyedrischen, mit einem Nucleus versehenen Blättchen, analog dem Epithelium, in sehr zahlreicher Menge enthalten, Raschkow C. I. Ref. hat sowohl bei Purkinje, welcher alle diese Untersuchungen gemacht und geleitet, als bei seinen eigenen Forschungen alle theils schon oben bei Gelegenheit der Fränkelschen Arbeit erwähnten, theils oben und hier dargestellten Raschkow'schen Angaben vollkommen aus Autopsie kennen gelernt, so dafs er selbst deren vollste Richtigkeit nach seiner Ueberzeugung ebenfalls zu vertreten vermag.

Das Epithelium der Schleimhaut des Mundes besteht in der Frucht aus sechsseitigen, mit einem Nucleus versehenen und einer hellen Lymphe gefüllten Zellen, welche erst später in jene bekannte Schüppchen, wie sie sich im Erwachenen finden, übergehen. Raschkow. C. 12., wie Ref. ebenfalls zu bestätigen vermag. — Das Epithelium der Mundschleimhaut ist anfangs sehr dick und löset sich leicht von der darunter liegenden Parenchymschicht los. Bei einem neunwöchentlichen Kalbe bildete es oberhalb der Backzähne eine doppelte Reihe von Fortsätzen, welche in Höhlungen des Parenchymes des Zahnfleisches sich einsenken, ohne jedoch in die Höhlungen der Zähne selbst einzudringen. Raschkow c. 12. —

Ueber die Verschiedenheit des Magens des Kindes und des der Erwachsenen s. Salbach. CXXVI. 11. Der Magen des Kindes ist mehr schlauchartig, an beiden Enden enger. Der Oesophagus ist sehr weit von dem Pylorus entfernt, der fundus mangelt fast gänzlich.

Entwickelung der Amphibien. — Das Ei des Wassersalamanders ist rund, von weifsgrünlicher Farbe und besteht aus dem dickflüssigen Dotter und der glatten Dotterhaut, an welcher ein runder Fleck sichtbar ist. Aufserdem hat das Ei noch zwei Hüllen; vielleicht noch eine zarte dritte. Weder dieses, noch das Ei des Frosches, welches unter einer braunen Lage eine grau gefärbte Masse hat, besitzen vor der Befruchtung einen Kanal oder eine Höhlung in ihrem Innern. Unmittelbar nach der Befruchtung bildet sich nun eine Furche, welche von der oberen zur unteren Hemisphäre fortschreitet, in der ersteren tief, in der letzteren dagegen sehr flach ist. Nach dieser erscheint dann eine zweite Furche, welche die erstere rechtwinkelig schneidet, sowie eine andere, dem oberen Pole des Dotters näher liegende Querfurche, welche die beiden ersteren Furchen rechtwinkelig durchsetzt. Hierauf wird jede der vier Massen der oberen Hemisphäre durch eine in der Nähe des Poles entspringende Furche in zwei Abtheilungen getrennt, so dafs jede Hemisphäre nun in acht Massen getheilt ist. Die der unteren Halbkugel sind jedoch viel gröfser, als die der oberen. Unter den acht Massen der oberen Hemisphäre liegt dann eine längliche unregelmäfsige Höhle. Hierauf erscheinen neue Furchen, welche die acht Massen der obern Hemisphäre in kleinere Felder zertheilen. Bei dem Salamander sind dann an der oberen Masse fünf Massen so geordnet, dafs sie an das Ansehen einer fünfblätterigen Blumenkrone erinnern. Neue Furchen theilen dann die Massen weiter und es bildet sich dann bei dem Salamander auf der oberen Fläche eine quere Vertiefung, welche mit der inneren Höhlung in Verbindung steht. Diese Vertiefung schliefst sich bald und die Oberfläche des Eies wird nach und nach wieder glatt. Um diese Zeit hat sich in dem Innern des Froscheies die weifsgelbliche Substanz von der grauen durch die schon oben erwähnte Höhlung getrennt, welche jetzt die Form eines Kreisabschnittes besitzt, während die Abtheilungen der grauen Substanz fast völlig verschwunden, die der weifsen dagegen noch sehr deutlich wahrzunehmen sind. Sobald das Salamanderei schon wieder glatt ist und seine frühere Vertiefung an der Oberfläche nur noch spurweise zeigt, erscheint gegenüber der letzteren, eine gebogene, dunkele Furche, die erste Spur des Afters des künftigen Thieres. Diese wird zuerst kreisförmig, dann elliptisch und ändert sich zuletzt in eine einfache Spalte um. Unterdefs erheben sich von hier aus zwei Wälle, welche sich bis über die Stelle der früheren Vertiefung ausdehnen; nach aufsen vor diesen treten zwei andere kleinere, aber mit bestimmteren Contouren versehene Wälle, unter denen sich Hirn und Rückenmark bilden, auf. Eine körnige Substanz macht dann noch den Leib des Embryo aus. Zwischen jener und dem Hirne befindet sich jene schon oben genannte unregelmäfsige Höhle. Unter dem Rückenmarke liegt die Aorta. In der Hirnmasse erkennt man die beiden Verlängerungen der Hemisphären, welche später die Camera olfactoria bedecken, so wie an ihren zu den Wandtheilen des vierten Ventrikels später sich umbildenden Seitentheilen die Anfänge des achten Paares. Neben dem Rückenmarke zeigen sich die Anfänge der Wirbel, so wie zwei fibröse Lagen, die Anlagen der Rückenmuskeln. Am Kopfe finden sich die Rudimente des Knorpels der Basis cranii. Die weitere Entwickelung des Salamander-Embryo geht nun sehr rasch von Statten. In dem Froscheie dehnt sich, sobald seine Oberfläche wieder glatt ist, die braune Lage des Dotters allmählig über die weifse Hemisphäre aus, während zugleich das Rudiment des Afters als eine gebogene Furche entsteht. Auf einem Durchschnitte des Eies, durch welchen die kreisförmige Furche in 2 Hälften getheilt wird, zeigt sich, dafs sich die graue Substanz bis zum After hin ausgedehnt hat und dafs die halbmondförmige Höhle dieser Lagenveränderung gefolgt ist. Aufserdem findet sich in der weifslichen Substanz eine isolirte elliptische Höhle. Diese schwindet, indem der After zu einer einfachen Spalte sich umändert. Die halbmondförmige Höhle aber vergröfsert sich. Aufsen zeigen sich zwei Wälle, welche bald einander näher rücken. Die das Froschei umgebenden Hüllen und Schleimmassen sind zur Entwickelung desselben nicht absolut nothwendig. Rusconi. CII. 1. u. Joh. Müller's Arch. 1836. 211. — Der Grund der Furchungen des Eies wird in einer lebendigen Anziehung und Abstofsung der Dotterkügelchen gesucht. Baumgärtner XXIII. 568. — Die erste rudimentäre Bildung des Froschembryo beschreibt auch Baumgärtner XXIII. 570. — Die Menge der in dem Körper des Froschembryo sich vorfindenden Kugeln ist um so bedeutender, je jünger die Frucht ist. Sie bestehen aus einer Anzahl von Bildungskörnern und gleichen ihrem Aeufseren nach den in beginnender Formation begriffenen Blutkörperchen des Froschembryo. Dasselbe zeigt sich auch bei den Tritonlarven. Baumgärtner XXIII. 563. —

Der kürzeren Bezeichnung wegen kann man die Entwickelungsstadien der geschwänzten Batrachier nach dem Ausschlusse aus dem Eie in 6 Perioden eintheilen. 1. Aeufsere Kiemen und verlängerte Körperform. 2. Mangel äufserer Kiemen und Glieder nebst kuglicher Körperform. 3. Entwickelung der hinteren Extremitäten. 4. Hervorbrechen der vorderen und allmählige Atrophie des Schwanzes. 5. Ohne Schwanz und ohne Kiemen, aber geringe Körperentwickelung. 6. Vollkommener oder fast vollkommener Zustand. Dugès III. 79. Die genaue Beschreibung der Körpertheile der ersten Periode (l. c. 80. 83.) liefert keine für allgemeine Betrachtungen wichtigeren Resultate. — In der zweiten Periode liegt jeder Kiefer zwischen zwei dunkelen, hornigen Lamellen, welche sich unter einem spitzen Winkel vereinigen und an diesem ihren Rande gezähnt sind. Der ganze Mund gleicht dann gewifsermaafsen dem der Cephalopoden. Sehr zusammengesetzt ist schon die Cartilago cranio-facialis, welche den gröfseren Theil des Kopfskeletts des Thieres zu dieser Zeit ausmacht. Der Oberkiefer besteht aus zwei Knorpelpaaren. Ebenso besteht auch der Unterkiefer aus vier Stücken. Während der dritten Periode verändert sich die Cartilago cranio-facialis im Ganzen. Der Unterkiefer verlängert sich etwas in einem seiner Theile. Es entstehen aber die Ossa occipitalia, temporalia, sphenoidea, parietalia und frontalia. Nur die Occipitalia und temporalia bilden sich hier, wie bei den höheren Thieren, durch Ossification des Knorpels. Bei den meisten anderen legt sich die

Knochensubstanz an die Oberfläche der Knorpel an, wie dieses auch bei vielen Knochenfischen der Fall ist. Während der vierten Periode verliert sich der hornige Mundrand mit den gezahnten Lippen. Die einzelnen festen Kopftheile verändern ihre Gestalt sehr bedeutend, während die Verhärtung und Verknöcherung rasch vorwärts schreitet. In der fünften Periode endlich hat der Kopf schon äufserlich die Gestalt des erwachsenen Thieres. Einige Knochen, wie die fronto-nasalia, sind noch sehr dünn; andere, wie die fronto-parietalia noch in ihre Elementarpartien zertheilt; andere entstehen sogar etwas später. Von seinem ersten Erscheinen bis zur Ausbildung der vorderen Extremitäten besteht das Zungenbein aus fünf Stücken, nämlich zwei Cornibus styloideis, zwei partibus thyreoideis und einer Basis. Von der pars thyreoidea finden sich die vier Knorpel der Kiemenbogen. Während der vierten Periode werden die Cornua styloidea länger und schmäler und erreichen einander allmählig, vorzüglich an ihrem äufseren Ende, während das innere Ende sich mehr zu verbreiten scheint und die Mitte sich an die pentagonale Basis genauer anlegt. Die Kiembogenknorpel werden von den partibus thyreoideis vollkommen gelöst und erweichen ebenfalls. Der äufsere Bogen besitzt noch die gröfste Länge und Festigkeit, wird aber durch eine Querspalte in zwei Theile getheilt, nämlich in den wahren Repräsentanten des Kiemenbogenknorpels und in eine Apophyse der pars thyreoidea. Die letztere erhält nach hinten einen bedeutenden Vorsprung, das wahre Horn des Zungenbeines. Bald darauf schwinden sämmtliche Kiemenbogenknorpel bis auf einige weiche Spuren. In der fünften Periode erlangt endlich das Zungenbein die Gestalt des Erwachsenen. In der ersten Periode, sogar selbst vor derselben, während des Eilebens, erkennt man schon deutlich in der Mittellinie der Larve die Knorpelsäule (nach Joh. Müller XXIII. 54. mit Recht besser Gallertsäule zu nennen), welche in einer oberen Furche das Rückenmark nebst Blutgefäfsen enthält und an deren Unterseite ein beträchtliches Gefäfs verläuft. In der zweiten Periode ist die Gallertsäule noch deutlicher darzustellen. Von beiden Seiten aus entstehen nun die sich paarweise hebenden knorpeligen Wirbelapophysen, welche das Rückenmark umfassen. Es giebt ihrer so viele, als sich später Wirbel finden; den neunten selbst mit eingeschlossen. Zwei Leisten erheben sich für das os coccygis. Das erste Erscheinen, sowie die fernere

einer hellen Lymphe gefüllten Zellen, welche erst später in jene bekannte Schüppchen, wie sie sich im Erwachenen finden, übergehen. Raschkow. C. 12., wie Ref. ebenfalls zu bestätigen vermag. — Das Epithelium der Mundschleimhaut ist anfangs sehr dick und löset sich leicht von der darunter liegenden Parenchymschicht los. Bei einem neunwöchentlichen Kalbe bildete es oberhalb der Backzähne eine doppelte Reihe von Fortsätzen, welche in Höhlungen des Parenchymes des Zahnfleisches sich einsenken, ohne jedoch in die Höhlungen der Zähne selbst einzudringen. Raschkow c. 12. —

Ueber die Verschiedenheit des Magens des Kindes und des der Erwachsenen s. Salbach. CXXVI. 11. Der Magen des Kindes ist mehr schlauchartig, an beiden Enden enger. Der Oesophagus ist sehr weit von dem Pylorus entfernt, der fundus mangelt fast gänzlich.

Entwickelung der Amphibien. — Das Ei des Wassersalamanders ist rund, von weifsgrünlicher Farbe und besteht aus dem dickflüssigen Dotter und der glatten Dotterhaut, an welcher ein runder Fleck sichtbar ist. Aufserdem hat das Ei noch zwei Hüllen; vielleicht noch eine zarte dritte. Weder dieses, noch das Ei des Frosches, welches unter einer braunen Lage eine grau gefärbte Masse hat, besitzen vor der Befruchtung einen Kanal oder eine Höhlung in ihrem Innern. Unmittelbar nach der Befruchtung bildet sich nun eine Furche, welche von der oberen zur unteren Hemisphäre fortschreitet, in der ersteren tief, in der letzteren dagegen sehr flach ist. Nach dieser erscheint dann eine zweite Furche, welche die erstere rechtwinkelig schneidet, sowie eine andere, dem oberen Pole des Dotters näher liegende Querfurche, welche die beiden ersteren Furchen rechtwinkelig durchsetzt. Hierauf wird jede der vier Massen der oberen Hemisphäre durch eine in der Nähe des Poles entspringende Furche in zwei Abtheilungen getrennt, so dafs jede Hemisphäre nun in acht Massen getheilt ist. Die der unteren Halbkugel sind jedoch viel gröfser, als die der oberen. Unter den acht Massen der oberen Hemisphäre liegt dann eine längliche unregelmäfsige Höhle. Hierauf erscheinen neue Furchen, welche die acht Massen der obern Hemisphäre in kleinere Felder zertheilen. Bei dem Salamander sind dann an der oberen Masse fünf Massen so geordnet, dafs sie an das Ansehen einer fünfblätterigen Blumenkrone erinnern. Neue Furchen theilen dann die Massen weiter und es

aus dem verhältnifsmäfsig kleinen Vorderarme und dem noch kürzeren Oberarme. Die Basis dieses Stieles zeigt eine sehr dünne Erweiterung, das Rudiment des Schulterblattes. Mit fernerer Entwickelung dieser Theile werden deren Muskeln immer deutlicher, während die Haut gegen das Ende der dritten Periode erscheint. Der Vorderarm besteht auch hier zuerst aus zwei deutlich und vollkommen geschiedenen Knorpeln. An der Schulter unterscheidet man den Rabenfortsatz, das Schlüsselbein und das Schulterblatt. Erst in der fünften Periode zeigen sich deut liche Rudimente des Sternums. In der sechsten Periode zeigt sich die Ossification der Handwurzelknochen und der Epiphysen der langen Knochen, da der Markkanal sogar erst nach Ablauf des ersten Jahres vollendet wird. Die hinteren Extremitäten entwickeln sich selbst der Zeit nach gleichmäfsig und eben so, als die vorderen. Der Knorpel des Os ilei wird erst in der dritten Periode deutlich. Dann zeigt sich auch schon ein isolirter Knorpel als ein Rudiment des Os ischii und pubis. In der vierten Periode vereinigt sich das Os ilei durch Bänder mit dem Os sacrum, während es erst in der fünften eine mit dem Os coccygis parallele Richtung bekömmt. Dugès III. 84—118. — Zuerst entstehen die Rückenmuskeln (Vgl. auch Valentin LXII. 266.). Die Muskeln, welche im Laufe der Entwickelung wiederum rückgebildet werden und verschwinden, z. B. die des Schwanzes bleiben länger kenntlich, als die benachbarten Theile, wie Knorpel, Haut und dgl., welche dasselbe Schicksal erleiden. Manche Körpermuskeln werden auch während des ferneren Wachsthums des Körpers rückgebildet und sind daher in der Larve verhältnifsmäfsig vollkommener, als in dem erwachsenen Thiere. Dugès III. 141. Die speciellen Details über die Muskeln der Froschlarven s. ebends. 144—154. — Die speciellen Verschiedenheiten, welche die Larven der geschwänzten Batrachier in Rücksicht ihrer Osteo- und Chondrogenese darbieten s. Dugès III. 167. Die wichtigsten Facta über die Myologie der Salamanderlarven erläutert Dugès III. 190. —

Entwickelung der Fische. — Das Ei des Barsches besteht aus zwei in einander geschachtelten sphärischen Blasen, welche eine durchsichtige Flüssigkeit zwischen sich enthalten. Etwa zwei Stunden nach der Befruchtung erscheint der Embryo als ein weifser, zur Seite des inneren Bläschens liegender Fleck, welcher ich schnell verlängert und in Kopf, Wirbelsäule und Bauch des

Thieres scheidet. Der Embryo entwickelt sich nun rasch, zeigt am vierten Tage die erste Bewegung des Schwanzes und verläfst am neunten Tage das Ei. Rusconi Cl. 10. und Müller's Archiv. 1836. 208. — Das aus dem Eierstocke in Folge der Befruchtung ausgetretene Ei der Knochenfische des süfsen Wassers (Cyprinus Blicca, C. Tinca, C. erythrophthalmos und Perca fluviatilis) besteht 1. aus dem bei den Karpfen sehr dünnen, bei dem Barsche dagegen dickeren Eiweifs, welches im Wasser schnell aufschwillt und sich mit einer Oberhaut bekleidet. Die letztere ist bei dem Barsche mit langen und schmalen dunkeleren Flecken besetzt. Bei dem Hechte findet sich zwischen ihr und dem Dotter kein Eiweifs, sondern nur das eingesogene Wasser. 2. Aus dem Dotter, welcher von einer zarten Dotterhaut umgeben wird. Er enthält im Barsche, Kaulbarsche und Zander einen einzelnen grofsen Oeltropfen, im Hechte weniger zahlreiche als gröſsere; bei Cyprinus Blicca und erythropthalmus dagegen sehr viele kleine zerstreute Oeltropfen. 3. Aus dem auf dem Dotter liegenden Keime, welcher bei Cyprinus Blicca und dem Hechte zur Zeit des Austritt des Eies ein Viertheil der Dotteroberfläche einnimmt. Nun erscheint scheinbar in der Mitte des Keimes ein heller, von einem dunkelen Saume umgebener Kreis. Bei genauerer Untersuchung sieht man aber, dafs dieser der äufseren Eihaut angehört und zwar, dafs er der Eingang eines dort beginnenden Trichters ist, welcher mit seiner Spitze fast die Dotterkugel selbst erreicht. Dieser schwindet bald wiederum gänzlich und wird vielleicht durch die Metamorphose des Keimbläschens bedingt. Der Keim wächst nun rasch um den Dotter herum, so dafs er 10—12 Stunden nach dem Laichen $\frac{5}{6}$ desselben umfasst. Anfangs ist der Keim in seiner Mitte dicker, als an dem Umkreise. Hat er aber die Hälfte der Dotterkugel erreicht, so ist das Verhältnifs das umgekehrte. Wenn endlich der Keim den ganzen Dotter umzieht, nimmt das Ei eine längliche Gestalt an. Um diese Zeit beginnt auch bei Cyprinus die Bildung des Embryo. Die Stelle, wo dieses geschieht, sinkt nach unten, da die Dotterkugel jetzt beweglich geworden ist. Die erste Andeutung des Embryo ist eine seichte Einsenkung am Kopfende, auf welche bald eine breite und seichte Furche folgt. Andeutungen des Primitivstreifens sind nur sehr schwer als eine mittlere, durch den Keim gehende Verdickung zu beobachten. Die Rückenfurche aber ist noch sehr seicht, da die Rückenwülste die ganze Breite des Eies einnehmen und erst allmählig schmäler und höher werden. Ist dieses letztere geschehen, so erkennt man in der Tiefe der Rückenfurche die zarte Wirbelsaite, welche sehr schnell, innerhalb 10 Minuten bedeutend in der Länge wächst. Die Begrenzungen des nun $\frac{2}{3}$ der Dotterkugel umgebenden Embryo werden immer deutlicher. Die Dotterhaut bedeckt die Furche zwischen den Rückenwülsten vor dem Schlusse derselben. Nach diesem aber schwindet sie. Der Keim selbst sondert sich in ein seröses und ein mucöses Blatt. Die erste Ausbildung des Embryo hat übrigens viele Analogie mit dem der Batrachier. Nach dem Schlusse des Rückens ist schon die Wirbeltheilung sehr deutlich. Der Rückenmarkskanal läuft dann nach hinten spitz zu. Der Kopf läfst seine Hirnblasen erkennen, von welchen nur die hintersten, dem kleinen Gehirn entsprechende noch offen ist. An der Vierhügelblase schiebt sich ein mittlerer Theil hervor, welcher sich später in zwei Kammern spaltet und den Hemisphären der höheren Thiere entspricht. Das Ohr wird allmählig hervorgebildet. Der Kopf wird im Verhältnifs zu dem Rumpfe immer kürzer. Ei und Embryo nehmen darauf eine gekrümmte birnförmige Gestalt an. An dem Embryo sind die ersten schwachen Zuckungen wahrzunehmen. Seine Form wird aber bald retortenähnlich. Das Rudiment der Schwanzflosse macht sich kenntlich. Die Bildung des Herzens wird eingeleitet. Ohr und Auge rücken einander näher. Der Embryo streckt sich nun, von seiner Eihülle befreit, ganz gerade und wächst seiner Länge nach bedeutend, während seine Hirntheile immer mehr zusammenrücken. Das Ohr wird hervorragender. Die Steinchen in demselben zeigen sich als zwei kleine Punkte. Die Iris beginnt sich zu färben und zeigt an ihrem unteren Rande einen Einschnitt. Bisweilen zeigen sich selbst schon schwache Andeutungen der Nasengruben. Das Hirn wächst auch hier, während der bedeutenden Umbeugung am stärksten. Die Einsenkung der Vierhügel geht nicht vollständig durch. Die Zelle des dritten Ventrikels hat hier nach vorn eine kreuzförmige Oeffnung. Anfangs ist zwischen Wirbelsäule und Dottersack noch kein Darm sichtbar, da der letztere den gröfsten Theil des ersteren dicht an die Wirbelsäule andrängt. Die Wirbelsäule ist noch deutlich; ebenso sind es auch die oberen und unteren Bogen und die Darmfortsätze bis zur Schwanzspitze. Auch hier findet sich, wie bei den Knorpelfischen blei-

Ausbildung dieser Theile geht allmählig von vorn nach hinten vor sich. Bei ihrer Verlängerung spalten sie sich in zwei Theile, von denen der eine zur Apophysis transversa, der andere zum Vertebralbogen wird. In der dritten Periode erlangen die knorpeligen Wirbel fast schon dieselbe Gestalt, welche sie in dem Erwachsenen haben. Ihre Verknöcherung beginnt jetzt, nimmt jedoch in den verschiedenen Arten einen verschiedenen Verlauf an. Es zeigen sich nämlich zuerst zwei zarte Flecke, einer jederseits, welche sich rasch vergröfsern und mit einander verschmelzen. Anfangs ist der Mitteltheil schmäler, als die beiden Seitentheile. Daher erscheint dann auch die Verknöcherung zweigelappt. — In der vierten Periode schreitet die Ossification schnell fort, so dass in der fünften Periode schon der einzelne Wirbel aus einem einzigen Knochenstücke besteht. Während der vierten Periode bildet der verknöcherte Theil der Wirbel für die Gallertsäule einen Halbkanal, welcher sich mit fortschreitender Entwickelung immer mehr verflacht. Die Gallertsäule selbst aber wird in demselben Maafse erweicht. Ihre membranöse Scheide allein behält ihre Gestalt und führt eine zähe, grünliche Flüssigkeit. Während der fünften Periode plattet sie sich ab und verwandelt sich in ein Ligament, welches mit Ausnahme der Kröte mit keinem verknöcherten Theile umgeben worden ist. Auch hier legt sich die Verknöcherung an die Oberfläche der Knorpeltheile an. Das os coccygis besteht zuerst aus zwei gesonderten Wirbeln, welche erst in der fünften Periode verschmelzen. Ausser diesen sechs Elementen (zwei Wirbelkörpern und vier Bogenstücken) findet sich aber noch ein siebentes, nämlich ein langer cylindrischer Fortsatz, welcher zu Anfang der dritten Periode entsteht, unterhalb der Gallertsäule liegt und in gleichem Verhältnisse mit der Rückbildung derselben wächst. In der zweiten Periode zeigen sich die ersten Rudimente der vorderen Extremitäten. Sie werden dann noch von dem Kiemensacke eingeschlossen und bestehen aus einem rundlichen oder ovalen weifsen Körper, welcher vermittelst Gefäfse, Nerven und einiger Muskelfasern an dem Kiemensacke, den Muskeln der Apophysis transversa der Wirbel hängt. — Er wird nun länger, breiter und platter und zeigt mehrere Einkerbungen. Diese geben sich in der dritten Periode als die Rudimente der vier Finger zu erkennen, welche dann noch durch die vier Finger nur unvollkommen getrennt sind. Ein daran befestigter Stiel besteht

zelne Arterie oder eine einzelne Vene. Die Aorta biegt in die Vena caudalis inferior um, welche durchaus nicht der Hohlvene entspricht, in welche die bisweilen Maschen bildenden Intervertebralvenen einmünden, und welche sich am Harnleiter in zwei Stämme zu theilen scheint, die unter den Querfortsätzen der Wirbel und unter den werdenden Rippen nach vorn verlaufen. Mit jeder dieser beiden hinteren Vertebralvenen verbindet sich eine vordere, durch welche das Blut aus dem Gehirne, dem Ohre und der Nackengegend zurückkehrt. Beide Vertebralvenen jeder Seite verbinden sich zu einem gemeinschaftlichen Venenstamm (Truncus transversus) jederseits, welche um den Dottersack herumlaufen und das nicht verbrauchte Blut wieder in die Vorkammer zurückführen. Die einzelnen Abtheilungen des Herzens rücken nun auch hier immer näher zusammen. Es entstehen an ihm drei immer mehr gesonderte Kanäle, welche ihre charakteristische Formen annehmen. Am Schlusse des zweiten oder im Verlaufe des dritten Tages zeigt sich noch ein siebenter Kiemengefäfsbogen. Dieser oder der sechste schwinden wiederum ganz oder zum Theil im ferneren Verlaufe der Entwickelung. Die Zahl der Aortenäste, so wie die Menge der Capillargefäfsnetze an den übrigen Stellen des Körpers nimmt rasch zu. Die Umbiegung der Aorta in die Schwanzvene rückt mehr nach hinten. Die untere Schwanzvene wird weiter. Die an derselben befindlichen Maschen vermehren sich. Ihr Hauptstamm sucht der Aorta immer näher zu rücken. In der That sieht man viel später (in der 5ten bis 6ten Woche) neben der Aorta eine Vena caudalis profunda verlaufen, während die untere Schwanzvene nur noch wenig Blut führt. Ebenso rücken auch die beiden hinteren Vertebralvenen der Aorta näher, indem sich zugleich die tiefe Schwanzvene in die rechte hintere Vertberalvene oder die sogenannte Hohlvene fortsetzt. Bei vielen Fischen wird auch die linke Vertebralvene im ferneren Verlaufe ihrer Entwickelung kleiner. Die Kiemenbogen liegen zuerst frei. Alle werden erst um die sechste Woche von dem Kiemendeckel und der Kiemenhaut bedeckt. Bei ihrem ersten Erscheinen stehen sie fast senkrecht. Später erst durch die eigenthümlichen Veränderungen der Theile des Zungenbeines und des Kopfes erlangen sie ihre eigenthümliche Lage. — Die hintere Schwimmblase der Cyprinus-Arten ist eine Ausstülpung der vordersten Region des Speisekanals. Ihr Kanal hat ganz die

Form der Luftröhre in frühester Zeit. Ihr Luftcontentum dürfte vielleicht sogar zuerst durch Einschlucken in sie gelangen und mehrere Male erneuert werden. An eben ausgeschlüpften Fischen findet sich noch keine Spur derselben. Aber an erhärteten Embryonen aus dem Ende des ersten Tages sieht man an dem vorderen Theile des Darmkanales zwei kleine Ausstülpungen in Form von hohlen Wärzchen. Am zweiten Tage wird die eine von diesen keulenförmig und verlängert sich nach hinten, während die andere sich nur wenig vergröfsert. Die Schwimmblase stülpt sich aus der rechten Seitenwandung des Darmkanales aus und rückt erst allmählig nach hinten und gegen die Mitte hin, während hier die Leber vorzüglich von der linken Seite her herüber kömmt. Am 4ten und 5ten Tage vergröfsert und erweitert sich die Schwimmblase. Sie besteht aus einer länglichen Blase und einem hohlen Stiele, enthält jedoch dann noch keine Luft, welche sich in der Regel erst am fünften Tage in ihr zeigt. Durch diesen letzteren Act vergröfsert sie sich plötzlich sehr stark. Der Kanal der Schwimmblase wird schon am Schlusse der ersten Woche enger und nimmt dann seine charakteristische Gestalt an. Die hintere Schwimmblase der Cyprinus-Arten zeigt erst in der vierten Woche eine erhebliche Gröfse. Die Mundöffnung bricht erst bei dem Uebergange des ersten Tages in den zweiten durch. Der Magen ist anfangs überaus kurz; dagegen der Mitteltheil des Darmes hinter der Leber sehr weit. Die wahren Nieren entstehen hier unmittelbar aus den nie schwindenden Primordialnieren. — Von den Skelettheilen zeigt sich zuerst die Wirbelsaite ihrer ganzen Länge nach (bleibend in Ammocoetes); dann entstehen die oberen Bogen u. zwar zuerst die untere, dem Wirbelstamme zugekehrte Hälfte derselben (bleibend bei Petromyzon), welche sich bald in die obere Hälfte verlängert. Aus den oberen und unteren Bogen bilden sich hierauf die Wirbelkörper, welche als getheilte Ringe die Wirbelsaite umgeben. Im Schwanze erreichen die obere und die untere Hälfte der Wirbelkörper einander zuerst nicht (bleibend im Stör.). Die Wirbelkörper schnüren endlich die Wirbelsaite, indem sie sich verdicken, paternosterartig ein. — In der Haut bilden die Pigmentablagerungen kleine stern- oder baumförmig vereinigte Linien. Eine Reihe derselben geht über die Mitte des Rückens fort, eine andere unter dem

Schwanze, soweit es untere Darmfortsätze giebt. Die letztere theilt sich dann und geht über den Enden der Querfortsätze bis zu dem Ohre. Am Bauche befindet sich noch eine dritte Reihe. Diese Pigmentabsonderung, welche sich bei den im Freien lebenden Fischen rasch vermehrt, ist verhältnifsmäfsig sehr gering bei solchen Embryonen, welche in Gläsern gehalten werden. — v. Baer Entw. d. F. 3.

Ueber einen Fötus von Squalus Canicula s. Mayer LXVII. 21. Der Dottersack soll hier nie in die Bauchhöhle treten, sondern an seinem Stiele absterben und losreifsen. Die Mündung des letzteren befindet sich da, wo der kurze Dünndarm mit dem Dickdarme zusammen kömmt. — Vielfache Bemerkungen über Fötus, vorzüglich der Knorpelfische, finden sich auch bei Joh. Müller CXVIII. — Ueber den Fötus von Torpedo s. Davy XVIII. No. 105. 136. Gräten und elektrische Organe fehlen noch.

Monographische Darstellungen der Eier und Früchte von Wirbelthieren. — Beschreibungen menschlicher und Säugethierembryonen, vorzüglich in Rücksicht der Verhältnisse der Nabelblase und der Allantois giebt Mayer II. 532. An der unverschrten reifen Doppelplacenta von Zwillingen erkennt man noch zwei discrete Nabelbläschen, von denen jedes eine geronnene, grünlich gelbe Masse enthält. Ueberhaupt findet sich noch in jeder vollkommenen Nachgeburt ein Nabelbläschen. Die Anwesenheit des Ganges des Nabelbläschens wird hier wiederum geläugnet, (— eine Ansicht, deren Unhaltbarkeit viele Andere u. Rf. schon an mehreren Orten erwiesen haben). Vgl. auch Mayer LXVII. 70. Die Allantois soll einen gröfstentheils ovalen Sack bilden, in welchem Amnion und Nabelbläschen mehr oder minder eingesenkt sind.

Entwickelung wirbelloser Thiere.

Die jungen, zwischen den Bauchschienen des Weibchens enthaltenen Cymotheae haben nur sechs und noch nicht sieben Thoraxglieder. Ihr Kopf ist sehr bedeutend und trägt sehr grofse Augen. Der schmale Thorax beträgt nur die Hälfte der gesammten Länge des Thieres. Das Abdomen ist hier eben so lang als der Thorax und hat, wie die meisten anderen Theile, eine von dem Erwachsenen sehr abweichende Gestalt. Die jungen Cyami weichen weniger von dem Typus der übrigen Crustaceen ab, als die erwachsenen Thiere. Dasselbe ist auch bei Phronimos der Fall; dagegen hat Amphitoë bei seinem Ausschlüpfen aus dem Eie, eine dem Erwachsenen schon ganz analoge Gestalt. Edwards XVII. Junius 321. — Ueber die Verwandlung von Chlamys monstrosa s. Burmeister, Wiegm. 245. — Ueber die Entwickelung von Planorbis cornea und marginata, so wie von Limnaeus palustris s. XVIII. No. 98. 95. — Ueber die Entwickelung von Anodonta s. Quatrefages XVIII. No. 107, 175. beide das Bekannte bestätigend. — Notizen über die Entwickelung der grauen und rothen Gartenschnecke giebt Laurent. XVIII. No. 128. 338. und XVII. October 248. —

Die jungen Ascidien sind, wenn sie aus dem Eie kommen, geschwänzt. Das Schwinden ihres Schwanzes steht in geradem Verhältnisse der Entwickelung ihres Darmes. Audouin XXI. No. 996. 87.

Lebendiggebären. — Das Lebendiggebären mancher Thiere sei wahrscheinlich nichts Zufälliges, sondern besondern Species eigenthümlich, welche von den eierlegenden specifisch verschieden sind. Cocteau XVII. No. 131. — Anderseits ist jedoch die Erfahrung gemacht worden, dafs sich bei trächtigen, in der Gefangenschaft befindlichen Exemplaren von Lacerta agilis und Coluber laevis reife Fötus in der letzten Eileitererweiterung vorfanden, während die genannten Thiere sonst in der Regel Eier legen. R. Wagner LIV. 342. —

Einflufs äufserer Momente auf die individuelle Entwickelung. — Werden die Blätter des Maulbeerbaumes mit einer Auflösung von blausauerem Eisenkali oder von Jodcalium getränkt, so soll sich der Kopf der Seidenwürmer auf Kosten ihres übrigen Körpers vergröfsern. Lavini VI. XXXVII. 24. — Selbst nicht eingesponnene Seidenraupen, welche in der Regel verkümmerte Spinngefäfse haben, metamorphosiren sich dessen ungeachtet vollständig. Mayer XXI. No. 996. 85.

5. Experimentelle Physiologie des Menschen und der Thiere.

Jedes System des organischen Körpers hat zwei functionelle Seiten, nämlich 1. eine niedere, materielle, allgemeine — Selbsterhaltung und Wachsthum und 2. eine höhere, ideelle, specifische — Ausübung der ihm eigenthümlichen Reactionen oder Energieen. Das erstere macht gewifsermaafsen seine leibliche; die andere seine geistige Existenz aus. Beide sind jedoch nur vermöge der Individualität unserer intellectuellen Betrachtung getrennt; in Wahrheit aber in und mit einander. Bestände nun der Organismus aus einer einfachen Addition seiner einzelnen Theile, so könnten alle Fragen hier erledigt werden, wenn man die einzelnen Organe nach dieser doppelten Rücksicht ihrer Thätigkeit der Reihe nach betrachtete. Da jedoch diese zu einem harmonischen Ganzen verbunden sind, so stellt sich zugleich die Aufgabe zu erforschen, wie sie auf einander gegenseitig einwirken, inwiefern sie einander wechselseitig bedingen oder nicht. Die Probleme dieser Art können wir nur auf negativem Wege lösen. Wir wissen zwar, dafs alle Theile des Körpers in harmonischem Einflufse mit einander bestehen. Alle speciellen Verhältnisse dagegen erfahren wir hier nur vermöge der Disharmonie, welche entweder wir selbst durch das Experiment erzeugen oder welche die Natur durch pathologische Veränderungen uns vorführt. Hier ist es also immer der gewaltsame, abweichende, gezwungene Zustand, welcher uns im Speciellen einzig und allein zu belehren vermag. Anders verhält es sich mit dem Studium der Functionen der einzelnen Körpertheile an und für sich. Aufser dem Wege des Versuches, welcher uns auch dabei zu Gebote steht, können wir die Aeufserungen des Lebens oft eben so gut wahrnehmen, als wir an dem todten Theile seiner Gestalt Verhältnisse erforschen. Hier vermag die ruhige und nüchterne Beobachtung zu sicherern Resultaten zu führen, als dieses das immer gewaltsame Experiment bei der gröfsten Vorsicht zu leisten im Stande ist.

Wollte man nun zuvörderst die einzelnen Organsysteme nach ihrer doppelt functionellen Rücksicht durchgehen, so würde man sich hierdurch unnöthiger Weise in eine unendliche Zahl überflüfsiger Wiederholungen verwickeln, welche theils verwirren, theils aber auch ein fortlaufendes Zeugnifs der Mangelhaftigkeit unserer Kenntnisse der speciellen Vorgänge liefern müfsten. Denn wenn es auch ohne Zweifel wahr ist, dafs nicht blofs jedes System und jedes Organ, sondern auch jeder charakteristische feine Organtheil seine besondere Eigenthümlichkeit in Rücksicht seiner Ernährung und Selbsterhaltung besitzt, wenn auch nothwendig seiner specifischen morphologischen Seite eine eben so specifisch functionelle entspricht, so sind wir doch bei dem Stande unserer gegenwärtigen Kenntnisse und den nächsten zu erwartenden Bereicherungen der Wissenschaft sehr weit davon entfernt, auch nur im Geringsten der Lösung dieser Fragen im Speciellen und auf empirischen Wege nahe zu treten. Wir können nur die allgemeinen Vorgänge der Ernährung mehr oder minder genau bestimmen. Dunkeler sind schon die allgemein vorkommenden, speciellen Vorgänge der Selbsterhaltung. Was aber die einzelnen Eigenthümlichkeiten der speciellen Organe betrifft, so vermögen wir höchstens bei einigen die besondere chemische Stoffveränderung anzugeben, obgleich selbst diese Bemühung gerade die Unvollständigkeit unserer organischen Chemie auf jedem Schritte hindurchblicken läſst. Wir stoſsen also bei allen diesen speciellen Functionen auf Lücken, deren Ergänzung von aller wünschenswerthen Vollkommenheit noch sehr fern seyn dürfte.

Vollſtändiger schon vermögen wir die andere functionelle Seite zu erkennen. Die Energieen vieler Organe sind uns äuſserst zugänglich, obgleich auch hier die Aufgaben immer verwickelter und die Antwort immer ungenügender wird, je tiefer wir in das Einzelne eindringen. Allein auf diesem Felde öffnet sich eine neue Reihe von Schwierigkeiten. Die einzelnen Energieen tragen nämlich, wie die einzelnen Organsysteme und Organe, wie selbst der ganze Organismus, den Charakter der relativen Individualitäten an sich. Mit dem fortwährenden Streben, in jedem Momente ihrer Thätigkeit eine absolute Individualität zu erlangen, verbinden sie nothwendig die durch die Coexistenz anderer relativen Individualitäten erzeugte Beschränkung. Vermöge der ähnlichen Eigenthümlichkeit unseres Geistes tritt uns aber eben so die eigenthümliche Energie unseres Geistes zuerst und im Allgemeinen so entgegen, als sey sie jeder Beziehung entfesselt, als sey sie eine freie Eigenthümlichkeit in der Totalität des Organismus. Je mehr wir jedoch in das Specielle fortschreiten, desto mehr Relationen werden kenntlich, die Beziehungen häufen sich. Wir sehen immer mehr einander wechselseitig bedingende, erhaltende und zu Reactionen anregende Verhältnisse und kommen so von selbst, indem wir von dem entgegengesetzten Standpunkte, dem der selbsständigen Energieen ausgegangen, zu den Einflüssen, welche die einzelnen, relativ individuellen Theile auf einander gegenseitig ausüben.

Will man nun nach den Forderungen einer streng wissenschaftlichen Schematik die einzelnen functionellen Seiten betrachten, so muſs man zuvörderst die allgemeinen Phänomene der materiellen und ideellen Seite der Theile, der Conservation und der Energieen durchgehen. Hierher gehören die Erscheinungen der Ernährung, Selbsterhaltung, Reproduction und Zeugung. Von da kann man nach einer definitiven anatomischen Ordnung zu den speciellen Theilen übergehen und zwar im Einzelnen die Phänomene der Conservation, der Energie und der Relation betrachten. Die beste Anordnung des letzteren dürfte die seyn, dafs man mit den vegetativen Phänomenen beginnt, von da zu den vegetativ-irritablen übergeht, dann von den rein irritablen zu den materiell nervösen und materiell sensuellen fortschreitet und mit den rein geistigen, den psychologischen den Schlufs macht. Die Gründe der im Folgenden speciell angenommenen Darstellung noch genauer durchzuführen, ist hier der Ort nicht. Wir wollen nur an denjenigen Stellen, welche Bereicherungen im Jahre 1835 erhalten haben, die Resultate möglichst kritisch referiren; der klareren Uebersicht wegen jedoch das nackte Schema einer nach dem angegebenen Plane entworfenen Eintheilung voranschicken.

I. Allgemeine Phänomene der Conservation und der Energieen.

- a. Individuelles Bestehen. Ernährung und Selbsterhaltung.
- b. Individuelle Zeugung. Reproduction.
- c. Individuelle Erhaltung der Gattung. Zeugung (Generation).

II. Specielle Phänomene der einzelnen Organsysteme.

- A. Vegetative.
  - a. Ingestive.
    - α. Verdauung.
    - β. Einsaugung.
  - b. Egestive.
    - α. Harnabsonderung.
    - β. Ausdünstung.
- B. Irritable.
  - a. Ingestive.
    - α. Blutumlauf.
    - β. Athmung.
  - b. Egestive.
    - α. Mechanik der Bewegung.
    - β. Mechanik der Empfindung.
- C. Materiell sensuelle. Sinnenphysiologie.
- D. Materiell-psychologische. Physiologische Psychologie.

I. Allgemeine Phänomene der Conservation und der Energieen.

a. Ernährungs-Phänomene.

Transfusion. — Die an zwei jungen Hähnen gemachte Injection von einer geringen Menge geschlagenen Kalbsblutes zeigte keine erheblichen, nachtheiligen Folgen. Eben dasselbe negative Resultat ergab sich bei einem erwachsenen Huhne, welchem geschlagenes und bis zu 34° erwärmtes Hundeblut injicirt worden war; so wie bei einer Ente, welcher man geschlagenes, aterielles Hundeblut eingesprützt hatte. Umgekehrt erschienen ebenfalls keine erheblichen Effecte, als man geschlagenes und erwärmtes Hühnerblut in die Carotis eines Hundes infundirte. Als aber frisches, ungeschlagenes Katzen- oder Kaninchenblut einem jungen Hahne eingespritzt wurde, starb das Thier bald unter den heftigsten Zuckungen. Anderseits gelang es aber auch selbst durch Injection von gleichartigem, geschlagenem Blute scheintodte Thiere in das Leben wiederum zurückzurufen. Blut anderer Thierklassen, z. B. Säugethierblut bei Vögeln und umgekehrt, vermochte nicht diesen Erfolg hervorzubringen. Bischoff XXIII. 354. — Zwei Frösche, denen einige Tropfen Menschenblut injicirt worden, starben nach wenigen Stunden. Die Muskeln und anderen Theile des Körpers zeigten sich bei der Section dunkelviolett. In dem Herzbeutel und der Bauchhöhle fand sich eine dunkelrothe Flüssigkeit, so wie in dem Magen ein gleich gefärbter Schleim, in denen Blutkörperchen des Frosches und zum Theil auch des Menschen unter dem Mikroskope wahrgenommen wurden. Als einem Frosche geschlagenes venöses Menschenblut, von welchem das darüber stehende Serum abgesogen und das dann durch Salzwafser ausgewaschen worden war, das also die möglichst gröfste Quantität von Blutkörperchen enthielt, injicirt worden, war das Thier zuerst sehr angegriffen, erholte sich zwar später wiederum, starb jedoch gegen Mittag des folgenden Tages. Man konnte sowohl in dem Blute, als in dem dunkelrothen Schleime des Magens menschliche und Frosch-Blutkörperchen deutlich wahrnehmen. Ein Frosch, welchem geschlagenes Kalbsblut, und zwei Frösche, denen geschlagenes Hammelblut eingesprützt worden war, starben am folgenden Tage. Bei den letzteren zeigten sich die Muskeln, die Schleimhaut des Rachens, des Darmkanales u. dgl., wie mit Blut infiltrirt.

Die hier exsudirte Flüfsigkeit sowohl, als der blutige Schleim des Magens enthielten Blutkörperchen des Frosches. Von drei Fröschen, welchen geschlagenes Hundeblut injicirt worden, starb der eine $\frac{1}{4}$ Stunde, der andere 1 Stunde und der dritte den folgenden Morgen nach geschehener Operation. Von zwei Fröschen, denen geschlagenes Blut eines jungen Hahnes eingesprützt worden, starb der eine am dritten Tage, der andere nach fünf Stunden. Einem dritten, der demselben Experimente unterworfen worden, erging es nach wenigen Stunden auf gleiche Weise. Von 8 Fröschen, denen frisches geschlagenes Blut vom Cyprinus barbus injicirt worden, starben im Verlaufe der zwei folgenden Tage vier Individuen, welche jedoch überaus viel Blut verloren hatten. Die übrigen dagegen lebten ungehindert die längste Zeit fort. Versuche mit geschlagenem Hechtblute verunglückten theils durch Lufteintritt, theils durch zu grofsen Blutverlust während der Operation. Injection von Krebsblut scheint keinen für das Leben der Frösche wesentlich nachtheiligen Einflufs auszuüben. Bischoff XXIII. 362. — Eine in die Venen zweier Zebras gemachte Injection von Wasser, in welches Hirnmasse eingerührt worden war, tödtete die Thiere auf der Stelle. Laurent. XVIII.

Reproduction. — Bei einem Kaninchen, dem 14 Tage vorher ein Stück der Schleimhaut des Darmkanales ausgeschnitten worden, fanden sich rund um die Oeffnung, welche der Substanzverlust erzeugt hatte, Fleischwärzchen, denen anderer durch Eiterung heilender Wunden ganz ähnlich. In der Leiche eines Mannes, welcher zwei Jahre vorher an Darmgeschwüren und typhösem Fieber gelitten, fanden sich die Geschwüre, mit Ausnahme von zweien, welche vernarbt waren, noch vor. Die Narbe besitzt alle Charaktere der Schleimhaut und wird von einem ebenfalls aus Schleimhautgewebe bestehenden, erhabenen Rande umgeben, in welchen einige Valvulae conniventes auslaufen und der auf seiner Oberfläche mit Zotten versehen ist. In Rücksicht des chemischen Verhaltens zeigt die Schleimhaut ganz analoge Eigenschaften, als die Geschwür-Membran. Sebastian XXIII. 609. Ein Frosch, welchem die N. N. ischiadici beider Oberschenkel abgeschnitten worden, hüpfte die erste Zeit nach der Operation nur selten. Er bewegte sich vielmehr meist durch Kriechen fort. Nach einem Monate hüpfte er schon häufiger und nach drei Monaten eben so leicht, als ein gesunder Frosch. Die Empfindlichkeit war dann in den hinteren Extremitäten ebenfalls gröfstentheils wiederum zurückgekehrt. Auf Reizung der blofsgelegten Nerven oberhalb der Extremitäten erfolgten starke Zuckungen in den entsprechenden Muskeln, eben so, als die Nerven unterhalb der Sectionsstellen oder die Muskeln selbst irritirt wurden. An dem einen N. ischiadicus fand sich nun eine 1''' lange mehr durchscheinende Stelle, in welcher man unter dem Mikroskope Nervenfasern mit neurilematischen, wie es schien, zarteren Hüllen erkannte. Diese Fäden gingen continuirlich in die entsprechenden Primitivfasern der beiden Nervenstümpfe über, von denen nur der obere an seinem Ende sehr angeschwollen war (ähnlich wie bei Amputationsstümpfen). Hierdurch ist also eine wahre Regeneration der Primitivfasern der Nerven erwiesen. Schwann. CV. 399. —

Effecte äufseren Einflüfse auf das Totale des Körpers. — Mittelst eines eigenthümlich construirten Apparates fand sich, dafs, wenn der Luftdruck um die Hälfte vermehrt worden, die Membrana tympani nach innen zurückgedrängt wurde. Die Respiration ging leichter von Statten. Die Inspirationen wurden tiefer und minder frequent. Nach einer Viertelstunde entstand ein angenehmes Wärmegefühl innerhalb des Thorax. Der Puls war frequent, voll und schwer comprimirbar. Die oberflächlichen Venen verloren an Umfang und schwanden oft gänzlich. Die Hirnfunctionen wurden lebhafter aufgeregt. Die Muskelbewegungen gingen leichter von Statten. Die Sekretionen zeigten sich gesteigert. Das Körpergewicht endlich schien abzunehmen. Verdünnung der Luft um ein Viertheil des Druckes erzeugte eine Spannung der Membrana tympani. Die Respiration wurde gestört; die Inspirationen waren kurz und frequent. Nach einer Viertelstunde trat Dyspnoe ein. Der Puls wurde voll, frequent, comprimirbar. Die oberflächlichen Gefäfse turgescirten. Oft traten Blutungen mit Neigung zur Ohnmacht ein. Die Haut bekam eine lästige Wärme und ihre Funktionen waren gesteigert. Dagegen sonderten Speicheldrüsen und Nieren weniger ab. Es entstand vollkommene Apathie. — Die Einwirkung des vermehrten Luftdruckes auf die einzelnen Extremitäten erzeugte Schwinden der oberflächlichen Venen, Unterbrechung des Blutlaufes und Verminderung des Volumens. Das Glied wurde leichter und bewegte sich bequemer. Dieses geschah besonders, wenn der Druck mit kaltem Wasser Statt fand. Compression auf eine untere Extremität erzeugte Congestionen nach Kopf und Brust. Im verdünnten Raume wurde die Haut ausgedehnt; ihre Temperatur gesteigert; der Umfang der Extremität vermehrt und die Transspiration verstärkt. Warme Dünste erzeugten dieselben Phänomene in höherem Grade. Ausserdem wurde der Kopf leichter. Das Gesicht erblafste. Der Puls der Kopfarterien wurde langsamer und schwand oft gänzlich. Es zeigten sich Ohnmachten, gestörte Verdauung, Uebelkeit und zuletzt allgemeine Transspiration. Junod. No. 985. 265.

Anhang.

Entzündung und deren Folgen.

Um die Circulations- und Entzündungs-Phänomene genau zu beobachten, kann man sich folgenden Apparates bedienen. Man umwickele einen Frosch mit Leinwand und bringe ihn in eine eigends dazu verfertigte Büchse, die eine beliebig zu vergrössernde und zu verkleinernde Oeffnung besitzt, durch welche man den Fufs hindurchsteckt. Der hinreichend ausgebreitete Fufs wird dann zwischen zwei auf- und zuzuschraubende Leisten befestigt. Emmert LXXXVI. 10. Eine genaue Beschreibung der Entzündungsphänomene, wie sie unter dem Miskroskope wahrgenommen werden, siehe ebendaselbst 17. — Eine wahre Verengerung der Gefäfswände existirt zuerst nicht. Es erhält nur diesen Schein, weil die rasch dahin schiefsenden Blutkörperchen in der Axe des Gefäfses verlaufen, während an den Seiten sich blofses Serum befindet. Emmert LXXXVI. 27. — Ueber das Historische dieses Gegenstandes siehe W. Emmert CXXV. 5. — Ueber die Structur der durch Entzündung veränderten oder zerstörten Theile (deren Details schon oben angeführt worden) s. Gluge LXXXII. Vgl. auch Naumann XXX. Bd. X. 263. — Ueber die Ausbreitung der Entzündung in dem menschlichen Körper s. H. Nafse LXV. Hft. 2. 145. — Ueber die Wirkung der Entziehung des Nerveneinflufses auf die Phänomene und die Folgen der Entzündung s. Nafse LXV. Heft I. 93. — Ueber das Hervortreten des Exsudates s. C. Emmert LXXXVI. 18. —

b. Zeugungsverhältnisse.

Bewegung des Samens und der Eichen. Durch Entdeckung der Flimmerbewegungen wird es nun klar, wie der Same zum Ovarium und wie das Eichen bis an seine Fixationsstelle gelange, besonders da die Richtung der Flimmerbewegung variabel zu seyn scheint. Purkinje et Valentin LXX. —

Brunst. Im Laufe des Augustes zeigte der Uterus der Rieken mehr Turgescenz. Diese verminderte sich in der Mitte des Septembers, blieb aber in dem Normale bis Anfang December, wo die Eichen aus dem Folliculus Graafianus heraustreten. Im Januar zeigen sich im Fruchthälter schon etwas ausgebildete Embryonen; im Eierstocke dagegen die sich eben formirenden Corpora lutea. Die Folliculi sind zur Brunstzeit in ihrer Entwickelung noch weit zurück. Pockels und Wiegmann XXIII. Hft. 5. 195.

II. Specielle Phänomene der einzelnen Organsysteme.

A. Vegetation.

a. Ingestion.

α. Verdauung.

Speichel. — Der Speichel des Menschen reagirt immer alkalisch (eine Drachme Speichel wird durch einen Tropfen Weinessig neutral); nur selten während des Fastens neutral. Steht aber der neutralisirte Speichel 16—24 Stunden an einem kalten Orte, so reagirt er wiederum neutral und bisweilen stärker, als zu Anfang. Sehr selten findet sich bei einigen Wenigen während des Essens sauerer Speichel. Die Alkalescenz scheint durch Ammoniak erzeugt zu werden. — Der Speichel gewinnt bei dem Erhitzen nicht; schäumt bei dem Kochen anfangs sehr stark, später weniger und bringt die Milch zum Gerinnen. Die Parotis eines Pferdes hatte innerhalb 24 Stunden 55 Unzen 7 Drachmen Speichel geliefert. Derselbe war fast wasserhell, etwas opac, oder in das Weingelbe fallend; und enthielt Flocken des Epitheliums der Schleimhaut des Mundes. Das specifische Gewicht betrug 1,0125 bei 10° R. Der Geschmack war salzig und fade; die Reaction alkalisch. (1 gr. Weinessig neutralisirte 3 Dr. Speichel). Mit Essig erfolgte schwaches Aufbrausen. Ohne Fäulnifs entwickelt der Speichel bei ruhigem Stehen Ammoniak, welches selbst nach stärkerem Erhitzen hier zum Theil noch zurückblieb. Nach 8 Tage langem Stehen zeigte sich in solchem Speichel Essigsäure. Durch Kochen gerann kein Eiweifs aus demselben; er wurde sogar nach dem Aufhören des Schäumens noch klarer. Durch Weingeist entstehen weiſse, später zu Boden fallende Flocken, welche sich im Wasser auflösen. Durch verdünnte Schwefel-, Salz-, Salpeter- und Weinsteinsäure wird die Farbe dieses Speichels nicht verändert. Chlorsäure erzeugt eine weiſse Trübung; salpetersaures Silber einen milchweiſsen Bodensatz, welcher sich in kaustischem Ammoniak auflöst; essigsaures Blei ein weiſses Sediment, welches in Essigsäure löslich ist, und endlich liquor hydrargyri nitrici oxydulati einen sehr weiſsen, später aschgrau werdenden, in Salz- und in Salpetersäure unlöslichen Niederschlag. Das Destillat des Speichels röthete Lacmuspapier, wurde mit schwefelsaurem Kupfer schön grün, mit salzsaurem Eisen roth und gab mit oxydulirtem salpetersaurem Quecksilber eine weiſse, später sich aschgrau färbende und ein schwarzes Sediment absetzende Trübung. Als 10 Unzen bis zum Trocknen abgedampft wurden, blieben 90 Gran weiſsgelblichen Rückstandes, der bald an der Luft Feuchtigkeit anzog und stark alkalisch reagirte. Als 180 Gran trockenen Rückstandes mit 7 Unzen Weingeist von 0,835 sp. G. 6 Stunden lang digerirt wurden, betrug der dann übrig bleibende Rückstand getrocknet 70 Gran. Dieser zeigte sich von gelber Farbe, während der Weingeist nur schwach gelblich gefärbt war. Der letztere reagirte akalisch, wurde durch salzsaures Eisen roth gefärbt, gab mit salpetersaurem Quecksilberoxydul eine weiſse Trübung, die ein graues, in Salz- und Salpetersäure unlösliches Sediment absetzte. Salpetersaures Silber endlich bewirkte eine Trübung, welche durch Zusatz von liquor Ammonii caustici verschwand. Hierauf wurde die weingeistige Lösung destillirt. Das Destillat wurde durch salzsaures Eisen gelbroth, durch salpetersaures Silber etwas trübe. Durch Hydrargyrum nitricum oxydulatum bildete sich ein weiſses Sediment, welches sich bei zugesetzter Salzsäure schwärzte, jedoch nicht aufgelöst wurde. Dagegen löste es sich durch einen Zusatz von Salpetersäure auf, während die Flüſsigkeit opalisirend blieb. Die nach der Destillation übrig bleibende Salzmasse war krystallinisch, zog viel Feuchtigkeit aus der Luft an, und löste sich mit einiger Trübung in kaltem Wasser gänzlich auf. — Da alle essigsauren Neutralsalze z. B. von Kali, Natrum, Ammoniak, Baryt u. dgl. von salzsaurem Eisen dunkel blutroth gefärbt werden, während Essigsäure das ferrum muriaticum nur wenig röthet, so wird wahrscheinlich die durch Reaction des salzsaueren Eisens erzeugte rothe Färbung des Speichels, durch die in dem letzteren enthaltenen essigsauren Salze bewirkt. — Nach dem Eintrocknen ist der Speichelstoff (Ptyalin) im Wasser nicht mehr vollkommen löslich. Die frische Solution reagirte anfangs sauer; später dagegen um so mehr alkalisch, je länger sie stand. Salzsaures Eisen erzeugte zuerst eine schwach gelbe Färbung. Als jedoch der Versuch nach 24 Stunden wiederholt wurde, entstand zu Grunde eine blutrothe Färbung, während die darüber stehende Flüssigkeit gelb blieb. Durch Schütteln verschwand die rothe Farbe am Grunde. Durch salpetersaueres Silber und oxydulirtes salpetersaueres Quecksilber wurden starke weifse Niederschläge bewirkt. C. H. Schulz. XXV. Bd. 2. 32. —

Künstliche Verdauung. — Verdünnte Salzsäure, Essigsäure, Weinsteinsäure, Oxalsäure und Milchsäure können weder für sich noch mit Hülfe der galvanischen Säule Eiweifs und Muskelfleisch auflösen. (Vgl. auch Dieckhoff LXXXIII. 30.) Eben so wenig vermochte die mit Wasser übergossene Schleimhaut allein Eiweifs und Muskelfleisch zu erweichen. Dagegen bestätigte sich die von Eberle gemachte Entdeckung vollkommen, dafs verdünnte Säure (Salzsäure, Essigsäure und dgl.) die genannten Nahrungsstoffe in der Digestionswärme von 28° bis 30° (bis 40°) vollkommen löse. Durch diese Einwirkung erleidet das Eiweifs eine chemische Veränderung. Es zerfällt in Osmazom, Speichelstoff und einen dritten Stoff, der in Wasser und Weingeist unlöslich, in verdünnter Salzsäure und Essigsäure löslich ist. Die salzsaure Lösung bleibt in der Siedhitze, so wie durch Weingeist oder essigsaueres Blei unverändert, wird aber durch Salpetersäure und Sublimat stark, durch Kaliumeisencyanür und Galläpfeltinctur schwächer gefällt. Kohlensäure wird bei jener Zersetzung des Eiweifses nicht entwikkelt. Eben so wenig bedarf es zu derselben des Sauerstoffes oder überhaupt des Zutrittes der atmosphärischen Luft. — Im Laufe von 24 Stunden und während einer fortdauernder Digestionswärme von 30° wurde von dem blofsen säuerlichen Extracte der Schleimhaut 0,10 atmosphärische Luft absorbirt. Dieselbe Flüfsigkeit, in der unterdefs Eiweifsstückchen aufgelöst wurden, absorbirte dagegen das eine Mal 0,23 und in einem anderen Falle 0,52. Doch hat diese Absorption für die Auflösung des Eiweifses durch die Verdauungsflüssigkeit keine besondere Bedeutung, da dieser Procefs auch bei Ausschlufs der Atmosphäre eben so gut erfolgt, als bei freiem Zutritte derselben. Joh. Müller und Schwann XXIII. 1836. 70. Gerson CXXI. 12. —

In gröſserer Quantität wird die Verdauungsflüssigkeit auf folgende Weise bereitet. Man infundirt die in kleine Stücke zerschnittene Schleimhaut des dritten und vierten Magens des Ochsen mit Wasser und einigen Unzen Salzsäure und setzt das Ganze einer Digestionswärme von 32° R. während 48 Stunden aus. Hierauf wird die Flüssigkeit abgegossen und zuerst durch Leinewand, dann durch Papier filtrirt. Die hierdurch erhaltene Lösung ist trübe, gelblich, klärt sich durch wiederholtes Filtriren nicht wieder auf, bildet aber auch selbst nach Monate langem Stehen keinen Bodensatz und enthält 2,75 $\frac{0}{0}$ fester Substanz. (Solution No. 1.). Der früher ungelöste Rückstand wird von Neuem mit Wasser und Säure begossen, abermals digerirt und filtrirt. Die davon erhaltene Flüssigkeit ist ganz klar, ihrer Farbe nach saturirtem Urine nicht unähnlich (Solution No. 2.). Mit dem übrigen Rückstande wird der Proceſs endlich zum dritten Male wiederholt. Die Flüssigkeit (Solution No. 3.) ist dann mehr strohgelb. Die Solution No. 1. hat so viel freier Säure, daſs ein halbes Loth derselben 2,5 Gran kohlensaueres Kali zur Sättigung bedurfte. Eine gleiche Quantität der Solution No. 3. hatte aber nur 2,3 Gran kohlensaueres Kali zur Saturation nöthig. Die stärkste Kraft der Verdauung besitzt die Lösung No. 1., die geringste No. 3. — Um geeignete Verdauungsflüssigkeit sich zu bereiten, muſs man auf $\frac{1}{2}$ Loth Schleimhaut und Wasser 3,3 Gran Salzsäure nehmen. —

Freie Säure ist in der Verdauungsflüssigkeit durchaus nothwendig. Wird sie durch kohlensaueres Kali gesättigt, so erfolgt keine Auflösung des Eiweiſses. Daſs diese freie Säure kein bloſses Lösungsmittel des zweiten verdauenden Principes sey, erhelle (? Ref.) aus folgendem Versuche. Wurde in der Verdauungsflüssigkeit mehr als die Hälfte ihrer Säure durch kohlensaures Kali neutralisirt, so entstand zwar durchaus kein Niederschlag. Nichts desto weniger aber wurde das Eiweiſs nicht aufgelöst. Um nun zu ermitteln, ob die Säure mit dem verdauenden Princip eine chemische Verbindung, analog den saueren Salzen, eingehe, wurde zunächst eine Reihe von correspondirenden Versuchen mit verschiedenen Quantitäten Säure angestellt. Aus diesen ergab sich, daſs ein Gehalt von 3,3 bis 6,6 Gran Salzsäure in einem halben Lothe Verdauungsflüssigkeit für die Auflösung von Eiweifs am geeignetsten sey, dafs mehr Säure die Verdauungskraft schwächt oder gänzlich aufhebt, dafs dagegen zu wenig Säure nur wegen Mangels der nothwendigen Säure die Verdauung nicht bewirkt. (Resultate, welche vollkommen mit den in Breslau erhaltenen übereinstimmen. Ref.). Um nun aber zu sehen, ob die Menge der Säure mit der des verdauenden Principes in einem gewissen directen Verhältnisse stehe, wurden 4,8 Gran Solution No. 1. mit $\frac{1}{2}$ Loth destillirtem Wasser vermischt und neben diesem ein Quantum in die Digestionswärme gestellt, wo 4,8 Gr. Solution No. 1. mit $\frac{1}{2}$ Loth saurem Wasser verdünnt war, das eben so viel Salzsäure enthielt, als die normale Verdauungsflüssigkeit. Nur in der letzteren Mischung war nach 24 Stunden das Eiweifs aufgelöst. Die nothwendige Menge Säure richte sich also nicht nach der Quantität des verdauenden Principes.

Um nun zu sehen, ob die freie Säure in die Zusammensetzung der bei der Verdauung sich bildenden Producte eingehe oder nicht, wurde 1 Loth Solution No. 3. mit einer Drachme Eiweifs in einem verschlossenen Gefässe digerirt. Nach 24 Stunden fand sich das Eiweifs bis auf einen kleinen Rückstand aufgelöst. Vor diesem Processe verlangte nun ein Loth der Verdauungsflüssigkeit zu ihrer Sättigung 4,6 Gran kohlens. Kali; nach demselben (wo es, in seinem Volumen um 1 Drachme Eiweifs vermehrt, 1,84 Gran für $\frac{1}{2}$ Loth der Berechnung nach betrug) nicht ganz 1,9 Gran. Es erhellte also, dafs der Gehalt an freier Säure selbst nach der Auflösung des Eiweifses derselbe war, als vor derselben. Die Säure wirkt also bei der Verdauung nur durch ihre Gegenwart, ohne selbst unmittelbar chemische Combinationen einzugehen. Aufserdem mag sie aber dann manche durch die Verdauung erzeugte, nur in Säuren lösliche Producte auflösen. Schwann. XXXIII. 1836. 90.

Eine wichtige Frage ist, ob die Action des verdauenden Principes, die Verdauung, ein gewöhnlicher chemischer Procefs sey, oder auf Contactwirkung beruhe. Vergleichende Versuche ergaben nun zunächst, dafs der Zeit nach die normale Verdauungsflüssigkeit nicht schneller verdauete, als saures Wasser, welches nur 1% davon enthielt. Gemische, deren Gehalt nur 8% oder 4% betrugen, verdaueten sogar schneller. Bei $\frac{1}{4}$% Verdauungsflüssigkeit zeigte sich sogar noch deutliche Wirkung. Die Quantität betreffend, so hatten 4,8 Gran Verdauungsflüssigkeit (0,11 Gr. trocken verdauende Substanz) 60 Gran feuchtes Eiweiſs (ungefähr 10 Gran feste Substanz) aufgelöst. Dieses Verhältniſs findet sich aber nur bei Contactwirkungen. Schwann. l. c. 99.

Vergleichende Versuche wiesen nach, daſs die Verdauungsflüssigkeit durch die Auflösung des Eiweiſses einen Theil ihrer Kraft verliert. Dieses Vermögen wird aber hier nicht, wie die Weingährung durch Filtration der Flüssigkeit verrichtet. Schwann XXIII. 1836. 103.

Bei einer Temperatur von 10° — 12° R. erfordert die Auflösung des Eiweiſses das Vierfache der Zeit, welche bei einer Wärme von 32° zu demselben Vorgange nothwendig ist. Zu viel Säure hemmt hier ebenfalls die Verdauung. Schwann l. c. 108. Ref. vermag auch diese Facta aus Purkinje's und Pappenheim's, so wie seiner eigenen Erfahrung zu bestätigen.

Kochen, Zusätze von Weingeist, einer Menge von Säuren oder ätzenden Alkalien, von Kochsalz, von einer geringen Portion schwefllichtsaueren Natrons u. dgl. von Galläpfeltinctur (Gerbstoff) zerstören die Kraft der Verdauung. Der Schleim selbst ist nicht das verdauende Princip, dieses wird vielmehr durch den Zusatz von Säure aus ihm gebildet. Schwann l. c. 113.

Wird die Verdauungsflüssigkeit zuerst durch kohlensaures Kali neutralisirt, und dann von neuem mit Säure versetzt, so geht hierdurch die Auflösungskraft durchaus nicht verloren. Durch die Neutralisation wird das verdauende Princip nicht niedergeschlagen, sondern bleibt in dem bloſsen Wasser aufgelöst. Es wird durch essigsaures Blei aus der neutralen Auflösung vollständig gefällt und stellt sich aus dem Niederschlage durch Schwefelwasserstoff wieder her. Durch Kaliumeisencyanür wird es aber weder aus der saueren noch aus der neutralen Auflösung präcipitirt. Dagegen wird dasselbe durch Sublimat aus der neutralen und wahrscheinlich auch aus der sauren Auflösung niedergeschlagen und läſst sich aus dem Präcipitate durch Zusatz von Schwefelwasserstoffgas wiederum herstellen. Das verdauende Princip (des Eiweiſses nämlich) ist also löslich in Wasser, in Salz- und Essigsäure, wird von Weingeist oder durch die Siedhitze zersetzt, durch essigsaures Blei aus der sauren, besonders aber aus der neutralen Lösung, durch Sublimat aus der neutralen Solution, nicht aber durch Kaliumeisencyanür gefällt und durch Galläpfeltinctur in seiner Wirksamkeit zerstört. Eine

Analyse der Verdauungsflüssigkeit ergab aufser dem supponirten verdauenden Principe Osmazom, Speichelstoff und eine durch Kaliumeisencyanür fällbare Materie. Das Erstere, das Verdauungsprincip, hat nun aufserdem noch die Eigenschaft, den Käsestoff zur Gerinnung zu bringen. Dafs diese Qualität nicht in der Säure der Verdauungsflüssigkeit liege, zeigt die Erfahrung, dafs das Verdauungsfluidum in einer so geringen Menge die Milch schon gerinnen mache, als dieses die reine Salzsäure nicht zu erzeugen vermag. Aufserdem bringt aber sogar die neutralisirte Verdauungsflüssigkeit die Milch zum Gerinnen. Dieses geschicht auch, wenn selbst die freie Säure der Milch vorher zur Gerinnung gebracht worden. Dagegen wird durch die Siedhitze auch diese Eigenschaft des Verdauungsprincipes vernichtet. Schwann l. c. 131.

Reiner Faserstoff wird in verdünnter Säure (in welcher er sehr aufquillt) nur sehr wenig, dagegen von verdünnter Verdauungsflüssigkeit gröfstentheils und in sehr kurzer Zeit aufgelöst. Die Hauptproducte dieser Solution waren Osmazom, Speichelstoff und eiweifsartige Materie. Wie der Faserstoff, so verhält sich auch das Muskelfleisch. Dagegen zeigte sich kein Unterschied, ob man geronnenen Käsestoff, Thierleim, Stärkemehl, Kleber mit verdünnten Säuren oder mit verdünnter Verdauungsflüssigkeit behandelte. Diese Materien scheinen durch die blofse freie Säure des Magens gelöst und verändert zu werden. Das Stärkemehl dürfte aber nur mit Hülfe des verschluckten Speichels verdaut werden. Schwann l. c. 131.

Ueber die in Breslau über künstliche Verdauung angestellten Versuche s. Fror. Notiz.

Einflufs des N. vagus auf Verdauung (und Athmung). — Da bekanntlich Vögel die Section des N. vagi leichter vertragen, als Säugethiere, so wurden zu diesen Versuchen vorzüglich Thiere der ersteren Klasse benutzt. Aus diesen Bemühungen ergab sich, dafs nach Durchschneidung beider herumschweifender Nerven der Respirationsact nur mit der gröfsten Anstrengung vor sich gehe. Doch setzen diese Athmungsbeschwerden bisweilen periodenweise aus. Es findet sich Blutüberfüllung des Herzens, der Lungen und der grofsen Gefäfse. Die Blutgerinnsel in dem Herzen sind schwarz, weich und keinesweges an den Herzwandungen befestigt. Während des Lebens fand sich noch zu verschiedenen Zeiten heftiges Herzklopfen, Zittern, Krämpfe, Trismus, Schluchzen; Anstrengung zum Husten und, wie es schien, bedeutender Frost. Die Verdauung betreffend trat Lähmung des Oesophagus ein. Bei Vögeln zeigte sich stets gröfsere oder geringere Verdauung dessen, was in den Magen gelangt war. Die Absonderung des Succus gastricus war zwar vermindert, doch nie ganz unterbrochen. Bei Kaninchen dagegen, welche im gesunden Zustande in 8—12 Stunden verdauen, findet sich nach der Section der N. N. vagi selbst 30 Stunden hernach nur beginnende und unvollständige Digestion. Eben so fehlt die Quertheilung des Magens, welche sich meist bei nicht operirten Kaninchen bei der Verdauung vorfindet. Die Magencontenta sind mehr gleichförmig und an der Seite des Magens mehr digerirt. Dagegen ist der Unterschied in Rücksicht der Quantität des abgesonderten Magensaftes und der Intensität seiner Säure nicht so sehr bedeutend. Eben so wenig hört auch die Bewegung des Magens auf. Dagegen ist die Gallenblase immer mehr mit Galle gefüllt, als bei gesunden Thieren. Die Application des Galvanismus an die Stellen des Substanzverlustes der N. N. vagi vermindert in keiner Beziehung die durch die Operation entstandenen Folgen, sey es in Rücksicht des Athmungsprocesses, sey es in Rücksicht der Verdauung. Eben so wenig vermag der blofse Einflufs des Galvanismus die Speisen in dem todten Magen in Chymus zu verwandeln. Dieckhoff LXXXIII. 7. —

Wiederkäuen. — Ein Fall von Wiederkäuen wurde bei einer Frau beobachtet — was deshalb bemerkenswerth ist, weil man bisher diese Krankheit nur bei Männern gesehen haben soll. (Ref. hatte selbst in Breslau Gelegenheit, ein zweijähriges wiederkäuendes Mädchen zu beobachten, dessen Vater ebenfalls ruminirte). Wein, Bier und Cider kamen nie wieder hinauf. Eben so wenig Arzneimittel; dagegen immer Wasser. Befindet sich das Individuum unwohl, so käut es nicht wieder. Elliotson XXI. No. 990. 337. — In einem Falle, wo das Wiederkäuen im sechsten Lebensjahre in Folge der Pocken entstanden seyn soll, blieb es bis zum 28sten Jahre, wo es nach dem Akte des Beischlafes (des männlichen Individuums) verschwand. In einem anderen Falle, wo die Person sich willkührlich erbrechen konnte, bildete sich das Wiederkäuen gewohnheitsmäfsig aus. —

β. Einsaugung.

Eine Zusammenstellung der einzelnen, zerstreuten, über die Einsaugung, die Aushauchung und die Secretionen bekannten chemisch-physiologischen Facta giebt Burdach. v. 168.

b. Egestive.

β. Ausdünstung.

Durch neuere, mit Knoblauch- und Merrettigsaft, Weingeist, Terpenthingeist, Kamphorgeist, Moschus, Schwefelkohlenstoff und Phosphor an Thieren angestellte Versuche wurde wiederum bestätigt, dafs flüchtige, in das Blut eingebrachte Stoffe sehr rasch durch die Lungenausdünstung entleert werden. Tiedemann XX. V. 203. —

B. Irritable.

a. Ingestion.

α. Blutumlauf.

Herz. — Bei warmblütigen Thieren folgt die Zusammenziehung der Ventrikel unmittelbar auf die Contraction der Herzohren, während diese dann in demselben Momente durch das aus den Venen einströmende Blut ausgedehnt werden. Daher sind diese Theile nie vollkommen blutleer. Auch nehme man nur an den Spitzen bemerkbare Zusammenziehungen wahr. Theilt man die Zeit zwischen zwei auf einander folgenden Herzschlägen in vier Momente, so gehen zwei auf die Systole der Ventrikel, etwas weniger als einer auf die Dauer zwischen dem Ende der Systole der Ventrikel und dem Anfange der Diastole der Herzohren; das Uebrige endlich auf die Verengerung und Erweiterung der Herzohren. Dadurch, dafs sich die Ventrikel der vorderen Wand des Thorax nähern, entsteht der Herzschlag, Bei dem Frosche nähert sich der Ventrikel während seiner Diastole dem Brustbeine. Die Töne werden nicht durch Berührung der Herzkammer mit dem Sternum und den Rippen erzeugt, sondern ihre Vernehmbarkeit wird nur hierdurch vermehrt. Der erste Ton dauert so lange, als die Systole der Ventrikel. Er kann weder durch Schliefsen der Ventrikelklappen, noch durch Aneinanderreiben der innern Oberfläche der Ventrikel erzeugt werden; sondern entsteht entweder durch die rasche Strömung des Blutes über die Ungleichheiten der Innenfläche des Herzens oder durch das Muskelgeräusch der Ventrikel oder durch beide Ursachen zugleich. Der zweite Ton folgt unmittelbar auf die Beendigung der Systole der Ventrikel, hängt mit der vollkommenen Integrität der Aorten- und Lungenarterienklappen zusammen, wird durch jedes diese verletzende Moment verändert oder vernichtet und scheint durch die plötzliche Hemmung hervorgebracht zu werden, welche vermöge der Klappen auf die Blutsäule erzeugt wird. XXI. No. 1006. 241. — Nach den an anderen Thieren, die mit Wuraragift getödtet waren, angestellten Versuchen war der doppelte Ton deutlich synchronisch mit der Systole und Diastole der Kammern. Der zweite Ton ist aber nur an der Vorsprungsstelle der Arterien am deutlichsten hörbar. Der erste Ton entsteht durch Zusammenziehung der Muskeln; der zweite durch die Rückwirkung der arteriellen Blutsäulen, welche im Momente der Systole der Ventrikel die halbmondförmigen Klappen andrücken. ibid. 246. Vgl. auch Littre XXX. Bd. V. 275. —

Herzkranke, bei denen besonders die Oeffnung zwischen linkem Ventrikel und linkem Herzohre leidet, ähneln dem Zustande von Taucherthieren und können auch längere Zeit unter dem Wasser aushalten. Adams XXI. No. 1001. 176. Ref. ist selbst ein Beispiel der Art bekannt, wo die eminente Fähigkeit zum Tauchen sich Jahre lang früher aussprach, als sich die Beschwerden und Folgen des Herzleidens zu erkennen gaben.

Puls. — Dafs der Puls um 6—20 Schläge in der Minute schneller bei aufrechter als bei liegender Stellung sey, rühre davon her, dafs in letzteren Fall der Widerstand geringer ausfalle, als in dem Ersteren. Dieser Unterschied schwinde auch gänzlich da, wo die Herzkraft gröfser sey, z. B. vorzüglich bei Hypertrophie des Herzens.

Das bekannte Factum, dafs die Arterien des lebendigen Thieres auf die Application von kaltem Wasser sich verengern, wurde wieder ein Mal von einem Beobachter gesehen. Der Durchmesser der Schlagader, welcher Anfangs 0,0724 engl. Linien betrug, reducirte sich auf 0,0276 engl. Linien. Schwann CV. 197. u. 389. Welch' eine Anzahl von früheren Naturforschern dieselben Erfahrungen schon gemacht haben, hat Ref. in seiner Mechanik des Blutumlaufes ausführlich nachgewiesen.

Ueber die durch die Herzbewegung erzeugten Bewegungen der Extremitäten s. Behn XXIII. 522.

Capillarkreislauf. — An der inneren Wand der Capillaren findet sich eine helle unbewegliche Schicht. Diese nimmt nach der Application von Eis an Umfang zu. Beide Facta stimmen auch mit den Resultaten der Versuche, welche Girard über den Durchgang verschiedener Flüssigkeiten durch Capillarröhren angestellt hat. Das Ausfliessen des Blutes aus durchschnittenen Gefäfsen und die dadurch bedingte scheinbare Circulation soll bei horizontaler Lage aufhören. Poiseuille XVIII. No. 104. Vgl. auch Emmert LXXXVI. 28. — Dafs sich die äufserste Schicht, des innerhalb der Capillargefäfse strömenden Blutes langsamer fortbewege, als der Mitteltheil und dafs überhaupt die Schnelligkeit gegen das Centrum hin in gleichem Verhältnifs zunehme, folgt aus einfachen physikalischen Gesetzen. Dieses sieht man auch, wenn gerade Blutkörperchen dicht an der Innenfläche des Gefäfses dahin fliefsen. Fliefst nur Verum an demselben, so vermag hierdurch momentan die Täuschung zu entstehen, als existire ganz nach aufsen von der Blutsäule eine unbewegliche Schicht. Bei Amphibien können aber aufserdem die die Gefäfse dicht umgebenden Lymphräume leicht zu der Annahme einer unbeweglichen Schicht verleiten, indem man nämlich die Linie der äufsersten Begrenzung des Gefäfses für die innere Grenzlinie der unbeweglichen Schicht ansieht. Auf diesen letzteren Gegenstand werden wir bei der Darstellung der Leistungen des Jahres 1836 wiederum zurückkommen. Eine naturgetreue Beschreibung des Capillarkreislaufes des Froschfufses giebt C. Emmert LXXXVI. 11. —

In dem Fufse der Barre einer Notonecta sieht man Pulsation und eine schnellere Circulation, als in dem Rückengefäfse Die Bewegung scheint durch eine Membrana hervorgebracht zu werden, welche an dem unteren Schenkelgelenke sich befindet. Es zeigen sich zwei Ströme, welche sparsame, in ihnen enthaltene Körperchen auszeichnen. In dem abgerissenen Fufse existiren noch einige Zeit schwächere, ähnliche Bewegungen, welche beinahe eine Viertelstunde anhalten. Dieselben Phänomene kommen auch an Individuen der Gattungen Corixa, Plea, Naucoris, Nepa, Ranatra, bei Reduvius und, wie es schien, bei Hydrometra vor. Behn XVIII. No. 115. 234. u. XXIII. 554. — Einen günstigen, zum Theil bestätigenden Bericht hierüber lieferte Blainville als Rapporteur der von dem Pariser Institut gesetzten Commission XVIII. No. 128. 239. — Léon Dufour sah eine

Erschütterung der Hinterbeine, doch keine Spur von entgegengesetzten Strömungen. Er schreibt den Zweck der Erscheinung der Bestimmung der Füfse zum Schwimmen zu. XVIII. No. 132. 371. (Bekanntlich hat sich Léon Dufour von der Bedeutung des Rückengefäfses, als des Herzens der Insekten, noch nicht überzeugt). — Ref. konnte nur Blutgefäfscirculation sehen, die ursprünglich von den Bewegungen des Herzens durchaus abhängig ist und nur secundär durch Muskelbewegungen beschleunigt, verlangsamt oder gehemmt wird.

β. Athmen und dessen Folgen.

Es soll allerdings freie Kohlensäure in dem venösen Blute enthalten seyn. Sie werde aber von dem Serum in dem Grade festgehalten, dafs sie sich selbst in dem luftleeren Raume nicht ausscheide. Dasselbe sey mit dem Wasserstoffe der Fall. Stevens XVIII. No. 120. 278. Ref. vermag nicht die Gründe dieser Behauptungen einzusehen oder für wahr anzuerkennen.

Während des Tauchens verweigern die Lungen dem Blute den Durchgang. Daher wird ein zu langes Tauchen selbst für die Seethiere tödtlich. Houston No. 989. 344. — Die Eigenthümlichkeit der tauchenden Seesäugethiere, den Druck des Wassers auszuhalten und längere Zeit nicht zu athmen, beruht in den Netzen und Erweiterungen der Arterien und Venen, welche diese Thiere in der Brust und dem Unterleibe haben. Vgl. dies. Repert. Heft 1. 73. — Das erste Athmen des Kindes wird als ein Effect der Hallschen Reflexionsfunction angesehen von Kindt XXX. Bd. VI. 261. —

Stimme. — Am Kehlköpfchen des Menschen, des Schafes, des Ochsen und des Schweines angestellte Versuche lieferten folgende Resultate. War die Stimmritze offen, als in den Kehlkopf hineingeblasen wurde, so entstand kein Ton; wohl aber, sobald die Stimmritzenbänder einander genähert wurden. Immer reicht ein Paar derselben zur Erzeugung dieses Effectes hin. Bei dem Menschen scheinen die oberen mehr tiefe, die unteren mehr feine Töne hervorzubringen. Eine ordentliche Folge der Intervalle konnte nur durch allmählige Annäherung der Stimmritzbänder erzeugt werden. Durch blofses Anspannen der letzteren bei erweiterter Stimmritze entsteht aber kein Ton. Durch ungleiche Affection derselben kommen unreine Töne zu Tage. Alle Theile können zerstört werden, ohne dafs der Erzeugung der Töne Eintrag geschieht, wenn nur die Stimmritzenbänder ihre normalen Insertionspunkte behalten. Selbst die Epiglottis, die durch Verschliefsung der Glottis jeden Ton um zwei Intervalle tiefer zu machen im Stande ist, kann fehlen, ohne dafs der Ton völlig aufhört. In dem menschlichen Kehlkopfe entstanden durch die oberen Stimmritzbänder die tieferen, durch die unteren die höheren Töne. Die gesammte Masse der Stimmritzenbänder geräth dabei in Vibration, welche immer schneller wird, je mehr man einbläst. Doch wurde diese weder in den unteren Stimmritzenbändern des Menschen, noch in den überhaupt mehr angespannten Ligamenten des Schafes und des Kalbes gesehen. Die Schwingung eines einzelnen Stimmritzenbandes erzeugt keinen Ton. Tiefere Töne entstanden bei Thierkehlköpfen, wenn bei nicht erschlafften und einander genäherten Ligamenten eine grofse Menge Luft eingeblasen wurde. Entstand bei einer gewissen Verkürzung der Stimmritze und einer gewissen Annäherung der Ligamente ungefähr ein mittlerer Scalenton, so wurde dieser feiner, sobald mit weniger Kraft eingeblasen wurde. Der neue Ton wich aber durch kein bestimmtes Intervall von dem früheren ab, sondern ging durch mehrere halbe oder ganze Intervalle in den älteren über. Es war also ein mehr unreiner Ton. Zur Erzeugung von tiefen und hohen Tönen bedurfte es derselben Luftmenge. Wurde ein tiefer Ton vermittelst einer dem Brusttone gleichen Anstrengung erzeugt, so vibrirten die Ligamente ihrer ganzen Länge nach. Wurde zufällig unter denselben Verhältnissen schwach eingeblasen, so entstand ein feiner Ton, der zwar nicht lange rein blieb, aber das dritte, fünfte oder achte Intervall des Tones angab, der durch das kräftige Einblasen erzeugt worden wäre. Mit feineren Tönen gelang das Experiment seltener. Lehfeldt. LXXXIX. 47. — Eine ausführliche, aus diesen Versuchen abgeleitete Theorie der Gröfse der Töne siehe ebend. 52. — Vgl. auch hierüber Williams XXI. No. 934. 145.

Zu Erzeugung eines Tones sind Schwingungen der Stimmbänder selbst nothwendig. Von der Länge oder der Kürze der schwingungsfähigen Theile aber hängt die Höhe oder die Tiefe der Töne selbst ab. Bishop XXI. No. 964. 230. —

b. Egestion.

α. u. β. Mechanik der Bewegung und der Empfindung.

Eine vollständige, gröfstentheils auf Autopsie beruhende und mit vielen neuen Erfahrungen bereicherte, obgleich etwas breite und mit vielen Wiederholungen des Einzelnen versehene Darstellung der Lehre von den motorischen und sensuellen Kräften des Nervensystems giebt Joh. Müller LIX. 652. —

Um die Isolirtheit der Primitivfasern experimentell nachzuweisen (Vgl. Valentin CXVI.) und das Wesen der Plexus zu erforschen, wurden vielfache Versuche angestellt. Das allgemeine Resultat der ersten Reihe war immer das, dafs nur diejenigen Primitivfasern hinter dem Plexus reagirten, welche dem von dem Plexus durchschnittenen Nervenstamme angehörten. So erzeugte bei Kaninchen die Reizung des ersten Rückennerven Contraction des Pectoralis, des Latissimus dorsi, der Teretes, des Triceps, der Flexoren der Hand und der Finger, des Pronator rotundus und in geringerem Grade des Biceps und aller Extensoren der Hand und der Finger. Der Arm wurde an die Brust angezogen, der Vorderarm gestreckt, die Hand gebogen und die Finger ein wenig geschlossen. Aehnliche Erfolge zeigten sich bei der Durchschneidung und Reizung des achten Halsnerven. Bei gleicher Behandlung des siebenten Halsnerven werden der Latissimus dorsi, der Pectoralis, der Teres, der Deltoideus, der Triceps und in der Tiefe der Brachialis internus und alle Extensoren des Vorderarmes in Reaction versetzt. In geringerem Grade erfolgt dasselbe dann auch an den Muskeln der Scapula, an allen Flexoren der Hand und dem Pronator rotundus. Die gesammte Extremität wird an die Brust angezogen, der Vorderarm bald gebogen, bald gestreckt; die Hand aber immer gestreckt. Reizung der einzelnen drei Bündel, aus denen der siebente Halsnerve des Kaninchens besteht, reagirte nur auf diejenigen Theile, welche mit Primitivfasern des vor dem Plexus liegenden gereizten Bündels in Verbindung stehen. Nach Irritation des sechsten Halsnerven contrahiren sich die Musculi scapulares, der Deltoideus, der Latissimus dorsi, der Teres, der Triceps, der Biceps und in geringerem Grade die Flexoren der Hand und der Finger, so wie der Pronator. Der ganze Arm wird nach oben gezogen und etwas von dem Thorax entfernt. Der Vorderarm wird gestreckt. Die Hand aber bleibt immer unbeweglich. Reizung des fünften

Halsnerven erzeugt immer Convulsionen aller Schulterblattmuskeln, des Deltoideus, Teres, Latissimus dorsi, Triceps. Der ganze Arm wird nach oben gezogen; Vorderarm und Hand aber bleiben im Allgemeinen unbeweglich. Nur bei stärkerer Reizung zeigt sich Extension in geringerem Grade. Genau dieselben Erfolge zeigten sich bei anderen, kleinere Stämme und Plexus betreffenden Versuchen. Es ergab sich auch (dem anatomischen Baue des Plexus ganz entsprechend), dafs die einzelnen aus dem Plexus heraustretenden Nervenstämme durchaus nicht mehr vollkommen dieselben Eigenschaften besafsen, welche die in den Plexus eintretenden Nervenstämme hatten. Kronenberg CXXXVI. 99. —

Bei Versuchen, welche auf ähnliche Weise an dem Lumbarplexus der Frösche angestellt wurden, ergaben sich einzelne, von Müller und van Deen abweichende Resultate. Auf Reizung des N. inguinalis reagirten der Iliacus, der Pectineus, die Adductoren und der Tensor fasciae latae. Wurden zwei Plattenpaare angewendet, so hob sich der Schenkel empor. Irritation des N. cruralis hatte Convulsionen der Oberschenkelmuskeln, besonders an der äufseren Seite, geringere Erschütterungen des Muskeln des Unterschenkels und kaum wahrnehmbare der des Fufses zur Folge. Die gesammte Extremität streckte sich nur wenig und die Finger machten eine sehr mäfsige Flexion. Wird der Ischiadicus gereizt, so ziehen sich die Muskeln des Fufses und des Unterschenkels, insbesondere an der Hinterseite des letzteren sehr heftig zusammen. Schwächer geschieht dieses schon an den Muskeln des Oberschenkels, am meisten an denen der inneren Seite. Nur der M. iliacus bleibt ruhig. Die gesammte Extremität zeigt höchstens dieselbe Bewegung, wie nach der Reizung des N. cruralis. Irritation des N. pudendus hat keine sichtbare Muskelzusammenziehung zur Folge. Reizung des Verbindungsastes zwischen N. cruralis und inguinalis, wenn dieser von dem ersteren zu dem letzteren hinabverläuft, erzeugt dieselben Effecte, wie die Reizung des N. inguinalis. Reizung des letzteren nach seiner Vereinigung mit dem Verbindungszweige soll denselben Erfolg haben, wie Irritation vor der Aufnahme des Astes. Wird der unterhalb der Vereinigungsstelle durchschnittene N. inguinalis vor seiner Vereinigung mit dem Verbindungaste gereizt, so erfolgt gar keine Wirkung. Ist der ramus conjunctivus durchschnitten, alles Uebrige dagegen unverletzt, so erzeugen sich bei Reizung des Cruralis nur die Erscheinungen, welche der Irritation des Schenkelnerven überhaupt folgen. Durchschneidet man den N. inguinalis vor dem Plexus, so wird in demselben Momente der Schenkel mit Heftigkeit an den Leib angezogen. Wird dann auch der Cruralis getheilt, so hört die Anziehung der Extremität gegen den Unterleib ganz auf. Die Bewegungen des Fufses gehen sehr leicht von Statten. Bisweilen zeigen sich auch nach einiger Zeit noch deutliche Flexionen und Extensionen des Oberschenkels. Nach Durchschneidung des Ischiadicus endlich ist die ganze Extremität gelähmt. Durch die Section des N. inguinalis nach der Aufnahme des Ramus conjunctivus hört die Attraction des Schenkels gegen den Unterleib gänzlich auf. Nur selten wird das femur noch etwas gehoben. Durch die Section des Ramus conjunctivus aber wird, während die übrigen Nerven unverletzt bleiben, die Beweglichkeit durchaus nicht gestört. Nur bisweilen war die Attraction verhindert. Dann fand sich aber der Verbindungszweig weit dicker, als der N. inguinalis selbst. Verlauft der Ramus conjunctivus von dem cruralis zu dem inguinalis, so hört durch seine Prosection die Anziehung des Schenkels an den Unterleib auf. Nur eine leichte Hebung des Schenkels scheint noch übrig zu bleiben. Wird nur der Cruralis durchschnitten, so zeigt sich die Flexion und Extension des Ober- und Unterschenkels vorzüglich erschwert. Die Bewegungen des Fufses dagen erleiden durchaus keine Veränderung. Wird nur der Ischiadicus durchschnitten, so sind alle Bewegungen der Extremität geschwächt. Am vollkommensten ist noch die Attraction des Oberschenkels an den Unterleib. Am meisten erschwert sind dagegen die Bewegungen des Fufses und der Finger. Dafs der Unterschenkel bei Fröschen durch die Kraft der Oberschenkelmuskeln bewegt werden könne, erhellt daraus, dafs nach der Durchschneidung des N. ischiadicus und des N. inguinalis unterhalb der Verbindungsstelle mit dem Ramus conjunctivus der Unterschenkel noch flectirt und extendirt wird. Werden alle Nervenzweige so durchschnitten, dafs nur die zu dem Unterschenkel und dem Fufse gehenden Aeste des N. cruralis unverletzt bleiben, so zeigen der Fufs und die Finger, während die übrigen Theile der Extremität ruhen, schwache, aber deutliche Bewegungen. Nach der Durchschneidung des Ischiadicus und cruralis ist die Bewegung des Unterschenkels und des Fufses ganz gehindert. In Rücksicht der Bewegung des Oberschenkels kommen dieselben Erfolge zum Vorschein, wie nach der Durchschneidung des Ramus conjunctivus. Kronenberg LXXXV. 7. u. CXXXVI. 114. Eine tabellarische Uebersicht der verschiedenen Effecte, welche die Verschiedenartigkeit des Ramus conjunctivus hat, giebt Kronenberg CXXXVI. 136. wo überhaupt auf sehr scharfsinnige Weise von den physiologischen Erfolgen auf die feineren anatomischen Details zurückgeschlossen wird und umgekehrt. —

Um noch die Isolirtheit der Primitivfasern auf physiologischem Wege zu erhärten, wurde in den gemeinschaftlichen Stamm des Lumbarplexus zuerst von aufsen nach innen ein Einschnitt gemacht, der bis über die Mitte desselben hinausging. Als hierauf eine halbe Linie tiefer auf ähnliche Weise von innen nach aufsen eingeschnitten worden, so erfolgte durchaus keine Reaction mehr, sobald die Nervenstämme oberhalb der Sectionslinien gereizt wurden. Auf ähnliche Weise geführte schiefe Schnitte führten zu denselben Resultaten. Kronenberg CXXXVI. 139. (wie Ref. ebenfalls bezeugen kann.). — Bei einem Lumbarplexus, wo der Ramus conjunctivus von dem cruralis zu dem inguinalis hinabverlief, wurde der N. inguinalis unterhalb der Verbindung durchschnitten und dann so nach oben gewandt, dafs er, der Ramus conjunctivus und der untere Theil des N. cruralis in einer Linie verliefen. Reizte man nun den durchschnittenen N. inguinalis mechanisch oder galvanisch, so erfolgte keine Zuckung. Hierdurch fällt also der Einwurf hinweg, dafs vielleicht hier im naturgemäfsen Zustande keine Wirkung erfolge, weil die verschmelzenden Aeste nicht rückwärts wirkten. Kronenberg BXXXVI. 140. —

Die Wahrheit des Bellschen Satzes über motorische und sensuelle Nerven wird besonders aus pathologischen Daten von Nafse LV. Heft 2. 221., jedoch mit Unrecht bezweifelt. — Andere an Fröschen und Ziegen angestellte Versuche bestätigen dieselbe jedoch wiederum vollkommen. Panizza CXXXV. 46.

Ueber den Einflufs eines jeden der beiden Gesichtsnerven (nach pathologischen Erscheinungen beurtheilt) s. Bottu-Desmortiers XXX. Bd. VII. 1.

Nach der Durchschneidung der fascialis bei Kaninchen und Pferden tritt vollkommene Lähmung aller von diesen Nerven beherrschten Muskeln ein. Dagegen ist die Empfindlichkeit durchaus ungestört. Durchschneidung des Ramus infraorbitalis von dem fünften Paare zerstört alle Empfindung in den ihm entsprechenden Theilen. Reizung des N. hypoglossus erzeugt Bewegung der Zunge und Unruhe des Thieres; die des Ramus lingualis N. trigemini dagegen den heftigsten Schmerz, aber durchaus keine Bewegung. Nach der Durchschneidung des Unterzungennerven hören alle Bewegungen der Zunge auf, während Gefühl und Geschmack unverletzt bleiben. Sind die N. N. hypoglossi durchschnitten, so bringt das Thier seine Schnauze der vorgesetzten Milch näher, macht mit dem Kopfe und dem Unterkiefer alle Bewegungen des Schlürfens, vermag aber nicht die Zunge vorzustrecken, die sich überhaupt durchaus gelähmt zeigt und weder Kau-, noch Schlingbewegungen zu vollführen im Stande ist. Alle mechanischen Verletzungen aber verursachen noch heftige Schmerzen. Erhält das Thier reine Coloquintentinctur oder mit dieser befeuchtetes Brod auf die Zunge, so zeigt es den heftigsten Ekel. Nach der Durchschneidung der N. N. hypoglossi ist das Gefühl der Zunge selbst für die heftigsten mechanischen Insultationen vollkommen erloschen, während Geschmack und Bewegung unverändert bleiben. Nach der Section des Glossopharyngeus verliert sich der Geschmack gänzlich. Bewegung und Tastgefühl der Zunge aber bleiben unverändert. Panizza CXXXV. 18. — Ein anderer Experimentator dagegen erklärt den N. glossopharyngeus für einen gemischten Nerven. Joh. Müller LIX. 771. u. 852. — Bei Eseln und Pferden soll das achte Paar gegen die gewöhnlichen Reize ganz unempfindlich seyn und dann keine Muskelzusammenziehungen erzeugen. Drücke man dagegen den Stamm mit einer Zange oder auch halbire man ihn und comprimire dann die untere Partie des oberen Segmentes, so entständen Convulsionen, Athmungs-, Husten und Schlingbewegungen. Broughton und Marshall Hall XIX. No. 100. 114. —

Wird bei Fröschen die Reizbarkeit des Muskeln der Hinterbeine durch Galvanismus erschöpft, so stellt sich doch meist die Irritabilität nach mehreren Tagen wieder her, die Nerven des Gliedes mögen durchschnitten seyn oder nicht. XXI. No. 1003. 197. —

Durch neuere Versuche hat es sich (im Gegensatz zu den älteren Versuchen von Brodie und Krimer) ergeben, dafs die Unterbindung oder Aetzung eines Nervenstammes in den peripherischen Theilen, zu denen er verläuft, weder Desorganisationen erzeugt, noch den Verlauf und die Ausgänge der Entzündung modificirt. H. Nasse LV. 139. —

Wird an der einen Seite die hintere, an der andern die vordere Rückenmarksnervenwurzel durchschnitten, so zeigte sich in den entsprechenden Extremitäten keine constante Veränderung der Temperatur. Fr. Nasse LV, 273. Dasselbe ist auch der Fall, wenn an der einen Seite die ganze Hälfte des Rückenmarkes durchschnitten worden. l. c. 274. Einige andere Versuche mit dem Rückenmarke s. ebend. 247. 259. — Ueber die Enthauptungsversuche s. Fr. Nafse LV. Heft 1. 25. —

C. Materiell-sensuelle.

Sinnenphysiologie.

Versuche an leukotischen Augen von Kaninchen ergaben, dafs die Netzhautbilder mehrerer vor das Auge gestellter Lichtflammen in gerader Linie lagen, welche sich sämmtlich in einem Punkte innerhalb des Auges kreuzten. Nun wurde auf einem Diopterlineal eine drehbare graduirte Scheibe befestigt. In einer diesen Drehpunkt schneidenden geraden Linie brachte man ein Diopter, ein Haarvisier und ein angezündetes Licht an. Wurde nun auf die Scheibe das Auge in der rechten Direction gelegt, so blieben immer Lichtflamme und Netzhautbildchen in einer geraden Linie, welche den Relationspunkt der Scheibe und des Auges schneiden mufste. Das Verhältnifs blieb dasselbe, es mochte welche Seite des Auges es wollte nach oben liegen. Gerade Linien also, die von den Netzhautbildchen nach den Objecten gezogen werden, mögen diese letzteren rechts oder links, oben oder unten liegen, müssen in einem Punkte des Auges sich schneiden. Diese geraden Linien heifsen Richtungsstrahlen. Wurde nun zwischen dem Visier und dem Lichte ein zweites Licht vor dem Auge angebracht, so erschien von beiden Flammen nur ein Bild auf der Netzhaut. Daraus folgt, dafs Objecte, welche in gleichem Richtungsstrahle liegen, Ein Netzhautbild erzeugen und in der Erscheinung daher einander decken. Standen dagegen zwei Lichter in einer geraden Linie dergestalt, dafs diese den Achsenpunkt der Hornhaut schnitt, also nach Treviranus den sogenannten Achsenstrahl bildete, so waren zwei Netzhautbildchen sichtbar. Eben so zeigte sich ein immer mehr divergirendes Doppelbild auf der Retina, wenn man das Auge um einen andern Punkt, als den Kreuzungspunkt der Richtungsstrahlen drehte. Bei einem in der Augenachse $7\frac{1}{2}$ Linien langen und 8 Linien breiten Kaninchenauge fiel der Kreuzungspunkt der Richtungsstrahlen $3\frac{1}{4}$ Linien von dem vordersten Punkte der Hornhaut und $4\frac{1}{2}$ Linien von dem hintersten Punkte der Augenhaut entfernt. Volkmann BXXXIX. 25.

Es läfst sich nicht nachweisen, dafs alle Sehstrahlen, d. h. alle von den Netzhautbildchen nach den Gesichtserscheinungen gezogenen geraden Linien, einen gemeinschaftlichen Kreuzungspunkt haben. Mit Hülfe eines zweckmäfsigen Instrumentes (welches der Verf. auch in der Naturforscherversammlung in Jena vorzeigte Ref.), fand sich nun, dafs die Entfernung des Kreuzungspunktes der Sehstrahlen von dem vordersten Punkte der Hornhaut:

Bei dem Auge des Vf.	0,472	Zoll,
bei dem Auge eines erwachsenen Mannes	0,422	—
bei dem eines 14jährigen Mädchens . .	0,472	—
bei dem einer erwachsenen Frau . .	0,522	—
bei den Augen zweier Männer . . .	0,422	—
bei dem Auge eines andern Mannes . .	0,472	—
und bei dem Auge eines andern männlichen Individuums	0,522	—

also im Mittel aus diesen acht Beobachtungen 0,466 Zoll betrug. Hiernach würde also der Kreuzungspunkt der Sehstrahlen ungefähr $\frac{1}{6}$ Zoll hinter die Linse fallen. Volkmann CXXXIX. 33.

Das menschliche Auge dreht sich bei allen Bewegungen um einen Punkt, welcher der Kreuzungspunkt der Richtungsstrahlen und der Sehstrahlen ist. Denn dieselben Objecte, welche sich bei dem ruhigen Stande des Auges decken, decken einander auch während der Bewegung desselben. Der Kreuzungspunkt der Richtungsstrahlen erleidet daher während der Bewegung keine Veränderung. Eben so bleibt, wie Versuche deutlich lehren, die Distanz der Kreuzungspunkte des Sehstrahlen bei allen Bewegungen des Auges dieselbe. Bei jeder verschobenen Richtung des Auges treten auch da zwei in der Richtungslinie liegende Körper zu zwei Bildern aus einander. Der Punkt, um welches nun das Auge bei seinen Bewegungen rotirt, heifst der Drehpunkt des Auges. Volkmann CXXXIX. 36.

Sieht man durch zwei in einem Kartenblatte so nahe angebrachten Löcher, dafs ihre Distanz von einander kleiner ist, als der Durchmesser der Pupille (Scheiners Experiment) gen Himmel, so bemerkt man zwei lichte Kreise, welche theilweise einander decken und an ihrer Deckungsstelle weit heller sind, als an ihren discreten Theilen. (Ref. mufs hinzufügen, dafs dieser ganz genau und richtig beschriebene Erfolg des Versuches nur dann zum Vorschein kommt, wenn man das Kartenblatt in einer gewissen bestimmten Nähe vor das Auge hält. Je weiter man es hält, um so mehr treten die Kreise aus einander; die einander deckenden Theile werden kleiner und mehr chromatisch, bis endlich zwei durch eine dunkele Scheidewand isolirte Kreise erscheinen. Das letztere Phänomen tritt bei des Ref. linkem myopischem Auge bei $3\frac{3}{4}$ Zoll, bei seinem rechten mehr presbyopischen Auge, bei 6 Zoll ein.) Der Verf. bemerkt auch, dafs die Gröfse der Lichtkreise vorzüglich von dem Durchmesser der Pupille abhängt. (Ref. kann jedoch bei ganz beschattetem Auge die Kreise nicht kleiner finden, als wenn jenes dem ganz hellen Tages- oder Sonnenlichte ausgesetzt ist.) In einer gewissen Distanz erscheint das in der doppelt beschienenen Lichtstelle gesehene Bild einfach, sonst dagegen doppelt (wie Ref. ebenfalls bezeugen kann). Sticht man mehrere Löcher in das Kartenblatt, so decken einander sämmtliche Lichtkreise an einer Stelle. Das Object erscheint an dieser Stelle in so vielen Bildern, als Löcher vorhanden sind. Das Phänomen des Doppeltsehens tritt auch bei Objecten ein, welche gröfser sind, als die Entfernung der beiden Löcher des Kartenblattes von einander. Die Distanz der Doppelbilder ist um so gröfser, je mehr die Löcher des Kartenblattes von einander getrennt sind, oder je mehr das Object von der Distanz, wo es einfach gesehen wird, sei es vorwärts oder rückwärts, entfernt ist. (Ref. vermag diese Sätze aus eigenen Versuchen nur vollkommen zu bestätigen). Bei der Betrachtung durch die Löcher eines Kartenblattes gaben sich an den Doppelbildern chromatische Erscheinungen kund, welche an den einzelnen Individualitäten verschieden zu seyn scheinen. — Wiederholung der von Purkinje angestellten Versuche über die Verwandlung der Farben in den seitlichen Theilen des Gesichtsfeldes s. Volkmann CXXXIX. 84. —

Ein Prisma wurde so aufgestellt, dafs das Farbenbild auf ein Brett fiel, in welchem senkrecht über einander zwei Löcher so angebracht waren, dafs durch das obere nur blaues, durch das untere nur gelbes Licht hindurchfiel. Stellte man sich nun so, dafs das linke Auge hinter der oberen, das rechte hinter der unteren Oeffnung befindlich war, so erschien in diesem Falle eine glänzende blaue und eine dergleichen rothe Lichtscheibe, da das Licht auf differente Stellen der Netzhäute fiel. Je mehr der Beobachter nun nach innen schielte, um so mehr näherten sich die Scheiben einander, bis sie endlich, sobald identische Stellen getroffen waren, zusammenflossen. In diesem letzteren Falle befand sich in der Mitte ein gelber, sonnenhaft glänzender Fleck und um diesen herum ein matter Heiligenschein, welcher zunächst dem Centrum nur gelbe, weiter nach aufsen theils gelbe, theils blaue Strahlen in centrifugaler Richtung zeigte. Der mittlere Theil wechselte mit Gelb-grün. Nie konnte aber nach Willkühr nur gelb oder nur blau gesehen werden. Identische Stellen der Netzhaut empfinden auch verschiedene Farben verschieden. Die Farbenempfindung des helleren Lichtes schwächt oder unterdrückt die des schwächeren Lichtes. — Wurden bei dem vorigen Experimente die Augen geschlossen, so erschienen nicht diejenigen Blendungsbilder, welche dem Grün entsprechen; sondern es wechselten lange zwei Blendungsfarben, welche dem doppelten elementaren Lichte (Gelb und Blau) entsprachen. Jede derselben rührt also auch von dem einzelnen, eigentlich afficirten Auge her. Noch andere, für diese Sätze sprechende Versuche s. bei Volkmann CXXXIX. 96. —

Ueber Accommodationsvermögen der Augen siehe Volkmann CXXXIX. 105. — Die Bewegungen der Pupille sind zwar ein indirecter Grund für das Accommodationsvermögen; doch nicht die alleinige Ursache desselben. l. c. 127. — Viele andere Versuche und Beobachtungen hierüber s. l. c. 132. fgg. — Dafs das supponirte Einrichtungsvermögen des Auges vorzüglich auf dem geschichteten Baue der Krystalllinse beruhe, bemüht sich auf mathematischem Wege zu zeigen, G. R. Treviranus CXL. 7. — Vgl. auch hierüber XXI. No. 989. 328. — Ueber die durch fehlerhafte Accommodation erscheinende Vervielfältigung der Gesichtsobjecte s. Volkmann CXXXIX. 189. —

Die Erscheinung, dafs ein einfacher Gegenstand in einer über das ganz deutliche Sehen hinausgehenden Entfernung (besonders bei Myopischen) doppelt gesehen werde, (und zwar so, dafs bei der Betrachtung mit dem linken Auge das rechte Bild höher steht und umgekehrt) soll in der durch die ursprüngliche Zweitheilung des Auges und speciell durch die Beschaffenheit des kurzsichtigen Augapfels vorzüglich bedingten, getheilten und doppelt centralisirten Refraction ihren Grund haben. Steifensand XXXVII. Bd. XXXIII. 80. —

Das Phänomen, dafs eine durch die Oeffnung eines Kartenblattes betrachtete, bewegte, in einer der reellen Bewegung entgegengesetzten Richtung fortzuschreiten scheine, soll darauf beruhen (?? Ref.), dafs in diesem Falle der Brennpunkt der convergirenden Strahlen hinter die Retina fällt, dafs auf ihr also noch ein Bildabschnitt sich darstellt, auf dem die Bewegung in derselben Richtung sich zeigt, als sie thatsächlich geschieht, von uns aber im Momente des Effectes umgekehrt nach aufsen hin zurückversetzt wird. Crahay XVIII. No. 110. 138. —

Plateau, welcher selbst ebenfalls die Uebung hat, die Pupille willkührlich zu erweitern*), reducirt dieses angebliche Vermögen nur auf die Geschicklichkeit den Focus der Gegenstände hinter die Retina zu bringen. XVIII. No. 103. 140. —

Die complementären Farben seyen aus auf einander folgenden positiven und negativen Oscillationen der noch nicht zur Ruhe gekommenen Nervenhaut, zu erklären. Plateau XXI. No. 940. 241. — Es versteht sich von selbst, dafs dieses nur ein Ausdruck und keine Erklärung ist.

Ueber die Functionen der einzelnen, die Gehörknöchelchen bewegenden Muskeln s. Bonnafont XXX. Bd. VIII. 276.

D. Materiell psychologische.

Physiologische Psychologie.

Ueber den angeblichen Einflufs der Aufmerksamkeit bei dem Sehen s. Volkmann CXXXIX. 184. — Ueber einige merkwürdige (von Anderen ebenfalls schon beobachtete. Ref.) subjective Erscheinungen bei Nervenkranken siehe Prevost XXI. No. 989. 321. —

Raisonnements über das Gefühl des Gleichgewichtes des Körpers von Mayo s. XXX. 146. —

Ueber die dem Menschen und den Thieren gemeinschaftli-

*) Dieses Vermögen wird von Bellingeri (XXX. Bd. 5. 146.) dem hypothesirten Mangel des Ganglion ciliare irrthümlicher und grundloser Weise zugeschrieben.

chen, zur Erhaltung der Gattung nothwendigen Triebe s. Lélut XXX. Bd. 5. 274. —

Die völlige Differenz der physischen und physchologischen Phänomene des menschlichen Körpers sucht Lélut darzuthun. XXX. Bd. VII. 258. —

Eine neue Beurtheilung der Gallschen Organenlehre von Schmid s. XXX. Bd. VIII. 1. —

Ueber die Bildung der Gesichtsvorstellungen aus den Gesichtsempfindungen von Dr. G. Heermann 1835. 8. Einige Bemerkungen hierüber von Huschke s. XXX. Bd. 12. 116. —

XI. Einige an einem Enthaupteten angestellte anatomische Untersuchungen.

(Hierzu Tab. II. Fig. 28—33.)

Der Körper des am 15ten October zu Bern enthaupteten Raubmörders, Jacob Gattiker, wurde sogleich nach der Enthauptung auf die Anatomie befördert. Als die Leiche des 26jährigen, sehr kräftigen Mannes, die mit Ausnahme eines nicht unbedeutenden eiförmigen, melanotischen Tuberkels keine Abnormität oder Krankheit bei der Zergliederung darbot, daselbst, ungefähr ½ Stunde nach dem Todesstreiche, ankam, flofs das Blut noch zum Theil stofsweise aus den einzelnen Gefäfsen des Halses; die Pupille zeigte sich noch gegen Lichtwechsel und nach mechanischen Reizungen empfindlich; die Körperwärme war sehr bedeutend u. dgl. mehr. Die durchschnittenen Muskeln zuckten ziemlich lebhaft und liefsen bis 1½ Stunden nach dem Tode krampfhafte Bewegungen an sich wahrnehmen.

Obgleich mit den Vorbereitungen zur Untersuchung einige Zeit verging, so zeigte sich dennoch in der Schleimhaut der Luftröhre, besonders aber in der der Nase die lebhafteste Flimmerbewegung, so dafs auf diese Weise viele der anwesenden Aerzte das Phänomen in dem Menschen deutlich wahrzunehmen Gelegenheit hatten. Die Läppchen erschienen hier in derselben Gestalt wie bei Säugethieren. Sie agirten, während die Bewegung lebhaft war, durchaus nach dem sogenannten Motus uncinatus, und erhielten erst deutliche Spuren seitlicher Schwingungen, als das Phänomen stille zu stehen begann. Die Breite der Flimmersphäre betrug in der Schleimhaut der Nase 0,000350 P. Z. Als die Läppchen ruhten, zeigten sie sich zuerst gröfstentheils pallisadenartig an dem Rande emporgerichtet. Ihre Substanz war hell und schwach opalartig. Auch in ihnen konnte man keinen isolirten Nucleus wahrnehmen. Die übrigen die Zerstörung des Flimmerepitheliums begleitenden Erscheinungen boten von demselben Vorgange, wie er bei den Säugethieren sich darstellt, durchaus nichts Abweichendes dar.

Da mit diesen Beobachtungen schon sehr viel Zeit verstrichen und das halbirte Gehirn unterdefs dem Luftzutritte ausgesetzt gewesen war, so zeigte sich die Flimmerbewegung auf der inneren Oberfläche der Ventrikel nicht mehr in Thätigkeit. Dagegen konnten Theile, Gerber, C. Vogt und ich, welche die genaueren Untersuchungen der Leiche fortsetzten, den Flimmerrand und die Härchen an dem Epithelium der Seitenventrikel des grofsen Gehirnes deutlich sehen. Sie waren durchaus so beschaffen, als sie schon früher beschrieben worden. (S. dieses Repertorium S. 158.). Die Breite des Flimmerrandes betrug 0,000212 P. Z.

In den Rippenknorpeln, in den Knorpeln des Kniegelenkes u. dergl. zeigte schon 2 Stunden nach dem Tode die Bindemasse zwischen den einzelnen Knorpelkörperchen dasselbe sehr fein granulirte Ansehen, als dieses bei Leichen, welche mehrere Tage gelegen haben, ohne viele Mühe wahrzunehmen ist. Bei stärkeren Vergröfserungen vermochte man die einzelnen Körnchen zu unterscheiden, von denen viele bei einer gewifsen Halbbeleuchtung von einem hellen, concentrischen Halo umgeben waren. Hieraus erhellte nun, dafs die Bindemasse des menschlichen Knorpels sich wesentlich von der der meisten Säugethiere, welche hell, durchsichtig und einfach ist, unterscheidet. Späterhin hatte ich Gelegenheit, dieselbe Beobachtung an den Knorpeln der Fufswurzelknochen eines unmittelbar nach der Amputation untersuchten Fufses zu bestätigen.

Da der Delinquent vor seinem Tode viel Milch zu sich genommen hatte, so waren sowohl sehr viele Lymphgefäfse des Netzes, als der Ductus thoracicus, mit einer weifsen, chylösen Flüssigkeit erfüllt. Die des Brustganges erschien schon dem blofsen Auge als ein weifses, rahmartiges Fluidum. Unter dem Mikroskope zeigten sich sehr zahlreiche, grofse und kleine, nicht selten unter den Augen des Beobachters zusammenfliesende Oeltropfen (Fig. 28. a.), welche auf einer hellen, durchsichtigen und farblosen Flüssigkeit schwammen. Aufser einigen Blutkörperchen enthielt der Chylus noch zahlreiche, eigenthümliche, nicht ganz genau runde Körper, s. Fig. 28. b., welche in dem Centrum einen Nucleus hatte, und deren Durchmesser 0,000220 P. Z. betrug *).

In dem Herzbeutel (der Mensch hatte die letzten 1½ Jahre im Kerker verlebt) fand sich ungefähr eine Unze wässriger Flüssigkeit. Die mikroskopische Untersuchung wies nach, dafs eine sehr grofse Zahl rundlicher Blättchen, welche auf ihrer äufsersten Oberfläche granulirt waren, und in der Tiefe bisweilen einen deutlichen Nucleus zeigten, in dem Wasser schwammen. (Fig. 29.) Diese Lamellen waren ebenfalls Ueberreste des durch die permanente Häutung abgehenden Epitheliums der innern Oberfläche des Herzbeutels. (Das Nähere hierüber wird in einem der nächsten Hefte des Repertoriums mitgetheilt werden).

Da in dem Momente der Enthauptung Ejaculation **) Statt gefunden, so fand sich noch Sperma an der äufseren Mündung der Harnröhre. Die zahlreichen, in diesem enthaltenen Samenthiere agitirten auf das lebhafteste in der Flüssigkeit, und liessen unter günstigen Verhältnissen den Saugmund deutlich erkennen. Bei beginnendem Absterben schwangen sie endlich, wie sie dieses auch während des Ausruhens im Leben häufig machen, mehr pendelartig, indem die Endspitze des Schwanzes als punctum fixum zu dienen pflegt.

In dem Contentum der Hodenkanälchen fanden sich dreierlei Arten von festen Körperchen, nämlich:

1) äufserst kleine, dunkle Körnchen, welche die Gröfse von Molecularkügelchen hatten. Fig. 28.

2) längliche, mehr fadenartige Gebilde, die bald einfach und eben waren, bald in der Mitte eine Einschnürung hatten, so

---

*) Ganz ähnlich haben sich mir auch bei späteren Untersuchungen lie Chyluskörperchen des Pferdes gezeigt.

**) Nicht blofs bei Erhängten, sondern auch bei Enthaupteten scheint m Momente des Todes Erection und Ejaculation einzutreten. Aufser em eben genannten Falle hatte P. F. W. Vogt an fünf in Giefsen entaupteten Personen dieselbe Wahrnehmung zu machen Gelegenheit. Der rund der Ejaculation besteht ohne Zweifel darin, dafs in dem Momente, o das Rückenmark durchschnitten wird, alle Muskelfasern des Rumfes, also auch die der Samenblasen, sich auf das heftigste zusammen-

dafs sie wie aus zwei länglich runden Körpern zusammengesetzt erschienen, bald mit den auf die Kante gestellten Blutkörperchen der Amphibien einige Aehnlichkeit hatten, und dgl. (Fig. 30.) Endlich

3) rundliche Blättchen, deren Peripherie eine oder mehrere scharfe Ecken besafsen und welche feinere Körnchen von verschiedener Gröfse in sich erkennen liefsen. Fig. 31. Der Durchmesser dieser Blättchen betrug 0, 001425 P. Z. In den Nebenhoden fanden sich wesentlich dieselben Elemente. Die mit No. 2. bezeichneten Körperchen kamen in gröfster, die unter No. 1. genannten dagegen in geringerer Menge vor. Das Vas deferens hatte an verschiedenen Stellen seines Verlaufes verschiedene Contenta. In dem oberen Theile desselben waren die in No. 1. beschriebenen Körperchen sehr häufig, während No. 3. sich in sehr mäfsiger Quantität; No. 3. dagegen gar nicht mehr zeigte. In der unteren Hälfte des herabführenden Gefäfses aber, wo das Contentum eine schon mehr zähe Consistenz und eine bräunlichere Farbe besafs, fanden sich lebhaft agirende Spermatozoen in mittelmäfsiger Quantität; aufserdem aber eigenthümliche runde Körperchen, die von den Contentis des Hodens und Nebenhodens wesentlich abwichen und ihrer äufseren Gestalt nach den menschlichen Blutkörperchen einigermafsen ähnlich sahen. Die Samenblasen selbst waren von ihrem flüfsigen Contentum strotzend angefüllt. Diese enthielten aufser sehr zahlreichen, lebhaften Spermatozoen eine Menge eigenthümlicher, bald länglich runder, bald mehr genau runder Blättchen, deren Durchmesser 0, 000780 P. Z. bis 0, 000620 P. Z. betrug. Sie hatten einen bald concentrischen, bald aber auch excentrischen hellen und farbenlosen Kern, der von einer schattigen, fein granulirten Scheibe umgeben war. (Fig. 23.). Wurde ein Stückchen der innern Oberfläche mit umgeschlagenem Rande unter da Mikroskop gebracht, so sah man, dafs diese Lamellen die einzelnen losgelösten Zellen des Epitheliums waren, wie man analog Beobachtungen an dem Darmkanale, dem Herzbeutel u. dgl. machen kann. Mit diesen Blättchen verwandt, wo nicht ihrem Wesen nach identisch, sind auch diejenigen, welche bei Gelegenheit der Hodencontenta unter No. 3. beschrieben worden sind. —

Erklärung der Abbildungen.

Fig. 28. Contentum des aus dem Brustgange genommenen menschlichen Chylus:

a. Oeltropfen. b. Chyluskörperchen.

Fig. 29. Einzelne in der Herzbeutelflüssigkeit des Menschen enthaltene losgelöste Blättchen des Epitheliums des Pericardium.

Fig. 30. 31. 32. 33. Körperchen der Contenta des Hodens, des Nebenhodens, des Samenleiters und der Samenblase des Menschen.

XII. Bruchstücke aus der feineren Anatomie des Proteus anguinus.

(Hierzu Tab. II. Fig. 34—36.)

Bis zu diesem Augenblicke gehört die vollständige, mikroskopische Anatomie eines einzelnen Wesens zu denjenigen Desideraten der Wissenschaft, deren Lösung bisher zwar noch nicht versucht worden, aber eher Zweifel als die sichersten Erfolge versprechen darf. Weniger in der thierischen, als in der pflanzlichen Anatomie tritt nach dem heutigen Standpunkte des Forschens das Gefühl dieses Mangels hervor; da gerade die neusten und vortrefflichsten phytotomischen Arbeiten nachgewiesen haben, dafs man bei den allgemeinsten Fragen über den Bau und das Wachsthum der Pflanzen das Specielle nicht sorgfältig genug studiren und berücksichtigen kann. Auf dem Felde der Erläuterung des thierischen Lebens giebt sich dieses Bedürfnifs vorzüglich bei der Betrachtung der Deutung der einzelnen Organe und Organtheile, sei es in der vergleichenden Anatomie oder in der individuellen Entwickelungsgeschichte, schon jetzt kund. Die genaue mikroskopische Bearbeitung der thierischen Gewebe aber ist mit der Reform der Grundprincipien gegenwärtig noch zu sehr beschäftigt, als dafs sich solche Requisite in ihrer ganzen Wichtigkeit schon jetzt dem Geiste des Forschers entgegenstellten. Allein es ist gar keinem Zweifel unterworfen, dafs einst (und diese Zeit dürfte bei den riesenhaften Fortschritten der Gegenwart gar nicht mehr so fern liegen) die Nothwendigkeit sich auch hier kund geben wird, die einzelnen Thiere nach den mikrologischen Verhältnissen ihrer Elementartheile so genau als möglich vollständig zu untersuchen und zu beschreiben.

Wahr ist es, dafs bei allen diesen Erweiterungen der Blick des Forschers von der Auffassung des Ganzen mehr abgezogen wird — ein wesentlicher Uebelstand, da alles Studium des Einzelnen vorzüglich nur für die Erkenntnifs des höheren Ganzen von Werth ist und von dem allgemeinen Resultate erst wahrhaft geistig emporgehoben wird. Allein eben jene allgemeinen Theorien, die mir nur zu leicht allzu sehr zu generalisiren geneigt sind, zeigen sich von dem Speciellern und Speciellsten so sehr abhängig, dafs die genaueste Ergründung des letzteren als ein nie zu vernachläfsigendes Problem fest steht, dafs die detaillirte Forschung immer als ein Zügel sich entgegenstemmen mufs, der den Lauf unserer Verstandescombinationen gebührend hemmen soll. Wie wahr dieses sei, dürften die Veränderungen deutlich lehren, welche die meisten allgemeinen Satzungen der früheren empirisch philosophischen Naturbetrachtung in neuester Zeit erlitten haben.

Schon lange mit der Idee beschäftigt, specielle mikrologische Monographien einzelner Thiere und Pflanzen zu liefern, habe ich mir zu diesem Zwecke unter den Wirbelthieren vorzüglich die Klasse der Amphibien ausgewählt, weil gerade diese Geschöpfe die mannigfachsten Berührungspunkte mit den andern Wirbelthierklassen besitzen. Vorläufig vermag ich nur einzelne aphoristische Data dieser Bemühungen mitzutheilen. Ich habe in der folgenden Probe nur einige an einem Thiere der Art, dem merkwürdigen Proteus anguinus hervortretende Punkte, die von allgemeinem Interesse sind, vorläufig herausgehoben, da das Specielle und Complete sich nur in der ungehinderten, zusammenhängenden Darstellung des Ganzen geben läfst.

1. Epidermis.

Die äufsere Haut des Proteus wird, wie die vieler anderer Amphibien*), von einer eigenthümlichen Art von Oberhaut bekleidet. Man kann diese epidermisartige Hülle sehr leicht, besonders bei solchen Exemplaren isoliren, welche längere Zeit in Weingeist aufbewahrt worden sind. Sie erscheint dann als eine

*) Von diesem Gegenstand soll in einer künftigen, diesem Repertorium später einzuverleibenden Abhandlung über die Epithelien des thierischen Körpers, so wie bei der Darstellung von anatomisch physiologischen Untersuchungen über mehrere Amphibien die Rede seyn. —

durchsichtige, ziemlich feste und dünne Membran. Unter dem Mikroskope zeigte sie einen dem Epithelium der Conjunctiva (s. d. Repert. I. 142. Tab. I. Fig. 24.) nicht unähnlichen Bau. Rundlich-sechseckige, platte und ziemlich dünne Zellen liegen dicht und nach regelmäfsiger Anordnung neben einander und werden stets mit ihren Seitenkanten und Ecken gegenseitig entsprechend, an einander gefügt. Das Innere dieser zierlichen Gebilde wird von einer körnigen, etwas gelblichen Masse erfüllt, welche eine Art Nucleus darstellt (Fig. 34.). Die einzelnen Körnchen dieses Nucleus lassen sich aber, so dicht sie auch bei einander liegen, streng von einander unterscheiden. Bei sehr starker Vergröfserung sieht man, dafs jedes dieser Körnchen in seinem Centrum durchsichtiger ist, als an seiner Peripherie. Man überzeugt sich dann auch auf das Bestimmteste, dafs die ziemlich feinen Wandungen jeder Zelle von der centralen Höhlung genau isolirt sind. An den Wänden selbst vermag man keine Spur von Körnchen oder Fasern, sondern nur eine helle, durchsichtige, glasartige und homogene Masse wahrzunehmen.

Bei jüngeren Individuen haben diese Blättchen eine mehr ovale oder elliptische Gestalt, gleichen aber sonst denen der Epidermis älterer Thiere.

Wenn jede der Wahrheit entsprechende naturphilosophische Idee auf dem Gebiete der Forschung des organischen Lebens ihre Belege und ihre Erfahrungsstützen, entweder in der vergleichenden Anatomie der Thierwelt, oder in der comparativen Anatomie des individuellen Thieres, d. h. in der individuellen Entwickelungsgeschichte finden mufs, so ist die eben dargestellte Erfahrung geeignet, die Analogie und ursprüngliche Identität von Epidermis der äufseren Integumente und Epithelium der Darmschleimhäute actuell nachzuweisen. Wir haben hier eine Form von Epidermis (und wesentlich dieselbe, nur nach gewissen individuellen Modificationen verschieden, findet sich auch bei den gesammten Batrachiern und Sauriern), welche mit dem Epithelium der Schleimhäute des Darmes, der Conjunctiva und dergl. wesentlich übereinstimmt, während sich bei dem Menschen, den Säugethieren und den Vögeln in dieser Beziehung nicht geringe, wesentliche Differenzen darbieten. Man kann am Proteus, wo das Epithelium des Mundes genau denselben Bau besitzt, als die Epidermis, an dem weichen, zahnlosen Mundrande den Uebergang beider in einander leicht, sowohl mit freiem Auge, als unter dem Mikroskope verfolgen.

Aber nicht blofs morphologisch, in Rücksicht der äusseren Gestalt, des Mangels an Blutgefäfsen und Nerven, des eigenthümlichen Cohäsionsgrades u. dgl. sind Epidermis und Epithelium in passende Analogie und Uridentität zu bringen. Auch physiologisch in Rücksicht ihres permanenten Häutungsprocesses stimmen sie, wie an einem andern Orte dargethan werden soll, wesentlich mit einander überein.

2. Lederhautschichten.

In perpendiculären, so wie in transversalen Schnitten der Lederhaut erkennt man eine Menge sehr dicht bei einander liegender, ziemlich grofser Kugeln, welche bisweilen einen hellen, runden Fleck in ihrer Mitte oder auch seltener excentrisch zeigen. Um die Bedeutung und die speciellen Verhältnisse dieser Theile genau kennen zu lernen, mufs man sich feine perpendikuläre Sectionen verfertigen. Gelingt es uns, solche Präparate von tauglicher Dünne zu erhalten, so vermag man den genügendsten Aufschlufs über diese interessanten Organisationsverhältnisse zu erlangen.

Man kann nämlich vier verschiedene Schichten genau unterscheiden. Dicht unter der Epidermis befinden sich innerhalb der faserig lamellösen Hauptmasse die zahlreichen, dicht bei einander stehenden Hautdrüsen mit ihren verhältnifsmäfsig engen Ausführungsgängen. Auf den ersten Blick scheint eine jede dieser Drüsen ein einfacher rundlicher Balg zu seyn. Bei genauerer Betrachtung nimmt man aber wahr, dafs er auf seiner ganzen Oberfläche, Recessus, die niedrigste Stufe von seitlichen Ausstülpungen, besitzt. Die kugelartigen Drüsen stehen so eng beisammen, dafs sie nur durch eine verhältnifsmäfsig dünne Schicht von wahrer Lederhautmasse von einander getrennt werden. Ihre Anordnung ist genau mathemathisch, spiralig.

Unter dieser Haut befindet sich die Gefäfsschicht. Auf feinen senkrechten Schnitten sieht man sehr schön, wie die Blutgefäfse perpendiculär emporsteigen, um sich in der Lederhautschicht zu verästeln und besonders die einzelnen Drüsen mit ihren Capillargefäfsnetzmaschen rings herum zu umspinnen. Entsprechend den Blutgefäfsen verlaufen auch hier die Nervenstämme. In gewissen Distanzen befinden sich innerhalb der Gefäfsschicht grofse runde Kugeln, welche durchsichtig und in ihrem inneren aus dicht bei einander liegenden, bald mehr kuglichen, bald mehr polyedrischen Körpern zusammengesetzt sind. Ihrem Wesen nach scheinen diese Körper Aggregationen regulärer Fettkugeln zu seyn.

Die dritte Schicht besteht endlich aus Zellgewebe, dessen Fasern der Epidermis und der Lederhaut gröfstentheils parallel verlaufen. Unter diesem liegt endlich ein wahrer Panniculus adiposus, der an manchen Stellen der Brust, besonders der Rückenseite, eine bedeutende Stärke besitzt und aus einzelnen grofsen Fettkugeln und Fettkugelhaufen zusammengesetzt wird. Jeder dieser letzteren wird auch hier von einem zierlichen Netze feinster Blutgefäfse umsponnen und aufserdem von den Fortsetzungen der um denselben ein Strickwerk bildenden Zellgewebfasern durchzogen, die einerseits mit denen der darunter liegenden Muskeln, anderseits mit der darüber liegenden Hautgebilden in Verbindung stehen.

3. Wahrer Knorpel.

Die Knorpelsubstanz des Proteus bietet mehrere interessante Eigenthümlichkeiten dar. Wie bei den meisten Amphibien ist ihre Grund- oder Bindemasse hell und durchsichtig, ohne an und für sich oder nach längerem Aufbewahren im Wasser, Salzwasser oder Weingeist eine Spur von Faser- oder Körnchenbildung deutlich zu zeigen. Die Knorpelkörper sind verhältnifsmäfsig sehr lang und schmal, fast immer an beiden Enden mehr oder minder scharf zugespitzt, durchsichtig und farblos und enthalten in ihrem Inneren eine nicht ganz unbedeutende Anzahl von kugelrunden Körperchen verschiedener Gröfse. Bei genauerer Betrachtung sieht man aber, dafs die Knorpelkörperchen zunächst sehr grofse runde Kugeln enthalten, welche aus einer Menge kleiner Kügelchen ganz oder gröfstentheils zusammengesetzt sind. (S. Tab. II. Fig. 35.) Jedes Knorpelkörperchen enthält solche gröfsere Kugeln mit einer eingeschachtelten zweiten Generation. Sie liegen nur in einer gewissen Tiefe und werden daher nie auf einem Schnitte in allen Knorpelkörperchen zugleich und noch viel weniger in Einer Höhe des Focus gesehen. Betrachtet man sie aber genauer, so sieht man, dafs sie von einem hellen, concentrischen Ringe umgeben sind. Aufser ihnen liegen in den meisten Knorpelkörperchen noch einzelne Kügelchen ähnlicher

Art, als diejenigen sind, welche in den gröfseren Kugeln gefunden werden, zerstreut.

Ein ausgezeichneter Anatom der Gegenwart will sich davon überzeugt haben, dafs die angeblichen, sogenannten Knorpelkörperchen nur Höhlungen innerhalb der Knorpelsubstanz seien. Man sehe dies besonders an dem Rande feiner Knorpelschnitte deutlich. Gerade an den permanenten Knorpeln des Proteus läfst sich das wahre Verhältnifs, wie es auch bei allen übrigen Wirbelthieren ohne Ausnahme in dieser Beziehung sich vorfindet, mit Bestimmtheit erkennen. Die Knorpelkörperchen liegen nämlich ziemlich lose in eigenthümlichen Höhlungen der Bindemasse des Knorpels ganz so, wie ich dieses aus der frühesten Verknöcherungsperiode des Fötus von den Knochenkörperchen an einem andern Orte schon beschrieben habe. Auf horizontal sie durchsetzenden Schnitten, so wie an dem Rande des Präparates fallen daher die Knorpelkörperchen heraus und lassen die für sie bestimmten Räume leer zurück. An den grofsen Körperchen des Knorpels des Proteus gelingt es sehr leicht, sich von der Richtigkeit dieses Verhältnisses zu überzeugen, welches bei höheren Thieren durch Anwendung des Compressoriums ebenfalls verificirt werden kann.

Uebrigens enthält der Proteus aufser diesem eben beschriebenen, ganz charakteristischen Knorpel, mit jenen eigenthümlichen, langen Körperchen eine zweite Knorpelmasse in sich, welche kleinere, dicht bei einander stehende, denen des Vogelknorpels nicht unähnliche Körperchen in sich führt. Solche Knorpelsubstanz findet sich in der Sklerotika (s. die unten berichteten Untersuchungen über das Auge), in der Nähe des Vestibulum u. dgl. Es ist, so viel ich weifs, noch keine so bedeutende Duplicität der Gestalt des wahren Knorpels bei einem anderen Thiere beobachtet worden.

4. Knochen.

Die Knochen des Proteus bestehen, wie die der meisten von mir bisher untersuchten Amphibien, aus einer blätterigen, mit vielen Höhlungen versehenen Substanz, in welcher sich jene, mit radialen Strahlen versehenen, regulären Knochenkörperchen der höheren Thiere entweder gar nicht oder nur sparsam und selten vorfinden. Dagegen bieten die Röhrenknochen jenes Thieres eine höchst merkwürdige und interessante Eigenthümlichkeit dar. Macht man einen senkrechten Durchschnitt derselben, so erscheint die Centralsubstanz schon dem bloſsen Auge weiſser und heller. Unter dem Mikroskope dagegen gestaltete sich das Verhältniſs folgendermaſsen. An einem feinen senkrechten Durchschnitte verläuft zu beiden Seiten die verhältniſsmäſsig dünne Rinde, welche aus wahrer Knochensubstanz besteht. Statt der von den früheren Anatomen so genannten Substantia medullaris oder reticularis finden sich hier wahre Knorpelblätter mit den Knorpelkörperchen der ersteren von uns beschriebenen Art. Dieses kömmt auch bei vollkommen ausgebildeten und erwachsenen Exemplaren des Proteus vor. Hiernach wird also bei diesem Thiere permanenter Knorpel als central von einer knochigen Rinde umgeben werden.

An einem anderen Orte habe ich als das mir überaus wahrscheinliche Resultat meiner Untersuchungen schon ausgesprochen, daſs in dem Verlaufe der individuellen Entwickelung die Knorpelkörperchen (wenigstens zum Theil ihrer Zahl nach) unmittelbar in Knochenkörperchen übergehen — eine Bemerkung, welche bei den neueren Knochenuntersuchungen Anderer gänzlich übersehen worden ist. Das eben beschriebene Verhältniſs im Proteus bestätigt diesen Satz auf eine auffallende Weise. An der Gränze nämlich, wo Knorpel und Knochenrinde zusammenstoſsen, werden die runden, in den Knorpelkörperchen enthaltenen körnigen Kugeln dunkeler und zwar um so mehr, je mehr sie in die Knochensubstanz hineindringen, ohne daſs jedoch die sie zusammensetzenden runden Kügelchen an Bestimmtheit und Isolirtheit des Geringste verlören. An dem Anfange der Knochensubstanz scheinen die Kugeln als dunkelrunde, aus Sphären zusammengesetzte Körperchen durch. Tab. II. Fig. 36. Es dürfte also anzunehmen seyn, daſs dieser Proceſs der inneren Ossification sich bei erwachsenen Individuen immer fortsetzt. Ob aber je das ganze Centrum der permanenten Knorpel auch bei den ältesten Exemplaren von Proteus verknöchere, müssen freilich künftige Erfahrungen mit Bestimmtheit lehren. Da bei den von mir untersuchten vollkommen ausgebildeten Individuen nur sehr schmale Säume von halbverknöcherter Substanz sich vorfanden, so ist mir die totale Ossification des Centrums kaum wahrscheinlich.

5. Muskelfasern des Herzens.

So viel ich weiſs, sind die Querstreifen an den Muskelfasern des Herzens bis jetzt nur bei den höheren Wirbelthieren, namentlich den Säugethieren und Vögeln, beobachtet worden. Bei den meisten Fischen und Amphibien, die, wie ich aus mehrfachen andern Untersuchungen weifs, ebenfalls mit wahren Querstreifen versehene Muskelfasern in ihrem Herzen besitzen, tritt dem Forscher auf den meisten feinen Schnitten ein mehr feinkörniges oder körnigt-faseriges Wesen entgegen. Das Herz des Proteus, besonders solcher Exemplare, welche einige Zeit in Weingeist gelegen, ist vorzüglich geeignet, über diese Verhältnisse genaueren Aufschlufs zu geben. Man sieht nämlich an feinen, ausgebreiteten Schnitten nicht nur die einzelnen Muskelfasern auf das deutlichste, sondern man sieht auch, dafs sie sich, abweichend von den willkührlichen Muskeln des Körpers netzförmig an einander legen, in Rücksicht der Verhältnisse der Muskelfäden und Muskelfasern ganz auf dieselbe Weise, als dieses in den Nervenplexus in Rücksicht der Primitivfasern und der Aeste der Nerven der Fall ist. Man sieht ferner, dafs zwischen den einzelnen Muskelfadenplexus eine durchsichtige, helle Membran sich befindet, und dafs sowohl an den Hauptstämmen, als an den schiefen Verbindungsfadenplexus die deutlichsten Querstreifen existiren. Bei der Zwischenmembran lassen sich selbst bei den stärksten Vergröfserungen keine Fasern, wie in dem Zellgewebe, den zellgewebigten, den faserigen und den Schleimhäuten erkennen. Man sieht vielmehr in ihr ein mehr oder minder deutlich körniges Wesen, während auf der Oberfläche sich Blutkörperchen und andere, ihrem Wesen nach durchaus noch räthselhafte, runde Körperchen (ob Lymphkörperchen?) befinden. Dieser letztere Umstand ist auch der Grund, weshalb hier sowohl, als bei den meisten andern Amphibien und den Fischen ein mehr körniges Wesen auf den ersten Anblick entgegentritt.

6. Kiemen.

Wenn es trotz der vielen Beweise, welche in neuester Zeit dafür geliefert worden sind, dafs die Capillargefäfsnetze mit deutlichen Wandungen versehen sind*), noch zweifelhaft scheinen sollte, ob die Vermittelungsübergänge zwischen Arterien

*) Die Gewebe in den Wandungen habe ich in meiner Mechanik des Blutlaufes ausführlich beschrieben.

und Venen bloſse mehr oder minder bestimmte und individualisirte Rinnen in dem Parenchyme seien oder nicht, so sind die äuſseren Kiemen des Proteus geeignet, jeden Zweifel in dieser Hinsicht vollkommen zu beseitigen. Selbst an Exemplaren, welche Jahre lang in Weingeist aufbewahrt worden, sieht man in den Kiemen noch die Conformation der feinsten Blutgefäſsnetze auf das schönste. Tab. II. Fig. 37. In den lanzettförmigen Endblättchen der Kiemen zeigen sich die zierlichsten Capillargefäſsnetze, deren definitive Wandungen sich als bestimmte schwarze Linien zu erkennen geben. Nur in der Gegend der dünnen Endspitze befindet sich meist ein einfaches Capillargefäſsnetz. Sonst liegen mehrere über einander, den Maschenlücken natürlich keinesweges vollkommen conform und deckend. An jedem Seitenrande verläuft aber besonders an der Spitze ein groſses Blutgefäſs, welches sämmtliche Capillargefäſsnetze abgiebt oder aufnimmt, auf dieselbe Weise als dieses bei den Blutgefässen des Endochorion, innerhalb der Zotten des Exochorion, bei denen der Darmzotten und dergl. der Fall ist. Tiefer unten findet wesentlich dasselbe Statt. Nur daſs einzelne Gefäſsstämme in verschiedenen Höhen über einander und mitten in den Kiemenblättchen umbiegen und selbst hier ein gröſseres oder kleineres, bisweilen gar kein intermediäres Capillargefäſsnetz abgeben, wie ich dieses auch aus dem Plexus chorioideus des Gehirnes in meiner Nervenabhandlung Tab. IV. fig. 23. gezeichnet habe.

Durch lange, anhaltende Maceration gelingt es auch hier, wie an den Gehörblättern der Vögel und den Darmzotten der Säugethiere und des Menschen, die Blutgefäſsnetze mit ihren definitiven Wandungen von der übrigen Parenchymmasse zu trennen und zu isoliren. Selbst bei solchen Kiemen aber, die durch Weingeist etwas (doch nicht sehr) verhärtet werden, vermag man bald mit stärkeren Vergrösserungen, besonders mit Hülfe aplanatischer Oculare die Fasern der Capillargefäſswandungen wahrzunehmen. Für die Entscheidung dieser wichtigen Frage sind sicher die Kiemen erwachsener Proteus vorzüglich zu empfehlen. —

An den noch in ihrer Entwickelung und Ausbildung begriffenen Kiemenbüscheln jüngerer Exemplare von diesen Thieren kann man wahrnehmen, daſs die individuelle Entwickelung dieses Capillargefäſsnetzes genau nach demselben Typus vor sich geht, wie die des ähnlichen Capillargefäfsnetzes in den Kiemen der Fische, den Darmzotten, den Zotten des Exochorion und dergl. Zuerst existirt eine verhältnifsmäfsig sehr starke Endumbiegungsschlinge, deren beide Seitenäste aber bald in verschiedenen Höhen verlaufen. Es bilden sich nun zwischen ihnen transversale oder schiefe Zwischenäste, welche entweder von dem einen Hauptaste der primären Endumbiegungsschlingen zu dem anderen verlaufen, oder nur von dem einen ausgehen, anstatt jedoch in die anderen unmittelbar auszumünden, mit fremden analogen Zwischenzweigen einen selbstständigen Gefäfsstamm zusammensetzen. Wo das letztere vorkommt, ist es immer ein aus dem ersteren hervorgegangener secundärer Zustand. Dieser Procefs geht nun so fort, bis das ausgebildete Capillargefäfsnetz existirt und die ursprünglichen Hauptstämme gegen die feinsten Blutgefäfsnetze sehr zurücktreten oder sich sogar gänzlich in dieselben auflösen.

Auch an jüngeren Kiemenblättchen kann man das Gewebe der Wandungen der Capillargefäfse deutlich unterschieden. Dasselbe gilt auch von den gröfseren Stämmen der oben beschriebenen Blutgefäfse der Lederhaut.

7. Zähnchen des Mundes.

Die aus diesem Thiere sowohl als vielen anderen Amphibien bekannten kleinen, in dem Munde (hier in dem Oberkiefer) befindlichen Zähnchen bieten nebst ihren Umgebungen mehrere interessante Eigenthümlichkeiten dar. Sie werden zuvörderst überall von einer zahnfleischartigen Masse umgeben oder liegen vielmehr in derselben gleichsam verborgen, da sogar über der Oberfläche der Zähnchen eine sehr dünne, und daher leicht sich losstreifende Lamelle hinweggeht. Die Masse selbst ist faserig und enthält in ihrem Inneren eben solche mit Epithelialblättchen gefüllte Räume, als Serres und Purkinje aus dem Zahnfleische der höheren Thiere beschrieben haben. Die scheinbare Weichheit der Zähnchen rührt nicht von einer Veränderung ihrer Masse her, sondern ist darin begründet, dafs eine verhältnifsmässig sehr grofse Zahnhöhle von einer nicht sehr bedeutenden Menge Zahnsubstanz rings herum umschlossen wird. Diese besteht aus parallelen Zahnfasern, welche in den meisten Zähnchen auf ähnliche Weise, wie in jedem Eckzahne des Menschen angeordnet sind: in einigen dagegen, welche eine nach oben sich mehr verbreiternde Höhlung besitzen, in dieser Beziehung mit den Backzähnen der Wiederkäuer mehr übereinkommen. An dem äufsersten Umfange ist eine sehr geringe Quantität von Schmelzsubstanz, deren Faserung im Einzelnen mir wieder deutlich wurde und die in Form von vielfachen sich scheidenden Wellenlinien, daher auch bisweilen als ein Netzwerk von Linien sich darstellt. An den Spitzen erscheinen die meisten Zähnchen wie abgestumpft. Untersucht man diese quer durchschnittene Endfläche aber genauer, so sieht man, dafs sie eine Anzahl von Unebenheiten, von Ansatzpunkten darbiete. Und in der That findet man auch bei sorgfältiger Prüfung, dafs jedes Zähnchen an diesem seinem äufsersten Ende im ganz unverletzten Zustande von einem spitzen, fast sphärisch dreieckigen, hornigen Käppchen oder Ansatze bedeckt wird. Dieser ist von dunkelbrauner Masse und besitzt das gewöhnlich hornig-blättrige Gefüge. In dem Zahnsäckchen vermochte ich die feinsten Blutgefäfsnetze, nicht aber die Endplexus der Primitivfasern der Nerven zu erkennen. Die ersten bilden meist eine einfache, umbiegende Hauptschlinge, zwischen welchen sich rhomboidale Maschen von Capillargefäfsen befinden.

8. Darmzotten.

Bei der mikroskopischen Darstellung des Darmkanales des Proteus wird man unwillkührlich an die ähnlichen Verhältnisse in früheren Zeiten des Embryolebens erinnert. Die bedeutenden, weniger zahlreichen, durch den gröfsten Theil des Darmes hindurchgehenden Elevationen, die verhältnifsmäfsig dicke Schleimhaut und das keine geringe Stärke besitzende Epithelium, so wie die dem freien Auge glatt erscheinende Oberfläche kehren in beiden wieder.

Bei Proteus enthält, wie die mikroskopische Untersuchung lehrt, ein grofser Theil der Schleimhaut des Darmkanales wahre Zotten. Am deutlichsten erkennt man sie, wenn man sich mittelst eines feinen Rasirmessers feine perpendiculare Schnitte des noch unverletzten Darmohres bereitet, und diese unter dem Compressorium behandelt. In dem oberen Theile der mittleren Partie des Darmkanales stehen die kolbigen, meist abgerundeten Zöttchen sehr dicht bei einander, ohngefähr wie eine Reihe von Backzähnen in dem Kiefer. Weiter nach unten dagegen werden sie gröfser und isolirter; oft finden sich dann auch mehr zugespitzte, oder verkehrt eiförmige Formen unter ihnen, die auch durch gröfsere Spatia von einander gesondert werden. Zuletzt endlich besitzt die Schleimhaut blofse Falten, die, wie es scheint, auch hier netzförmig mit einander verbunden sind. Ich werde auf diesen Punkt wiederum zurückkommen, wenn ich über die Conformation der Schleimhaut anderer Amphibien sprechen werde. —

Erklärung der Abbildungen.

Fig. 34. Epidermis des Proteus anguinus.

a. Die Wandung und b. der körnige Nucleus der Epidermiszelle.

Fig. 35. Die erste Art von wahrer Knorpelsubstanz desselben Thieres.

a. Die Bindemasse. b. Die Knorpelkörperchen. c. Der in ihnen enthaltene körnige Nucleus. d. Die aufser ihm enthaltenen zerstreuten Körnchen.

Fig. 36. Knochensubstanz des Proteus.

a. Knochenrinde. b. Centrale Knorpelsubstanz. c. Vererdete Kerne der Knorpelkörper.

XIII. Ueber die Anordnung der Muskelfasern in dem hinteren Lymphherzen von Python.

(Hierzu Tab. II. Fig. 39—41.)

Das von Panizza entdeckte, von Ed. Weber genauer beschriebene, merkwürdige hintere Lymphherz des Python (s. d. Repert. Bd. I. Heft 1. S. 77.) zeigt aufser vielen andern interessanten Eigenthümlichkeiten auch die, dafs es nicht, wie das Blutgefäfsherz der höheren Thiere, frei hängend, sondern angewachsen an seinen Nebenthorax seine Effecte ausübt. Es folgt daraus, dafs nothwendig die Anordnung seiner Fasern eine andere oder wenigstens einfacher sein müsse, als die des Blutgefäfsherzens. Dieser Umstand bewog mich, das hintere Lymphherz und vorzüglich die Verhältnisse seiner Faserung in einem sieben Fufs langen Exemplare von Python Tigris, welches in dem Berner Museum aufbewahrt wird und erst zwei Jahre in Weingeist liegt, genauer zu untersuchen. Ich bin bei dieser Bemühung zu folgenden Resultaten gelangt:

Das hintere Lymphherz lag in seinem Nebenthorax nicht frei, sondern durch die auf das mannigfachste mit einander verbundenen Lymphräume an seine beiderseitigen Rippen ziemlich genau befestigt. Es wurde einerseits von keinem vollkommen gesonderten Herzbeutel umgeben, sowie auch anderseits der Nebenthorax und die zwischen denselben liegenden Muskeln an ihrer Innenfläche keine besondere Membran als innere Bekleidung besafsen. Beiderlei Stellen schienen die Wandungen der Lymphräume zu vertreten. Des Herz selbst war von länglich runder, fast eiförmiger Gestalt, vorn breit und abgerundet, hinten aber schmäler und mehr spitz zulaufend, obgleich an seinem äufsersten Ende ebenfalls abgerundet. Sein Längendurchmesser betrug sechs, sein gröfster Breitendurchmesser vier und ein Viertel Pariser Linien. Die Lymphgefäfsstämme traten von hinten, d. h. von der Schwanzseite her und von der Rückenseite in dasselbe ein, während die Venen mehr nach vorn und unten, gegen die Bauchseite hin, aus demselben heraustraten. An der Rückenseite fanden sich besonders zwei grofse Lymphgefäfsstämme, der eine von dem vorderen Ende des Lymphherzens etwas nach hinten, der andere von dem hinteren Ende desselben nach vorn gerichtet. Beide aber traten von der Rückenseite her in das Centralorgan hinein. Aufserdem aber senkten sich nach unten noch drei kleine Räumchen in dasselbe. Der Austritt der Venen wird, wenn man das Herz von seiner äufseren Hälfte betrachtet, durch die innere Hälfte seiner Peripherie verdeckt. Er liegt mehr nach innen und bei der Seitenlage des Thieres mehr nach unten.

Sobald nämlich der Stamm der Vena advehens renalis in seinem Verlaufe von vorn nach dem Schwanze hin betrachtet, in der Gegend des Nebenthorax des Lymphherzens angelangt ist, biegt er sich stark nach aufsen und oben, nachdem noch eine Zwischenrippenvene aus ihm herausgetreten. Hier bildet er nun mit den drei aus dem Lymphherzen hervorkommenden Venenästen eine Art von Schlingenwerk, in dem er selbst in gebogenen Wellenlinien verläuft, die Venenstämme des Lymphherzens aber transversal oder schief in den Hauptstamm eintreten. In Situ naturali liegt der vorderste quere Venenast am höchsten, der zweite tiefer und der dritte noch tiefer nach innen. Die Fortsetzung der Vena advehens bildet aber eine bedeutende Biegung, welche an der Stelle des zweiten Querastes die Verbindung der queren, aus den Lymphherzen kommenden Venen trifft, während der erste Querast in eine Vene mündet, die sich aus der Vena advehens nach vorn fortsetzt. Aus der nach hinten gehenden Fortsetzung der Vena advehens kommt, dem dritten Verbindungsaste entsprechend, eine Zwischenrippenvene, während der sehr verdünnte Hauptstamm an dem Schwanze fernerhin verläuft. S. Tab. II. Fig. 39.

Die Wandungen der Lymphräume bestehen aus hellen, durchsichtigen, farblosen Membranen, die unter dem Mikroskope ein sehr fein granulirt faseriges Wesen darbieten. Wo zwei Wandungen mit ihren Flächen an einander liegen, da werden sie durch eine einfache Lage feiner Zellgewebfäden mit einander verbunden. Auf der ganzen Oberfläche des Lymphherzens aber werden die Membranen der angrenzenden Lymphräume durch mehrere Schichten einander kreuzender Zellgewebfasern angeheftet.

Die Muskelfasern des Herzens sind denen der willkührlichen Muskeln des Thieres vollkommen analog. Sie haben an ihrer Oberfläche die schönsten Querstreifen, welche einander parallel und nur sehr wenig sinuös verlaufen. In den Fasern sind die deutlichsten parallelen Muskelfasern enthalten. Auf ähnliche Weise sind auch die Muskelfasern in den Lymphherzen der Frösche beschaffen.

Um aber die Faserung des Lymphherzens genau kennen zu lernen, mufs man kleine Schnitte, deren Directionen und Kanten man sich genau bezeichnet hat, einzeln unter dem Mikroskope betrachten. Aus den einzelnen, hieraus sich ergebenden Datis kann man sich dann die Totalanschauung der Gesammtfaserung construiren und zwar am besten, wenn man sich die Resultate der Untersuchung der einzelnen Schnitte in eine Linearzeichnung des Herzens sogleich einzeichnet. Diese Methode könnte auch einzig und allein selbst in Rücksicht des Blutgefäfsherzens zu sicherern Resultaten führen, als man bis jetzt in dieser Beziehung aufzuweisen hat.

Um genaue Bezeichnungen zu haben, denken wir uns das rechte Lymphherz so gelagert, dafs sein vorderer, dem Kopfe zugekehrter Rand nach vorn, sein hinterer, dem Schwanze zugekehrter Rand nach hinten, die mit dem Rücken parallel laufende Kante nach links, die mit dem Bauche in einer Richtung sich erstreckende Kante nach rechts, die nach aufsen gerichtete Flächenhälfte nach oben, die entgegengesetzte nach unten gelegen ist. Dieselbe Lagerungsweise ist auch in dem Idealrisse der Faserung Tab. II. Fig. 40. angenommen. Von aufsen nach innen begegnen wir nun den beiden einander kreuzenden Längenfaserschichten. Die äufsere von diesen ist links gewunden (nach demselben Sprachgebrauche, nach welchem die Mechaniker die Windungen der Schrauben beurtheilen und den auch E. H. Weber (Hildebrandt's Anatomie III. S. 145.) zur Bestimmung des Verlaufes der Herzfaserung anwendet, d. h. sie erstrecken sich auf der oberen Hälfte von rechts, unten und hinten nach links und vorn; auf der unteren dagegen von vorn, oben und links nach hinten und rechts. Die zweite, unmittelbar unter ihr liegende Längenfaserlage (b) geht rechts gewunden, d. h. auf der oberen Hälfte von rechts unten und hinten nach links uud vorn und auf der unteren Hälfte gerade umgekehrt. Diese beiden Lagen umgeben den gesammten Herzraum in einer Continuität. Sie sind, je näher sie dem vorderen und dem hinteren Rande des Herzens kommen, um so mehr wellenförmig gebogen, obgleich die Concavitäten der Biegungen verhältnifsmäfsig sehr flach und sehr weit ausgedehnt sich zeigen. So wäre das ganze Lymphherz eine einfache Combination zweier Muskellagen, wenn nicht an der Innenfläche eine weit gröfsere Anzahl von Muskelschichten hinzukäme. Diese sind zweierlei Art, nämlich die Sphinkteren-Faserlagen und die Querfaserlagen. Die ersteren belege ich deshalb mit diesem Namen, weil sie in genauer Beziehung zu den eintretenden Lymphgefäfs- und den austretenden Venenstämmen stehen. Irre ich nicht sehr, so giebt es immer nur vier Sphinkteren-Faserlagen. Die Fasern dieser Lagen sind nicht vielfach gewunden, sondern machen trotz ihrer im Ganzen verfolgten spiraligen Direction wellenförmige Biegungen, deren Concavität die Hälfte des Randes der Mündung einer der genannten Gefäfse umgiebt. (Tab. II. Fig. 41.). Im Ganzen genommen (abgesehen von den wellenförmigen Biegungen) steigen sie aber sehr steil spiralig von hinten nach vorn und umgekehrt an. Ihre Lagerung ist so bestimmt, dafs von aufsen nach innen verfolgt die Fasern der ersten Sphinkterlage die der dritten und die der zweiten die der vierten genau decken. Von diesen Sphinkterlagen aus erstrecken sich endlich nach innen die beiden über einander liegenden, entgegengesetzt gewundenen Querlagen. Von aufsen nach innen gedacht läuft wieder die erste Querfaserschicht links gewunden, also homogen der ersten Längenfaserschicht; die zweite dagegen nach rechts gewunden, also homogen der zweiten Längenfaserschicht. Die Elevationen der Spiralen oder Querfaserschichten sind aber um vieles geringer, als die der Längenfaserschichten; daher schneiden sich die Directionen beider unter spitzen Winkeln, die ich ungefähr 45°—50° schätze.

Querbalken, ähnlich den Trabeculis carneis des Blutgefäfsherzens, wie Ed. Weber an seinem Python beobachtet hat, existiren in dem Lymphherzen des von mir untersuchten Exemplars durchaus nicht *).

Ich kann wohl ohne Anmafsung behaupten, dafs die eben genannten Fasersysteme sämmtliche sind, welche in dem Lymphherzen des von mir zergliederten Python vorkommen, da ich sowohl sehr viele einzelne Schnitte aus den verschiedensten Theilen des Organes, als auch, so weit es anging, die ganze Wand bei hellem Lichte unter dem Compressorium mit aplanatischen Ocularen verfolgte. Ich wage nicht, die Biegungen der einzelnen Faserbündel für jeden einzelnen Punkt des Herzens zu bestimmen, kann aber die Richtigkeit des eben geschilderten Gesammtverlaufes verbürgen.

Höchst interessant ist die Aehnlichkeit, welche sich zwischen der Faserung des Lymphherzens und der so vielfach untersuchten des menschlichen Herzens ergiebt. Auch hier findet sich in beiden Ventrikeln eine oberflächliche Lage mit linksgewundenen Fasern. Die mittleren und inneren netzförmigen Fasern des menschlichen Herzens sind wahrscheinlich sämmtlich abwechselnd in verschieden gewundenen Directionen verlaufende Fasern. Die halbkreisförmige und kreisförmige Faserumschliessung der ein- und austretenden Gefäfse fehlt dem menschlichen Herzen ebenfalls nicht.

Die gesammte Anordnung der Fasern des Lymphherzens, die nach einem für den Herzbau überhaupt bestimmten Typus gebaut ist, ist offenbar für die gröfstmöglichste Contractionskraft bei der relativen Fixirung berechnet. Schon die beiden unmittelbar über einander liegenden und einander kreuzenden Spiralfiberschichten sind natürlich geeignet, den höchsten Grad von Contraction, von Verminderung des inneren Raumes zu erzeugen. Ist nun aber die in dem Herzen enthaltene Lymphe auf diese Weise von allen Seiten zusammengedrückt, so geben ihr die Querfaserschichten die Direction nach den Gefäfsmündungen hin, während dann die Sphinkterlagen sie aus dem Bereiche des Herzens herausdrücken. Obgleich die Zusammenziehung dieses, wie des Blutgefäfsherzens, scheinbar der Effect eines Augen-

*) Hierdurch wegen der Speciesidentität zweifelhaft gemacht, verglich ich das Thier nochmals mit den Diagnosen von Merrem und Cuvier, fand aber, dafs mein Thier bis in das Kleinste mit den Charakteren von Python tigris übereinstimmte.

blickes ist, so mufs man sie sich doch in mehrere, eben genannte Momente zerfällt denken, welche in äufserst kurzen Zeiträumen so auf einander folgen, dafs die Contraction entweder in der oben dargestellten Reihenweise vor sich geht, oder dafs zuerst die Querschichten, dann die Längenschichten und zuletzt die Sphinkterschichten die Lymphe heraustreiben. —

Die Anlagerung und Anheftung des Lymphherzens und der Lymphräume bedingt aber nothwendig ein höchst interessantes Wechselverhältnifs. Zieht sich nämlich das Lymphherz zusammen, so werden nothwendiger Weise die Lymphräume ausgegedehnt und saugen daher Lymphe von den mit ihnen in Verbindung stehenden Kanälen in sich. Durch die Expansion des Lymphherzens werden aber die Lymphräume comprimirt und es wird so die Lymphe durch das Herz selbst mittelbar in das Herz hineingeprefst. Die schon von Weber erwähnten Erfolge, welche die Bewegungen des Nebenthorax haben und die ich sowohl bei Webers, als bei meinem Exemplare beobachtet habe, müssten natürlich als bedeutende, heftige Nebenmomente wirken.

Erklärung der Abbildungen.

Fig. 39. Contour des Lymphherzens mit den daran befindlichen Gefäfsen.

a. Lymphherz. b. Vena advehens. c. Gröfsere Lymphgefäfsstämme. d. Kleinere Lymphgefäfsstämme.

Fig. 40. Idealdarstellung des Totalverlaufes der Faserung.

a. Erste Längenfaserschicht. b. Zweite Längenfaserschicht. c. Erste und dritte Sphinkterfaserschicht. d. Zweite und vierte Sphinkterfaserschicht. e. Erste Querfaserschicht. f. Zweite Querfaserschicht.

Fig. 40. Idealdarstellung des Umganges der Sphinkterschicht um eine einzelne Venenmündung.

a. Venenmündung. b. Sphinkterschicht.

XIV. Feinere Anatomie der Sinnesorgane des Menschen und der Wirbelthiere.

I. Auge.

a. Conjunctiva.

(Fortsetzung.)

(Hierzu Tab. II. Fig. 42.)

In der Reihe der Thierwelt erleidet das Epithelium der Bindehaut mannichfache Veränderungen. Bei Säugethieren, Vögeln und einem Theile der Amphibien nähert es sich mehr oder minder der aus dem Menschen oben beschriebenen Gestalt. Nur sind die Zellen bald mehr eckig, bald mehr rundlich, bald ist ihr Nucleus gröfser, bald kleiner. Bald liegen, wie z. B. im Auge des Pferdes, mehrere Schichten solcher Blättchen über einander. Anders dagegen gestalten sich die Verhältnisse bei Schlangen und den beschuppten Amphibien. Hier ist das Epithelium eine schwache, durchsichtige und einfache Membran, völlig identisch mit der Epidermis, welche die Schuppen und Schilder bekleidet und sich ebenfalls periodisch häutet. Unter dem Mikroskope erkennt man selbst bei den stärksten Vergrösserungen keine weitere Organisation, als ein äufserst einförmiges, helles und durchsichtiges Wesen.

Bei den Neugeborenen, so wie schon selbst in den letzten Monaten des Fruchtlebens sind die Zellen des Epitheliums deutlich zu erkennen und leicht zu isoliren. Sie sowohl, wie ihre Nuclei haben eine rundlichere Gestalt, als dieses bei den Epitheliumzellen Erwachsener der Fall ist.

Auch die beiden andern Schichten der Conjunctiva stimmen bei den Thieren in ihren wesentlichen Merkmalen mit demjenigen überein, was wir aus dem Menschen beschrieben haben. Die Wärzchen sind bei den Vögeln und Amphibien meist kürzer, breiter und abgerundeter, als bei dem Menschen und Säugethieren. Ich sah sie ebenfalls sehr deutlich auf der Membrana nictitans der Vögel z. B. der Gans. Sie sind hier zu einzelnen Colliculis von 0,000950 P. Z. im mittleren Durchmesser vereinigt. Die in diesen Hügelchen sich vertheilenden Blutgefäſse haben denselben Charakter, wie die in den Pupillen der Haut des Menschen. Ihre Hauptstämmchen messen 0,000500 P. Z. Auf dem Falze der Nickhaut sind auſserdem Pigmentkörperchen zerstreut. Auf der Conjunctiva existiren auch hier Zöttchen von 0,000450 P. Z. Breite und 0,000750 P. Z. Höhe.

b. Sklerotika.

Es ist schon vielfach behauptet worden, daſs die Sklerotika aus Fasern bestehe. Obgleich diese Behauptung für die Säugethiere und den Menschen vollkommen ihre Richtigkeit hat, so ist doch im Ganzen noch wenig gewonnen, sobald man nicht weiſs, wie diese Fasern beschaffen seyen, und in welchem gegenseitigen Verhältnisse sie zu einander stehen, um eben jenes so sehr eigenthümliche Organ, die Sklerotika, zu constituiren. Diese Probleme sind aber bis jetzt noch nicht gelöst worden.

Wie in der Chemie, so muſs man auch in der Physiologie, wie ich schon an einem andern Orte gezeigt habe, Isomorphie bei Heterogeneität der allgemeinen Functionen und umgekehrt unterscheiden. Ein Beispiel der Art liefern auch die Fasern der Sklerotika. Sie sind gewiſsermaſsen mit den Fasern des Zellgewebes, der Arterien, der Ligamente und dergl. isomorph; ihre Verbindung und ihre bald näher zu erörternde Verschlingung zu einem sehr festen Organtheile aber stellen sie der mittleren Haut der Arterien, der Muskelhaut des Darmohres, der Faserhaut des Gallenganges, der mittleren Membran der Ausführungsgänge, der absondernden Drüsen u. dergl. parallel. Nichts desto weniger aber dürfen sie in irgend einer Beziehung mit einem der genannten Theile identificirt werden. Selbst diese scheinbare Isomorphie, die in dem Auge des Menschen und der kleineren Mammalien so sehr hervortritt, schwindet schon bei mehreren unserer gröſseren Haussäugethiere, z. B. dem Pferde, dem Ochsen und dergl. Bei diesen letzteren haben die Fasern der harten Haut einen gröſseren Durchmesser, eine mehr schwach gelblich braune Färbung, ein strafferes und mehr elastisches Wesen und dergl. mehr. Bei einem ausgewachsenen Pferde betrug z. B. der Durchmesser der Primitivfäden der Sklerotika 0,000110 P. Z., die des Zellgewebes nur etwa 0,000080 P. Z. bis 0,000090 P. Z. So gering dieser Unterschied auch ist, so constant ist sein Vorkommen. Er gewinnt daher eben durch seine Beständigkeit an Bedeutung.

Eine jede ächt wissenschaftliche Darstellung bedarf einer fixen Terminologie als ihrer sichersten Basis. Wenn in der Botanik aus dem Gefühle dieses unerläfslichen Requisites eine zu grofse, offenbar mehr verwirrende, als auffallende Menge von Kunstausdrücken hervorgegangen ist, so dürfte in der allgemeinen Anatomie des thierischen Körpers gerade das Entgegengesetzte gegenwärtig noch der Fall sein. Es sind aber in der That nirgends viele bezeichnende Worte, sondern nur solche distinctive Ausdrücke nöthig, welche das Wesen der Sache selbst treffen und dieses in einer bezeichnenden Kürze wiedergeben. Nun existirt in dem thierischen Körper ein dreifach verschiedenes, in den entferntesten Theilen gleich vorkommendes Verhältnifs, welches durch fixe Bezeichnungen durchaus feststehend unterschieden werden mufs. Es legen sich nämlich nach constanten und eigenthümlichen Gesetzen die aus vielen gleichartigen oder ungleichartigen Elementartheilen bestehenden faserigen Theile an einander und constituiren so höhere Combinationen von Organtheilen. Ist nun der letzte Elementartheil ein einfaches, in keine ferneren Elemente morphologisch zu sonderndes, faser-, oder viel mehr fadenförmiges Gebilde, so nenne ich ihn Faden. Eine Aggregation von vielen homogenen Fäden oder von verschiedenen anderen heterogenen einfachen Elementartheilen, die zusammen ein selbstständig getrenntes faseriges Ganze bilden, nenne ich eine Faser. Eine Aggregation von Fasern endlich Bündel. Ich habe schon längst diese Distinction in Rücksicht der Theile der Muskeln vorgeschlagen und durchgeführt. Die Nerven besitzen daher wohl Bündel und Fasern, aber keine Fäden. Dagegen haben das Zellgewebe, die Häute der Blutgefäfse, die Sehnen, die Ligamente, die Sklerotika u. dgl. sowohl Bündel, als Fasern, als Fäden. Auf den ersten Blick scheint die Unterscheidung mehr eine Spitzfindigkeit des Verstandes, als eine Nutzen versprechende Arbeit zu sein. Wir werden aber in der Folge, wenn wir im zweiten Bande dieses Repertoriums z. B. von dem elastischen Gewebe zu sprechen Gelegenheit haben werden, sehen, wie nur durch die oben aufgestellte genaue Distinction und Terminologie wesentliche Irrthümer vermieden werden können.

Wir haben bis jetzt nur von den Primitivfäden der Sklerotika gesprochen. Diese Fäden legen sich nun mehr oder minder parallel zu Fasern und diese wiederum zu Faserbündeln an einander. Nie ist ein Primitivfaden der Sklerotika verästelt. Dagegen erhalten schon die Fasern, wie man fast an jedem Schritte leicht sehen kann, den Schein von wahrer Verästelung und gegenseitiger Anastomose. Bei sorgfältiger Untersuchung sieht man aber, daſs das Verhältniſs genau dasselbe sey, wie bei den Primitivfasern der Nerven, die selbst nie verästelt sind, sondern in einfachem, ununterbrochenem Verlaufe stets sich erstreckend, sich zu den mannigfachsten Plexusbildungen sowohl in den Nerven selbst, als in dem eigentlich so genannten Nervenplexus, als in den Ganglien an einander legen. Bei den Fasern der Sklerotika kömmt nur der leicht täuschende Umstand dazu, daſs die dicht bei einander liegenden Fäden, welche isolirt an und für sich farblos erscheinen, durch ihre Aggregation der Fasern ihre eigenthümliche Farbennuancirung, eine gelbl-bräunliche nämlich, charakteristischer ausdrücken. Wer sich aber hier genau von der Wahrheit überzeugen will, der untersuche alle solche Fasern (nicht bloſs die der Sklerotika), unter dem Compressorium bei etwas gedämpftem Lichte. Noch muſs ich eines durch die Präparation selbst begründeten Umstandes erwähnen, der leicht zu Irrthümern verleiten könnte. Vermöge der Aneinanderlage der Fasern bilden alle diese einander ähnlichen Gewebe sehr feste Theile, die sich nur mit vieler Mühe ganz frisch in einem vollkommen unverletzten Zustande unter dem Mikroskope untersuchen lassen. Im Allgemeinen bereitet man sich einen möglichst feinen Schnitt und zerreiſst diesen, da er in seiner Totalität meist noch zu dunkel ist, mit feinen Nadelspitzen. Hierdurch werden nicht nur die Faserplexus aus einander gezerrt, sondern es werden auch oft zufällig die einzelnen Haufen von Fäden, die in einer Faser enthalten sind, stellenweise aus einander gezogen, so daſs hierdurch der Schein einer Verästelung oder einer Anastomose in einer isolirten Faser entsteht. Auch hier schützt natürlich das sorgfältige Aufsuchen der Primitivfäden vor jeder möglichen, ferneren Täuschung.

Wo die Natur ihre Theile nach einem gewissen Typus anordnet, da bleibt sich diese Norm auch überall durchaus gleich, ohne dafs die bedeutendsten übrigen Verschiedenheiten, sei es der Gröfse oder des anderweitigen morphologischen, chemischen oder vitalen Verhältnisses wesentliche Differenzen bedingen. Dieses gilt auch von der Combination der Faserung. Ich beziehe mich zuvörderst hier auf dasjenige, was ich über die Anordnung der Plexus der Primitivfasern der Nerven in meiner Arbeit über den Verlauf und die letzten Enden der Nerven ausführlich dargestellt habe. Auch bei den Fasern und Fäden der Faserbündel der Sklerotika finden sich dieselben Gesetze realisirt. Es existiren hier Fadenplexus innerhalb einer einzelnen Primitivfaser, wie dort Nervenprimitivplexus innerhalb eines einzelnen Nervenstammes; es finden sich Faserplexus, deren Räume von andern, zwar analogen, aber doch heterogen verlaufenden und in sofern verschiedenen Faserbündeln und Faserplexus ausgefüllt werden, wie dort innerhalb der Ganglien zwischen den Maschen der Primitivfasern Anhäufungen von Ganglienkugeln vorkommen und dergl. mehr. Um jedoch alle diese interessanten Punkte mit vollkommener Klarheit auffassen zu können, müssen wir zuvörderst die Art und Weise näher betrachten, in welchen Verhältnissen die Fasern und Faserbündel in der gesammten Sklerotika gegen einander gelagert sind.

Um die Anordnung der Fasern der Sklerotika genauer zu untersuchen, habe ich mich einer Methode mit Glück bedient, welche Purkinje und ich zur Erforschung des Baues der Arterien zuerst angewandt haben. Die Sklerotika wird nämlich in braunen Holzessig gelegt und bleibt in dieser Flüssigkeit so lange liegen, bis die ganze harte Haut mit derselben vollkommen imprägnirt ist. Hierauf läfst man sie an der freien Luft so lange trocknen, bis alle Spur von Feuchtigkeit aus dem Präparate verschwunden ist und dieses eine holzartige Härte erlangt hat. Läfst man nämlich die Theile ohne Vorbereitung trocknen, so legen sich die Elementartheile so eng an einander, dafs alle Bestimmtheit des Gewebes verschwindet. Durch die frühere Vorbereitung in Holzessig werden sie aber vermittelst dieser Flüssigkeit (und besonders vermittelst des öligen Gehaltes derselben) geschieden und bleiben auch vermöge der Residua derselben im Trocknen fernerhin isolirt. Ihrer Härte halber können nun sehr leicht die feinsten Schnitte solcher getrockneter Präparate verfertigt und unter dem Mikroskope untersucht werden.

Präparirt man sich nun von einer nach der angegebenen Methode vorbereiteten Sklerotika einen feinen Transversalschnitt, der vollkommen in dem Aequator der harten Haut liegt; so sieht man (Tab. II. Fig. 42.) eine Reihe von Querfaserbündeln, die an gewissen Stellen auseinander treten, um Aggregationen von runden kugelförmigen Körperchen zwischen sich zu lassen. Die letzteren sind, wie die Folge lehrt, durchschnittene Longitudinalfasern. Es wiederholt sich nämlich dasselbe Resultat nicht blofs bei allen parallelen Transversalschnitten, sondern auch bei Längenschnitten, diese mögen durch die Pole der vervollständigten Sklerotikakugel gehen oder der Direction dieses gröfsten Kreises parallel verlaufen. Nur ist hier das Verhältnifs das umgekehrte. Die Longitudinalfasern erscheinen unverletzt, während die Querfasern sich durchschnitten darstellen. Auf schiefen Schnitten endlich sieht man mehr oder minder gröfsere Bruchstücke der schief durchschnittenen Fasern beiderlei Art, sowohl der longitudinalen als der transversalen.

Die mikroskopische Untersuchung liefert also hier das Resultat, dafs die Sklerotika aus abwechselnden Schichten von Longitudinal- und Transversalfasern bestehe. In welchem Verhältnisse aber diese beiden Arten von Fasern sich zu einander befinden, lehrt eine andere Untersuchungsweise. Alle nach der oben beschriebenen Methode bereiteten harten und getrockneten Präparate können leicht dadurch wiederum vollkommen erweicht werden, dafs man sie 24—48 Stunden im Wasser liegen läfst. Ihre Faserlagen lassen sich dann in diesem aufgeweichtem Zustande, wie die der Arterien, ohne alle Schwierigkeiten vollständig abspinnen. Man sieht nun in diesem Falle, dafs die scheinbaren Transversalfasern auch hier spiralig (oder vielmehr in einer Schraublinie) mit sehr geringen Elevationen und sehr zahlreichen Wendeln verlaufen, dafs aber zwischen diese Schraubenlinie von transversalen Fasern, eine Schraubenlinie mit longitudinalen Fasern von steilen Elevationen und sehr wenigen Wendeln dazwischen tritt und die erstere an den mannigfaltigsten Punkten und in verschiedenen Höhen schneidet. So befinden sich auch hier mehrere Schraubenlinien beiderlei Art in und zwischen einander. Genau genommen beschreibt in der Sklerotika jede Abtheilung von Fasern eine zweifache Schraubenlinie, die von dem Aequatorialkreise der vervollständigt gedachten

Sklerotikakugel ausgehet. Die eine, welche nach vorn verläuft, hört dann an dem Falze der Cornea, die andere nach hinten sich erstreckende an der Eintrittsstelle des Sehnerven auf.

Noch kommen in Rücksicht der Sklerotikafaserung mehrere wichtige Punkte in Betracht, von denen ich einen leider bis jetzt noch nicht vollständig zu eruiren vermochte. Nämlich zuvörderst frägt es sich, wie die Sklerotikafasern nach vorn endigen. Dafs sie nicht unmittelbar oder in einem verdünnten Zustande in die Elementartheile der Hornhaut übergehen, werden wir bei der Darstellung des Gewebes der Cornea sogleich sehen. Die noch so sorgfältige Betrachtung mit freiem Auge liefert hier, wie immer, schwankende und ungenügende Resultate. Es ist bekannt, dafs an der Verbindungsstelle von Sklerotika und Cornea sich eine schiefe diagonale Begrenzungslinie zwischen beiden so heterogenen Organtheilen vorfindet, dafs nach der äufseren Seite hin die Sklerotika, nach der inneren dagegen die Cornea in scharfer Endzuspitzung verläuft. Wenn nun so bei kleineren Säugethieren und dem Menschen eine genaue geradlinigte Abgrenzung zwischen der Hornhaut und der harten Haut angedeutet zu sein scheint, so macht die Betrachtung desselben Theiles bei dem Pferde z. B. den Beobachter wiederum zweifelhaft. Es hat hier den Anschein, als ob die faserige Textur der Sklerotika sich nur in veränderter morphologischer Gestalt in die faserige Textur der Hornhaut unmittelbar fortsetzte. Hier sieht man nämlich auf den ersten Blick, wie die diagonale Begrenzungslinie keineswegs grade, sondern wellenförmig oder vielmehr zackig verläuft. Es ist bekannt, dafs auch beide differente Ansichten auf die verschiedenste Weise sehr häufig dargestellt worden sind. Die sorgfältige mikroskopische Untersuchung liefert hier wiederum die vollständigen, einzig genügenden Aufschlüsse.

Um die wahren Verhältnisse der Endigung der Sklerotika kennen zu lernen, wähle man zuerst das Auge eines gröfseren Säugethieres, z. B. des Pferdes, welches, longitudinal halbirt, ein oder mehrere Tage im Wasser gelegen hat. Man schneide sich nun mittelst eines scharfen Resirmessers eine glatte perpendiculäre Fläche, entnehme von dieser einen möglichst feinen Perpendicularschnitt und behandle ihn sehr vorsichtig unter dem Compressorium. In diesem Falle sieht man dann auf das allerschönste, wie die einzelnen Fasern und Faserbündel der Sklerotika an ihrer Endigung schlingenförmig umbiegen und durchaus nicht in die Elementartheile der Cornea oder deren Combinationen ein und übergehen. Immer liegen Haufen solcher Umbiegungsschlingen neben einander und untereinander mehr oder minder verwickelt. Das Ganze sieht überhaupt so aus, wie die schlingenförmigen Endumbiegungen in einem injicirten Corpus ciliare sich darstellen. Meist biegt eine solche Faserschlinge einfach um. In seltenen Fällen sah ich nur, dafs sie sich gabelig in zwei Theile spaltete, von denen der eine auf der einen, der andere auf der andern Seite eine Umbiegungschlinge constituirte. Noch seltener bildeten sich zwischen den beiden Seitenästen einer Umbiegungsschlinge eine oder mehrere verbindende Aeste. Gar oft hat es den Anschein, als ob ein einzelnes Faserbündel sich in das Gewebe der Hornhaut fortsetzte. Allein eine sorgfältige Prüfung mittelst aplanatischer Oculare lehrt deutlich, dafs dieses Bündel des Gewebes der Sklerotica abgeschnitten oder abgerissen und durch den Druck des Compressoriums enger an die Substanz der Hornhaut angefügt worden.

Dadurch, dafs nun die Schlingenconvolute der Faserbündel der Sklerotika' in verschiedener Ausdehnung hervorragen, und dafs anderseits die Elementartheile der Cornea in die zwischen den Faserbündeln befindlichen Rücken hineinreichen, entsteht jenes schon oben erwähnte gezackte Aussehen der schiefen Trennungslinie. Die Lage der letzteren lehrt nun deutlich, dafs die einen Umbiegungsschlingen der Faserbündel der Sklerotika um so weniger nach vorn hervortreten, je mehr sie nach innen gelagert sind. Doch gilt dieses nur von dem Totalverhältnisse dieser Theile überhaupt. Im Einzelnen erstrecken sich oft manche innere Faserbündelschlingen fast eben so weit nach vorn, als die der äufseren und äufsersten selbst.

In dem Auge des Menschen sind alle die eben geschilderten Verhältnisse wesentlich dieselben, nur feiner nüancirt und aus diesem Grunde auch schwerer zu erkennen. Die mittlere Dicke der die Umbiegungsschlingen bildenden Faserbündel beträgt hier im Erwachsenen 0,000800 P. Z., während die Stärke der Primitivfäden ungefähr 0,000050 P. Z. beträgt.

Nicht blofs am Ende, sondern auch in der Continuität des Verlaufes der Sklerotika finden sich solche Endumbiegungsschlingen der Fasern. Da diese hier, wenigstens in Rücksicht ihrer bedeutenden Quantität, nach vorn aufhören, so entsteht auf diesem Wege die bekannte allmählige Verdünnung der Sklerotika von hinten nach vorn, welche sich bei den meisten Säugethieren, so wie bei den Menschen vorfindet.

Eine andere Frage ist die, wie entspringen die Fasern der harten Haut? Sind sie sämmtlich oder theilweise eine Fortsetzung der Fasern der äufseren Sehnervenscheide, oder verbinden sie sich überhaupt gar nicht mit dieser? Ich mufs offen bekennen, dafs ich hier, trotz der vielfältigsten Mühe, die ich zur genügenden Erforschung dieser Punkte angewendet habe, dennoch gegenwärtig keine genügende Antwort zu geben vermag. Auf einem perpendicularen Schnitte scheint dem freien Auge allerdings ein unmittelbarer Uebergang zwischen den Fasern der Sehnervenseite und denen der Sklerotika Statt zu finden. In der That haben auch die Fasern beider Organtheile eine gewisse Verwandtschaft mit einander, obgleich sich die der Sehnervenscheide durch gröfsere Feinheit, Helligkeit, Farblosigkeit und Einfachheit ihrer gegenseitigen Aneinanderlage deutlich charakterisiren. Die mikroskopische Untersuchung feiner, dem hintersten Theile der Sklerotika entnommener perpendikulärer Schnitte zeigt sowohl Endumbiegungsschlingen, als fortlaufende, von der Sehnervenscheide wahrscheinlich kommende Fasern. Es endigt (oder beginnt) vermuthlich ein Theil (und zwar der gröfste) der Fasern der Sklerotika hinten mit Endumbiegungsschlingen, während ein Theil, die Fortsetzung der Fasern der Sehnervenscheide, nach vorn verläuft, und vermuthlich das vordere Ende der Sklerotika nicht erreicht, sondern in der Continuität derselben mit Endumbiegungen aufhört. Aus diesem Verhältnisse entspringen aber, wie man bald sieht, noch nicht die Differenzen der Dicke, welche die Sklerotika an den einzelnen Stellen ihres Verlaufes darbietet. Der eben genannte Umstand bewirkt dieses nur zum Theil, während der Hauptgrund in dem im Verlaufe vorhandenen mittleren Endumbiegungsschlingen zu suchen sein dürfte.

Nach der nun gelieferten Darstellung wird es uns erst möglich, auf die eben berührten und abgebrochenen Punkte wiederum zurückzukommen. Es giebt hier zwei verschiedene Momente, welche eine Verästelung der Faserbündel bedingen. Einerseits nämlich geschieht dieses von Seiten der transversalen Faserbündel, um Maschenräume für die longitudinalen übrig zu lassen und umgekehrt. Andrerseits finden sich, wie dieses in vielen Nervenstämmen und in dem Rückenmarke auch der Fall ist, innerhalb eines und desselben Faserbündels Plexusformen, deren Maschen von Fasern desselben Bündels und derselben Direction ausgefüllt werden. In beiden Arten bleiben aber die Primitivfäden durchaus einfach. Alle Verästelung ist also hier stets scheinbar. Sie betrifft nicht die Continuität der Theile, sondern nur die Anlagerung der Elementargebilde und der aus diesen zusammengehäuften Aggregationen.

Noch merkwürdiger, als die eben beschriebenen Verhältnisse in den Säugethieren und dem Menschen, sind die Resultate, welche ich über den Bau der harten Haut in dem Auge der Vögel erlangt habe. Hier ist nämlich die Sklerotika durch und durch ein wahrer mit Knorpelkörperchen versehener, vollständiger Knorpel, der nur an seiner äufseren und inneren Seite von einer einfachen, seltener einer doppelten Faserlage überzogen wird. Die Knorpelmasse, sowie die in ihr liegenden Körperchen stimmen im Allgemeinen vollkommen mit dem Knorpelüberzuge der Gelenke der Extremitäten desselben Thieres überein. Jede dekkende Faserlage, sowohl die äufsere als die innere, besteht aus einer Schicht longitudineller und einer Schicht transverseller Fasern.

Dieses höchst merkwürdige Verhältnifs giebt nun erst über den in der Klasse der Vögel so häufig vorkommenden Knochenring genügenden Aufschlufs. Dieser enthält wahre Knochensubstanz mit Knochenlamellen, Knochenkörperchen und Knochenkanälchen, die sämmtlich, wie ich z. B. an Strix bubo sehe, mit den analogen Theilen der Extremitätenknochen vollkommen übereinstimmen. Bei vielen Vögeln, z. B. bei Corvus, Aquila, Gypaëtos barbatus bilden die Knochenkanälchen sehr breite und lange, dicht bei einander liegende und die wahre Knochensubstanz sehr zurückdrängende Räume, welche mit ziemlich grofsen Fettkugeln vollkommen angefüllt sind.

Selbst bei denjenigen Vögeln, welche keinen Knochenring besitzen, ist nichts desto weniger die Sklerotika von vorn bis hinten knorpelig.

Bei vielen Vögeln liegen die Knorpelkörperchen der Sklerotika, wie dieses auch in den Knorpeln der Gelenke der Fall ist, zu 3—5 bei einander gruppirt. Ihr Durchmesser beträgt im Mittel bei der Gans 0,000450 P. Z., bei der Taube 0,000350 P. Z.

bei dem Sperlinge 0,000375 P. Z. Sie enthalten in ihrem Innern kleinere Körnchen, bei der Taube von 0,000075 P. Z., bei dem Sperlinge von 0,000120 P. Z. Durchm. Die Faden der Faserlage haben bei der Gans eine Dicke von 0,000175 P. Z.

Bei Amphibien und Fischen findet sich ein wahrer Knorpelring, etwas entfernt von dem Foramen opticum und diesem parallel, so wie ein zweiter etwas entfernt von dem vorderen Stande der Sklerotika und auch mit diesem gleichlaufend. Das Uebrige besteht aus Fasern, die auf ähnliche Weise verflochten sind, wie bei den Säugethieren und dem Menschen. Bei Proteus anguinus ist der bei Weitem gröfste Theil der harten Haut des so kleinen, fast rudimentären Auges wahre Knorpelmasse mit Knorpelkörperchen, welche kleiner und rundlicher sind, als diejenigen, welche in den Gelenkknorpeln der Extremitäten enthalten sind und die ich oben als die zweite Art der Knorpelmasse des Proteus schon geschildert habe.

c. Lamina fusca.

Bekanntlich hat man das bräunliche, membranartige Wesen, welches an der inneren Oberfläche der Sklerotika vorkömmt, als ein eigenes Gebilde unter dem Namen der Lamina fusca, oder in den früheren Entwickelungsstadien, wo die Isolation dieses Theiles bisweilen deutlicher ausgesprochen zu sein scheint, unter der Benennung der Tunica arachnoidea oculi unterschieden. Sowohl bei dem Menschen als bei den gröfseren Haussäugethieren läfst sich dieser membranförmige Organtheil sehr leicht in gröfseren Partien isoliren, sobald man die halbirte, von allen übrigen Augenhäuten getrennte Sklerotika 1 — 2 Tage in Wasser hat maceriren lassen. Er erscheint dann in Form einer schmutzigen, braunen, ungleich gefärbten, an den dunkelen Stellen halbdurchsichtigen, zarten Membran. Die mikroskopische Untersuchung lehrt, dafs diese aus einander parallel laufenden Zellgewebefäden besteht, welche durch einen durchsichtigen, farblosen, membranösen Stoff mit einander verbunden werden und die auf ihrer inneren, der Chorioidea zugewandten Seite von hellbraunen Pigmentfleckchen zahlreich bedeckt werden. Die letzteren haben eine mehr oder minder unregelmäfsige, im Ganzen jedoch länglich runde oder spindelförmige Gestalt. Viele von ihnen enthalten keine Pigmentkörperchen, sondern bestehen aus mehr oder minder dichten

Aggregationen von zahlreichen Pigmentkügelchen, die auch einzeln auf der Innenfläche der sogenannten Lamina fusca in bedeutender Masse zerstreut gefunden werden, — lauter Beweise, dafs dieses Pigment nur zufällig anhaftet, wie wir bei Darstellung des Baues der Chorioidea näher erörtern werden.

Noch mufs ich hier auf eine Verwechselung aufmerksam machen, zu welcher man sich bei uninjicirten Augen leicht verleiten lassen dürfte. Bei dem Pferde z. B. löst sich sehr leicht das äufsere Blatt der Chorioidea los, die Gefäfslamelle nämlich, in etwas altem Auge mit Pigment gefärbt oder vielmehr verunreinigt, so dafs man diese oft mit der Lamina fusca selbst verwechseln kann. Die genau mikroskopische Untersuchung, welche die Gefäfse auf das deutlichste nachweiset, hütet aber sicher vor jedem ferneren Irrthume.

Auch in dem Auge des Neugeborenen und des fast reifen Fötus des Menschen liefert die Untersuchung der eben abgehandelten Membran keine ferneren Aufschlüsse, als die schon im Allgemeinen dargestellten. Ueberhaupt mufs ich offen bekennen, dafs ich im Ganzen genommen die Trennbarkeit der Lamina fusca in der fast reifen und in der reifen Frucht, so wie in dem ersten Lebensalter nicht bedeutender fand, als in dem Erwachsenen.

Der Durchmesser der Zellgewebfäden der Lamina fusca beträgt bei dem Menschen ungefähr 0,000075 P. Z.

d. Cornea.

Obgleich das Gewebe der Cornea keineswegs mit dem der Sklerotika identisch ist, ja sogar in morphologischer Beziehung stets wesentlich von demselben abweicht, obgleich durchaus kein unmittelbarer Uebergang zwischen beiden Gebilden des Bulbus Statt findet, sondern bei niederen Wirbelthieren beide Theile nur genau an einander gelegt, bei den Säugethieren und dem Menschen aber nach Art der Nähte am Schädel auf innige Weise gegenseitig eingefügt sind, so correspondiren die Gestaltverhältnisse beider doch auf eine mehr oder minder sichtliche Weise mit einander. Wo die Masse der Sklerotika wesentlich anders ist, da ist es auch, wenn auch weniger stark nuancirt, die der Cornea und umgekehrt.

Auf den ersten Blick scheint die Hornhaut des Menschen und der Säugethiere aus über einander gelegten Blättern zu bestehen. An solchen Augen, welche mehrere Tage in Wasser macerirt haben, schwillt die Cornea sehr an, viel bedeutender, als irgend ein anderes Gebilde des Auges. Hier lassen sich diese ohne alle Vorbereitung erscheinenden Lamellen vorzüglich deutlich beobachten, da die Flüssigkeit nicht blofs in sie selbst, sondern auch zwischen ihnen eindringt. Bei dem Pferde erlangt auf diese Weise die Hornhaut bisweilen eine Dicke von mehr als drei Linien. So discret aber auch diese Lamellen auf den ersten Blick zu sein scheinen, so schwer wird es, eine einzelne, an einem noch nicht durch lange Fäulnifs schon zu sehr veränderten Auge ohne Anwendung von gewaltsamem Zerren und Reissen zu trennen. Untersucht man aber ein solches Blättchen mikroskopisch, so sieht man, dafs in ihm die Fäden und Fasern in den verschiedensten Directionen und den differentesten Höhen unter einander verlaufen, dafs, wenn in der That die Hornhaut aus einfachen, über einander liegenden Blättchen bestände, die Faserung durchaus keine bestimmte Regelmäfsigkeit und Gesetzmäfsigkeit beobachten könnte — ein Resultat, das nie der Wahrheit entsprechen kann.

Auf feinen perpendiculären Schnitten scheinen sich für den ersten Anblick nur die Durchschnitte von über einander liegenden Blättern zu zeigen. Allein es fällt schon auf, dafs diese Blätterdurchschnitte durchaus nicht parallel mit einander und mehr oder minder concentrisch der Hornhautkrümmung verlaufen, sondern, dafs sie sich fast immer zu länglichen, rhomboidalen, an beiden Enden zugespitzten Maschen vereinigen, die jedoch schmäler und überhaupt kleiner sind, als die sie begrenzenden Zwischenäste von Fasern. An Hornhäuten endlich, die nach der oben beschriebenen Weise mit Holzessig behandelt worden sind, sieht man, dafs in diesen Maschen Fasern liegen, welche die Richtung der ersteren rechtwinklicht oder beinahe rechtwinklicht kreuzen. Nur sind diese gesammten Verhältnisse sowohl frisch, als in dem vorbereiteten Zustande um sehr vieles schwieriger mit Deutlichkeit wahrzunehmen als in der Sklerotika. Man kann sich aber durch beharrliche Untersuchung mit aller Bestimmtheit überzeugen, dafs der Typus der Faserung und Faserverbindung durchaus derselbe ist, den ich oben aus der Sklerotika ausführlich geschildert habe.

Was die Hornhautfasern selbst betrifft, so sind sie im ganz

frischen Zustande durchaus hell, durchsichtig und farblos. Durch Aufbewahren in Wasser werden sie opalartig getrübt, und schwellen durch ungleiche Wassereinsaugung so an, dafs sie oft eine paternosterförmige Seitenbegrenzung erhalten oder gar wie aus Kügelchen zusammengesetzt erscheinen. Ihre Fäden sind sehr fein, durchsichtig und durchaus ohne alle Anschwellung. Sie besitzen eine so grofse Zartheit, dafs man sie in den meisten Fällen nur bei beschattetem Lichte wahrzunehmen vermag. Ich berechnete ihren Durchmesser bei dem Pferde zu 0,000070 P. Z., bei dem Menschen dagegen zu 0,000060 P. Z. bis 0,000070 P. Z.

Bei der Feinheit der im Einzelnen ziemlich derben Fasern ist das Gewebe der Hornhaut verhältnifsmäfsig noch viel fester, als das der Sklerotika. Die nach der transversalen Richtung verlaufenden Fasernetze, die hier überhaupt über die longitudinal verlaufenden im Allgemeinen sehr vorherrschen, bilden ein sehr dichtes Geflecht, das hier, wie in der Sklerotika seines retikularen Wesens halber bei dem Gebrauche minder guter Instrumente zu der Täuschung Veranlassung gegeben hat, als bestünden beide Häute des Auges aus Aggregationen von Lymphgefäfsen. Es dürfte zur Zeit keinen Anatom mehr geben, der diese Meinung zu vertheidigen wagte.

An der Einfügungsstelle in die Sklerotika bilden die Faserbündel der Cornea ebenfalls Aggregationen von Endumbiegungsschlingen, welche, wie Zähne, in die zwischen den Aggregationen der Faserbündel der Sklerotika übrig bleibenden Lücken einrücken. Grade an dem Auge des Menschen habe ich mich von diesem sehr schwer zu beobachtenden Factum zuerst überzeugt.

Wir sehen also, dafs der allgemeine Typus der Faserung in der Cornea des Menschen und der Säugethiere durchaus derselbe ist, wie in der Sklerotika, dafs aber die specielle Anordnung der Faserung, so wie die Fasern und Faden in beiden Organtheilen des Auges morphologisch wesentlich von einander abweichen. Aus dem ersteren läfst sich nun erklären, wie die Modification des Baues, welche die harten Häute in den drei niederen Wirbelthierklassen erleidet, auch mehr oder minder auf das Gewebe der Hornhaut einfliessen mufs.

In dem Gewebe der Hornhaut der Vögel habe ich zwar

bis jetzt weder im frischen, unvorbereiteten Zustande, noch nach manchen mehr oder minder künstlichen Präparationen völlig charakteristische Knorpelkörperchen, d. h. solche, die andere Körnchen noch in ihrem Innern enthalten, deutlich finden können. Es besteht vielmehr eben so, wie das der Cornea der Säugethiere und des Menschen, aus zarten, hellen und durchsichtigen Fasern. Allein offenbar macht der ganze, in der Substanz der Hornhaut liegende und besonders unter dem Mikroskope deutlich hervortretende Charakter des Gewebes den Eindruck, als sei seine Masse mit der Verbindungsmasse des Knorpels identisch. Die Fasern sind straff, bei einer gewissen nicht unbedeutenden Biegsamkeit verhältnifsmäfsig fest und dicht, und besitzen jene eigenthümliche Färbung, besonders nach der Erhärtung in Weingeist, welche auch der Verbindungsmasse der menschlichen Knorpelsubstanz der Rippen und vieler Gelenke eigenthümlich ist. Ja sogar in horizontalen Schnitten der Hornhaut eines ganz frischen Gänseauges z. B. findet man rundliche, unebene Körperchen von 0, 000700 P. Z. im mittleren Durchmesser innerhalb der übrigen Masse der Hornhaut in den verschiedensten Höhen zerstreut. Bei dem Sperlinge berechnete ich den Durchmesser derselben Körperchen zu 0, 000200 P. Z. Eben so bestimmt habe ich sie bei der Taube, dem Haushahne, der Nachtigall und überhaupt bei allen Vögeln gesehen, deren Augen ich unmittelbar nach dem Tode zu untersuchen Gelegenheit hatte. Wenn ich daher auch nicht geradezu auszusprechen wage, dafs die Hornhaut der Vögel ein wahrer Knorpel sei, so besteht sie doch unzweifelhaft aus einer knorpelähnlichen Masse. Das Verhältnifs ist hier demjenigen ganz analog, welches, wie ich in der Folge auseinandersetzen werde, in manchen Faserknorpeln des Menschen und der Wirbelthiere Statt findet, wo innerhalb der Verwebung der Fasern einzelne Partieen wahrer, mit Knorpelkörperchen versehener, ächter Knorpelsubstanz eingestreut sind.

Die übrigen Verhältnisse der Fasern und Fäden, so wie deren Verwebung folgen denselben Gesetzen, welche ich aus den Säugethieren und dem Menschen schon dargestellt habe.

e. Membrana desmoursiana s. humoris aquei.

Die desmoursche Haut ist zwar mit der inneren Oberfläche

der Hornhaut auf das innigste verwachsen, so dafs es scheinen könnte, als dürfte ihre Selbsständigkeit bei sorgfältiger, kritischer Untersuchung zu Grunde gehen. Allein gerade diese liefert, wie wir bald sehen werden, das durchaus entgegengesetzte Resultat, dafs sie sich von der so eng mit ihr verbundenen Cornea wesentlich unterscheidet. Ihrer Lage und Verbreitung nach dürfte man vielleicht nicht abgeneigt sein, sie für eine Art von Epithelium der Hornhaut oder der vorderen Augenkammer zu halten. Allein durch ihre überaus feste Anheftung, die nur durch längere Maceration des halbirten Auges im Wasser geringer wird, durch den bei ihrer bedeutenden Feinheit ihr so eigenthümlichen hohen Consistenzgrad, so wie durch ihre Gewebe weicht sie von allen bisher untersuchten und genau erkannten Epithelien des thierischen Körpers wesentlich ab. Es dürfte daher vorläufig am gerathensten sein, sein Urtheil in dieser Beziehung gegenwärtig noch zu suspendiren.

Meistentheils erscheint die von der Hornhaut genau isolirte desmoursche Membran unter dem Mikroskope als ein durchsichtiges, vollkommen helles und structurloses einfaches Häutchen. Nur bei dem Pferde vermochte ich sehr feine, parallel neben einander laufende Fäden in ganz frischen Zustande in ihm augenblicklich zu erkennen. Läfst man dagegen den feinen Schnitt mit Wasser oder Weingeist innerhalb des Compressoriums kochen, so erscheinen auch die überaus zarten, dicht bei einander liegenden, mit durchaus geradlinigten Begrenzungen versehenen überall hellen und durchsichtigen Fäden deutlich. Sie sind nur bei beschattetem Lichte wahrzunehmen, und bilden eine blofs einfache Lage, welche die gesammte Dicke der desmourschen Membran einnimmt. Ihren Durchmesser schätzte ich in dem Auge des Menschen zu 0, 000050 P. Z.

Zieht man bei Vogelaugen z. B. in dem noch ganz frischen Auge der Taube das Linearligament von der Hornhaut los, so folgt, wenn diese Operation nur mit einiger Geschicklichkeit vorgenommen wird, die desmourssche Haut längs ihrer gesammten Ausdehnung ganz unverletzt nach. Sie erscheint dann als ein kreisförmiges, dünnes, durchsichtiges, aber sehr festes, hornartiges und im trockenen Zustande brüchiges Häutchen, welches noch frisch unter dem Mikroskope sowohl Längen- als Querfasern, die einander unter rechten Winkeln kreuzen, deutlich erkennen läfst. Der Durchmesser ihrer Fäden beträgt 0,000100 P. Z. Ganz auf dieselbe Weise gelingt das Experiment an den Augen fast sämmtlicher kleiner Hausvögel, als der Nachtigall, des Zeisigs und drgl. mehr.

Erklärung der Abbildungen.

Fig. 42. Ein feiner Aequatorialschnitt der mit Holzessig behandelten und getrockneten Sklerotika.

a. Die Querfaserbündel. b. Die Längenfaserbündel.

(Fortsetzungen folgen.)

XV. Ueber die Beschaffenheit der in dem thierischen Körper vorkommenden abnormen knochigten und erdigten Concremente.

(Hierzu Tab. II. Fig. 43. u. 44.)

Die Absicht, daſs das Mikroskop für die Erforschung der Gesetze und Eigenthümlichkeiten sämmtlicher Naturobjecte dasjenige werde, welches das Fernrohr für die astronomischen Studien ist, findet in den Bemühungen der neusten Zeit immer mehr Bestätigung. Ohne der beiden organischen Reiche, der Pflanzen und der Thiere, in dieser Beziehung noch besonders zu gedenken, dürfte nach den in diesem Jahre über mikroskopische Petrefactenkunde gemachten Entdeckungen eine vollständige diagnostische und physiologische Kenntniſs der Mineralmassen selbst oft nur mit Hilfe des Mikroskopes zu erlangen sein. Auch die Pathologie, ursprünglich ein Theil der Physiologie, hat von dieser Art der Forschung die wesentlichsten Vortheile ohne Zweifel zu erwarten. Einzelne, schon gelieferte aphoristische Untersuchungen haben dargethan, daſs diese Meinung sich keineswegs auf sanguinische Hoffnungen gründe. In dem sechsten Aufsatze des zweiten Heftes dieses Repertoriums ist schon einiges Nähere über die bei pathologischen Gegenständen zu Gute kommenden Vortheile, so wie über die in dieser Beziehung entgegenstehenden Hindernisse erwähnt worden.

Alle anorganischen, pathologischen Concretionen sind bis auf die neueste Zeit ihrem äuſseren Ansehen nach bestimmt worden. Im Allgemeinen hing das Urtheil über die Beschaffenheit eines einzelnen Falles von der mehr unbestimmten, individuellen Anschauungsweise des Beobachters ab — ein Uebelstand, welcher gegenwärtig noch bei sehr vielen andern pathologischen Productionen sich behauptet. Consistenz und äufseres Ansehen motivirten in der Regel die Bestimmung, ob ein Concrement knochigter oder erdigter Natur sei. Zu welchen wesentlichen Irrthümern diese Bestimmungsweise führte, werden die folgenden Zeilen bald deutlich beweisen.

Miescher (de ossium genesi, structura et vita. Berol. 1836. 4. p. 43. s. auch Joh. Müller in Poggendorff's Annalen 1836. S. 299.) war der erste, welcher eine Anzahl von knochenähnlichen Concrementen auf eine erfolgreiche Weise mikroskopisch untersuchte. Er fand, dafs die Verknöcherungen der Cartilago thyreoidea, cricoidea und arytenoidea wahre Knochensubstanz mit ihren Körperchen, Zellen, Kanälchen und concentrischen Lamellen enthielten. Dagegen fehlte dieser organische Bau in pathologischen Knochenpünktchen des Kehldeckels. Wahre Knochenmasse wurde ferner in der harten Hirnhaut, in dem Sehnenknochen, so wie in dem sogenannten Exercierknochen gefunden. Concremente der Arterien und der Lungen enthielten dagegen keine Spur von dichter Knochensubstanz.

Meine eigenen in dieser Beziehung angestellten Untersuchungen stimmen in den einzelnen coincidirenden Punkten mit den eben angeführten Miescherschen Beobachtungen vollkommen überein. Sie erstrecken sich aber über eine weit gröfsere Zahl von abnormen Concrementen und erlauben zugleich die Proposition von gewissen allgemeineren Aussprüchen, welche für die Pathologie nicht ohne Interesse sein dürften.

Nie vermag das blofse äufsere Ansehen über die Beschaffenheit der anorganischen, pathologischen Concremente zu entscheiden. Die deutlichsten Beispiele liefern in dieser Beziehung die der Dura mater und die der Gefäfse. Das mehr geflossene, oft beinahe stalaktitenartige Aussehen der ersteren läfst auf den ersten Blick mit freiem Auge wohl vermuthen, dafs sie keinen bestimmten organischen Bau besäfsen. Die lamellichte Structur der letzteren dagegen scheint ihnen die Natur wahrer Knochensubstanz zu vindiciren. Wir werden bald sehen, dafs der Wahrheit gemäfs in beiden Fällen gerade das Entgegengesetzte Statt findet.

Wie die äufsere Form, so ist auch die oberflächliche und selbst zum Theil eine gründliche chemische Prüfung kaum geeignet, bestimmte, der Wahrheit entsprechende Aufschlüsse über das Wesen der krankhaften Concremente zu liefern. Die auf die Einwirkung von Säuren erfolgende Entbindung von Kohlensäure kann höchstens zu dem negativen Schlusse und auch zu diesem nicht immer mit aller erforderlichen Bestimmtheit führen, dafs das Concrement keine vollkommen ausgebildete und wahre Knochensubstanz sei. Kalkerde, Talkerde und organische, bei dem Glühen verkohlende Substanzen finden sich fast in allen Producten der Art ohne Unterschied. Selbst eine quantitative Analyse dieser Bestandtheile vermag zu keinem sicheren Resultate zu führen.

Eine genauere mikroskopische Untersuchung, wo es anging, von feinen Schnitten oder Schliffen, welche zuerst frei, dann mit Wasser untersucht und zuletzt unter dem Mikroskope mit Säuren behandelt wurden, lehrte mich vier wesentlich verschiedene Typen der pathologischen anorganischen Concretionen des thierischen Körpers unterscheiden. In Rücksicht der Säuren mufs ich nur noch bemerken, dafs es keinesweges gleichgültig war, welche Säure man als Reagens anwendete, da diejenigen Concremente, welche durch Säuren überhaupt afficirt werden, nach Verschiedenheit der Säure verschiedene Veränderungen zeigten. Viele massigte Concremente z. B. reagirten auf die Einwirkung von concentrirter Essigsäure und Phosphorsäure fast gar nicht, während sie durch Salzsäure und Schwefelsäure vollständig aufgelöst wurden.

Die verschiedenen Arten von pathologischen anorganischen Concretionen sind nun:

1) Wahre Knochensubstanz mit den ihr eigenthümlichen Körperchen, Lamellen und Kanälchen, von denen nur die letzteren variabel sind, doch aber den Concrementen derselben Natur nur äufserst selten gänzlich fehlen. Es ergiebt sich nun schon fast von selbst, dafs alle permanenten wahren Knorpel, wenn sie durch pathologische Verhältnisse in der Jugend, den Mitteljahren oder dem höheren Alter verknöchern, wahre Knochensubstanz in jeder Beziehung darbieten. Hierin stimmen auch Mieschers und meine Beobachtungen vollkommen überein. Nur mufs ich noch hinzufügen, dafs ich in den Knochenkanälchen einer vollkommen ossificirten Cartilago cricoidea noch eine aus krytallinischen Kugeln bestehende Masse gefunden habe, welche sich in concentrirter Salzsäure vollkommen auflöste. Eben so berichtet der eben citirte Autor (l. c. p. 46.), dafs er in fünf Fällen von

knochigten Concretionen der harten Hirnhaut wahre Knochensubstanz gefunden habe. Mir wurde die Gelegenheit, eilf Fälle der Art zu untersuchen. Immer fand sich durchaus wahre und ächte Knochensubstanz. In Knochenschüppchen der Hüllen des Rückenmarkes, welche ich in Breslau mit Barkow und Purkinje beobachtete und die, beiläufig gesagt, nach Barkow's Erfahrungen bei weitem nicht so selten sich vorfinden, als man gewöhnlich glaubt, fehlten wenigstens regelmäfsige und charakteristische Knochenkanälchen. Eine auf dem Berner Museum (Systematischer Katalog der im anatomischen Kabinet der Bernischen Akademie befindlichen Präparate von Hermann 1831. 8. S. 49. Pathol. IV. 79.) befindliche Falx cerebri mit knochigten Concrementen von einer an Phthisis verstorbenenen Frau, schien auf den ersten Blick eine Abweichung von der allgemeinen Regel d. h. keine wahre Knochensubstanz darzubieten. Eine genauere Untersuchung liefs aber folgendes interessante Verhältnifs erkennen. Die Hauptmasse bestand aus einem hornartigen Gewebe, d. h. aus Hornlamellen, welche, wie das normale Horn, die Hufe u. dgl. mit mehr oder minder regelmäfsigen Kanälen durchzogen waren. An einzelnen Stellen fanden sich dunkele, mit einer bedeutenden Menge von anorganischer Substanz versehene Körperchen, welche durch Salzsäure vollkommen löslich waren. Dieselbe Beschaffenheit hatte sowohl eine gröfsere und mehr lockere Concretion in der Dura mater, als eine kleinere, welche das hier so oft vorkommende geflossene Aussehen besafs. Dafs diese scheinbare Abweichung keine wahre Ausnahme bilde, wird aus der individuellen Entwickelungsgeschichte der wahren knochligen Concretionen erhellen. Wie in der Dura mater, so scheinen auch die knochigten Concretionen im Auge stets wahre Knochensubstanz zu sein. Schon die normalen Verknöcherungen in den Sehorganen vieler Vögel bestehen, wie schon oben erwähnt wurde, aus einer mit Knochenkörperchen, Knochenlamellen etc. versehenen Masse. Eine von mir untersuchte pathologische Verknöcherung führte zu demselben Resultate. Die ungefähr einen halben Zoll im gröfsten Durchmesser haltende rundliche Knochenschuppe, die sich zwischen Retina und Chorioidea befand, also vielleicht der Jacobschen Haut angehörte und nur der Eintrittsstelle des N. opticus entsprechend eine Oeffnung hatte, enthielt an ihren vollkommen ausgebildeten Stellen, aufser den oft mit deutlichen radialen Strahlen versehenen

Knochenkörperchen und den Knochenlamellen, verhältnifsmäfsig sehr breite und zahlreiche, mit einander anastomosirende Knochenkanälchen. Dafs die Exostosen, so lange sie nicht mit krankhafter Entartung der Masse verbunden sind, wie der Callus Knochenmasse enthalten, versteht sich von selbst.

Die Entwickelung dieser abnormen, wahrhaft knochigten Concremente ist aber verschieden. Sie gehen nämlich entweder primär

a) aus einer von parallelen neben einander liegenden Fäden zusammengeflochtenen Masse hervor, wie ich z. B. an dem erwähnten Concremente des Auges deutlich beobachtet habe oder

b) ihre Grundlage ist eine mehr hornartige Masse, wie ich oben an einem Beispiel aus der Verknöcherung an der Dura mater beschrieben habe. Oder

c) die Verknöcherung hat zum Vorläufer eine wahre Knorpelmasse, die ihrer morphologischen Conformation nach entweder dem permanenten oder dem ossificirenden Knorpel angehört.

Als eine ihrem Wesen nach hierhergehörende Art von Concretionen mufs ich noch diejenigen anhangsweise erwähnen, welche lose in den Muskeln und Sehnen oder in dem die Organtheile der genannten Gebilde verbindenden Zellgewebe vorkommen. Schon Miescher berichtet, dafs er in einem sogenannten Exercierknochen wahre Knochensubstanz gefunden habe. Ich selbst habe viele Exemplare des sogenannten Pferdespathes untersucht und wahrgenommen, dafs diese Concretionen in ihrer vollkommensten Ausbildung immer wahre Knochensubstanz besitzen. Im Laufe ihrer individuellen Entwickelung gehen sie sie aber aus einer Masse hervor, die aus vielen mit zahlreichen Höhlungen durchzogenen faserigen Blättchen besteht. Man mufs sich wohl hüten, die in diesen Höhlungen während der Präparation eingedrungene Luft nicht mit Knochenkörperchen oder andern Kalkdepositis zu verwechseln, da sie häufig in Form von dunkeln oder länglich runden Körperchen erscheinen. Sie werden nämlich durch eine oder mehrere Blättchen hindurchgesehen und haben so nicht das helle Centrum, welches sonst die Luftblasen unter dem Mikroskope bekanntlich charakterisirt.

Nur wenn man die individuelle Entwickelungsgeschichte dieser Muskeln und Sehnen verfolgt hat, wird der Grund der Verschiedenheit des Gewebes klar, welche man bei Untersuchung einer Reihe von Spathbildungen stets vorfindet. Bald zeigt sich die schon beschriebene rein hornige Masse, bald eine rein knochige Masse, bald beide neben einander, bald endlich ein Mittelstadium zwischen beiden. Irre ich nicht sehr, so wird diese letztere dadurch vermittelt, dafs die Höhlungen der Hornsubstanz sich verkleinern und schwinden, dafs die Masse heller wird, Körperchen erhält, welche bald die Charaktere der Knochenkörperchen annehmen und die dann von Knochenlamellen und Knochenkanälen durchzogen werden.

2) Organisirte Kalkablagerung. Obgleich viele Concremente, welche in gewissen Theilen des Körpers vorkommen, nie wahre Knochensubstanz besitzen, so haben sie doch eine durchaus gesetzmäfsige und genau zu beschreibende Organisation ihrer Substanz. Die Grundlage bildet nämlich überall eine helle, mehr oder minder lamellöse und sehr fein gekörnte Masse, in welcher die Kalkdeposita auf eine gewifse regelmäfsige Art abgelagert sind. Das Letztere modificirt sich auf eine dreifach verschiedene Weise:

a. Es finden sich die anorganischen Ablagerungen in Form dunkler, discreter Punkte, als haben sich in die Höhlungen der vorangehenden Hornsubstanz die Kalkdeposita abgesetzt.

b. Es finden sich runde, ringartige Körper, deren Mitte hell und durchsichtig ist, deren Peripherie undurchsichtig und dunkel bei durchfallendem Lichte (auf schwarzem Grunde hell) erscheint. Von diesen eigenthümlichen Körpern gehen feine Aeste nach allen Seiten und in allen Höhen aus, die sich häufig verzweigen. Die Endästchen zweier benachbarter Körperchen anastomosiren mit einander, ungefähr auf eine entfernt ähnliche Weise, als dieses bei den feinsten Blutgefäfsnetzen der Fall ist. Tab. II. Fig. 43. und endlich

c. Es finden sich dunkele, in ihren Begrenzungen nicht immer gerad- oder genau krummlinigt bestimmte Körper, von denen einfache oder mehr oder minder sich verzweigende Aeste nach allen Seiten hin und in allen Höhen ausgehen. (Tab. II. Fig. 44.)

Obgleich man fast nie an einem und demselben Stücke zwei der eben beschriebenen Formen in unmerklichem Uebergange begriffen neben einander vorfindet, so wäre ich doch nicht abgeneigt, alle drei Formen in derselben Reihe, als sie aufgeführt worden, für verschiedene Entwickelungsstadien desselben speciellen Krankheitsprocesses anzusehen.

Alle wahren Ossificationen der Gefäfse, der Glandula thyreoidea, des Bauchfelles, der Pleura u. dgl. gehören hierher. Wir werden zwar sehen, dafs fast alle eben genannten Gebilde auch Concremente anderer Art in sich beherbergen können. Allein man mufs hier, wie in allen übrigen Theilen des Körpers, bei einem krankhaften Producte wohl unterscheiden, ob dasselbe nur in der Höhlung eines Organes oder Organtheiles passiv abgelagert, oder in und zwischen die Elementartheile eines Organes hineingebildet ist. Alle aus den genannten Organen entnommenen Fälle letzterer Art, die ich untersuchen konnte, (der Zahl nach 18) gehörten ohne Ausnahme hierher.

Noch mufs ich bemerken, dafs bei den sogenannten verknöcherten Kröpfen, wenn das Uebel einen mehr bösartigen Charakter annimmt, die Concrementablagerung sich ebenfalls wesentlich verändert. In dem höchsten Stadium dieser zweiten abnormen Richtung ihrer Ausbildung schwindet das organische Bindemittel gänzlich; das anorganische Depositum bleibt in Form einer leicht bröckelnden Masse zurück, die sich unter dem Mikroskope als eine Aggregation von sehr kleinen, bestimmt runden Körperchen zu erkennen giebt.

Der individuellen Entwickelungsgeschichte nach geht diese Form aus einer faserigen, dann hornigen Masse hervor.

3) Massige, nicht organisirte, anorganische Deposita. Hier fehlt jede Spur organischen Mittelgewebes. Die unorganische Masse bildet ein Ganzes, zeigt aber auch hier mancherlei wesentliche Verschiedenheit ihrer morphologischen Verhältnisse.

a. Sie ist im Ganzen krystallisirt; in ihren einzelnen Parcellen dagegen (wie dieses auch bei den Mineralkrystallen der Fall ist) gleichmäfsig und ohne sichtbare Zusammensetzung aus kleineren Krystallen oder übereinander gelagerten Lamellen oder regelmäfsigen, bestimmt gestellten und von einander getrennten Molekülen. Bekanntlich findet sich dieser Fall häufig bei Gallen- und Harnsteinen. Am ausgezeichnetsten sah ich eine solche Druse bei einem aus der Leiche eines 22jährigen Mädchens herstammenden Gallensteine, welcher die schönsten Exemplare von höchst regelmäfsig auskrystallisirten rhombischen Tafeln von gelber Farbe besafs. Wahrscheinlich war die Masse reines und vorzüglich schön gefärbtes Gallenfett, welches nur durch wenig Gallenfarbestoffe eine gelbliche Coloration erhalten hatte.

b. Die Masse ist scheinbar körnig und bröckelig und zeigt in Ganzen keine Spur von Krystallisation oder regelmäfsiger Nebeneinanderlage. Jedes einzelne, dem freiem Auge als ein kleines Bruchstück der bröckligen Masse sich darstellende Partikelchen ist aber ein mikroskopischer Krystall, entweder eine rhombische Säule oder eine rhombische Tafel. Von dieser Art habe ich nur einen Fall zu beobachten Gelegenheit gehabt. Die Concrementmasse füllte die Gallenblase eines Mannes vollkommeu aus, so dafs sich eine Million solcher Krystalle hier neben einander gehäuft vorfand. Sie waren von dunkel-braungelber Farbe, zeigten aber, wie sich auch schon erwarten liefs, in ihrem Inneren keine näheren, bestimmt organisirten Bestandtheile.

c. Obgleich das Concrement solid und ziemlich fest ist, so zeigt die Masse doch auf feinen Durchschnitten eine halbfeste Consistenz und besitzt aufserdem einen eigenthümlichen Bau. Dieses findet man häufig bei braunrothen, wie verbrannt aussehenden Concrementen der Gallengänge und der Gallenblase, besonders unserer Haussäugethiere. Die Substanz ist offenbar lamellös und scheint bisweilen in ihrem Inneren von nicht ganz unregelmäfsigen Sprüngen durchzogen zu sein. Ich brauche wohl kaum noch zu bemerken, dafs diese letzteren von den Rissen wesentlich verschieden sind, welche durch das Präpariren von feinen Schnitten oder feinen Schliffen entstehen.

d. Das Concrement ist weder im Ganzen, noch in seinen einzelnen Theilen krystallisirt, zeigt aber in seiner Structur einen deutlichen krystallinischen Bau. Feine Lamellen haben dann besonders strahlenförmig aus einander laufende Fasern. Dieser Fall tritt häufig bei Gallen- und Harnsteinen, besonders an ihrer von dem Kerntheile genau geschiedenen Rinde ein. Vorzüglich deutlich war es auch in einem Concremente des Uterus.

e. Das Concrement zeigt dem blofsen Auge eine concentrisch schalige Bildung, oft eine ähnliche Absonderung. Allein bei der mikroskopischen Untersuchung feiner Schnitte oder Schliffe von gröfseren Producten der Art z. B. sehr grofsen Dzrmsteinen von Pferden, gelang es mir durchaus nicht, eine Krystallisation oder auch nur eine krystallische Structur wahrzunehmen. Immer entsteht diese concentrisch schalige Bildung da, wo ein Kern, sei es ein extraner oder ein innerer heterogener

Körper oder ein früher schon deponirtes Concrement selbst, als Basis neuer Deposita, die sich schichtweise um diese absetzen dient. Hierher gehören die meisten Magen- und Darmsteine, die Venensteine, viele Lungen-, Gallen-, Nieren- und Harnsteine etc.

f. Endlich sind viele Concremente weder in ihrer äufseren Gestalt noch in ihrem inneren Bau mit Spuren einer wahrhaft regelrechten und gesetzmäfsigen Gestaltung versehen, sondern entweder gerade so nur zusammengehäuft, als die organischen Stoffe abgesetzt wurden, oder als es wie z. B. im Nierenbecken die Gestalt der Höhlung und dergl. erlaubte. Manche Concremente dieser Art bestehen nur aus einer Masse, manche dagegen enthalten verschiedene, unter dem Mikroskope sich genau unterscheidende Gemengtheile in sich, wie z. B. viele Gallensteine des Menschen und der Thiere zwischen ihrer hellgrauen oder graulichen Hauptmasse eingestreute, gröfsere oder kleinere bernsteingelbe oder braungelbe Substanzen einschliefsen. Bei den gleichartigen Massen zeigt sich aber ein dreifach verschiedenes Verhältnifs. Nämlich entweder bestehen sie aus einer sehr grofsen Menge kleiner runder Kegelchen, oder aus einer gleichartigen Substanz, oder aus kleinen, selbst wiederum mikroskopischen, stalaktitenartigen Anhäufungen. Das Mikroskop, sowie das Studium der morphologischen Verhältnisse überhaupt, spielen dann hier durchaus eine höchst untergeordnete Stelle und die Bestimmung des Fundortes, sowie besonders die chemische Analyse können dann allein den Aufschlufs, welchen eine genaue wissenschaftliche Auffassung fodert, verschaffen.

Man möchte leicht auf die Vermuthung kommen, dafs die rundlichen Concretionen an ihrer Oberfläche eine auseinanderlaufend strahlige Structur haben, wie ich diese z. B. aus dem Hirnsande an einem anderen Orte beschrieben habe. Vergeblich untersuchte ich maulbeerförmige Harnsteine, Gallensteine, Venensteine und dergl. Nirgend vermochte ich eine Spur dieses Baues zu entdecken.

Diese Untersuchungen, welche besonders die Beobachtung der zahlreichen, auf dem Berner Museum aufbewahrten, hierher gehörenden Stücke wesentlich förderte, liefern wiederum einen deutlichen Beweis, wie die Natur in dem scheinbar Unregelmäfsigen nach durchaus bestimmten, wenn auch nicht immer gleich von vorn herein hervortretenden und erkennbaren Gesetzen verfährt. Wir haben eben gesehen, dafs Concremente von wahrer Knochensubstanz sich in der harten Haut des Gehirnes, des Rückenmarkes, an der Nervenhaut des Auges, in den Muskeln und Sehnen*), sowie in dem Eierstocke vorfinden, merkwürdiger Weise gerade in den beiden, am höchsten stehenden Systemreihen des thierischen Organismus und in demjenigen Organe, welche das am meisten mit Productionskraft versehene Gebilde einschliefst. Ich bin weit davon entfernt, dieses Moment als Grund für diese Art des Vorkommens anzunehmen. Aber interessant bleibt es doch, dafs während diese Organe und Organsysteme wahrhafte knochigte Concremente besitzen, in dem Systeme der Blutgefäfse und vieler sogenannter Blutgefäfsdrüsen, besonders der Schilddrüse, knochigte, d. h. knochenähnliche Ablagerungen vorkommen, dafs endlich die rein anorganischen Deposita vorzüglich den rein vegetativen Organen und Organsystemen angehören. So unendlich verschieden auch die Ursachen dieser Concremente sind, so sehr sie auch in einzelnen Fällen auf das mannigfachste variiren, so liegt allen doch, wenn auch entfernt, eine Normenreihe zum Grunde.

Schliefslich erlaube ich mir nur noch, hier wiederum darauf aufmerksam zu machen, von welcher ungemeinen Wichtigkeit die mikroskopische Betrachtung auch für die Pathologie ist. Wie man am Ende gegenwärtig bei den delicatesten Fragen über den normalen Bau des Organismus bei dem Zeugnisse der unbewaffneten Sinne nicht stehen bleiben kann, so ist das Mikroskop auch für pathologische Objecte von demselben, absolut entscheidenden Einflusse. Die Gefäfsconcremente würde jeder bei dem ersten Blicke für wahre Knochen, nicht dagegen die scheinbar geflossenen Deposita der Dura mater für solche halten. Nun weiset das Vergröfserungsglas mit apodictischer Gewifsheit nach, dafs nur das Gegentheil dessen, was das freie Auge lehrt, das Wahre und Richtige sei. Freilich stehen Beispiele der Art zur Zeit in der Pathologie noch sehr isolirt da. Dieses rührt aber nur davon her, dafs in der allerneusten Zeit die mikroskopische Untersuchung pathologischer Gegenstände, welche

*) Ich glaube mit Recht die in keiner Beziehung hierher gehörenden Gichtablagerungen auszuschliefsen. Ueber diesen Punkt werde ich in der Folge ausführlicher zu sprechen Gelegenheit haben.

noch unendlich schwieriger ist, als die rein physiologische, erst beginnt und leider gleich im Anfange durch einige flüchtige und schülerhafte Arbeiten mit wesentlichen Irrthümern belastet worden ist. In den folgenden Heften dieses Repertoriums werden wir häuffg Gelegenheit haben, Gegenstände der Pathologie mikroskopisch, so vollständig es angeht, zu erläutern.

Erklärung der Abbildungen.

Fig. 43. Ringchen, von denen die Aeste ausgehen.

Fig. 44. Dunkle Körper, von denen Aeste ausgehen.

XVI. Ueber die subjectiven Gefühle von Personen, welche mit mangelhaften Extremitäten geboren sind.

(Hierzu Tab. II. Fig. 45.)

In einem früheren Aufsatze über die Gefühle der Amputirten (Heckers neue Annalen 1836. Bd. III. S. 291.)*) suchte ich durch Erfahrungen und Versuche die näheren Verhältnisse zu enthüllen, nach denen sich die Perceptionen dieser Unglücklichen in Rücksicht ihres verlorenen Gliedes gestalten. Es ward mir möglich die von Fricke wiederum gemachte Beobachtung, dafs während der Operation die Section des Nerven in den entsprechenden peripherischen Theilen wahrgenommen werde, zu bestätigen. Eben so konnte ich auch aus eigener empirischer Belehrung den von Joh. Müller in neuster Zeit vorzüglich hervorgehobenen Satz bekräftigen, dafs das Gefühl, als sei das abgelöste Glied noch vorhanden, als sei der Körper nie verstümmelt worden, den Kranken Zeit seines Lebens immer begleitet. Auf gleiche Weise vermochte ich manche, zum Theil auch früher schon bekannte psychologische Täuschungen zu erzählen, welche aus diesem subjectiven Scheine der Integrität hervorgehen und wie dieses sich in der Traumwelt solcher Individuen unter mannigfachen Verhältnissen gestalte. Endlich fügte ich

*) Bei dieser Gelegenheit erlaube ich mir einige sinnentstellende Druckfehler, welche sich in jene Abhandlung eingeschlichen, hier zu verbessern. St. 294. Z. 4. v. u. st. nur l. und; St. 293. Z. 1. v. o. st. den Ballen l. dem Ballen; S. 293. Z. 12. v. u. st. beobachten l. betrachten; S. 295. Z. 7. st. in noch l. nach; S. 298. Z. 19. v. o. st. Stumpfgliede l. Rumpfgliede; S. 299. Z. 3. v. o. st. dutlich l. deutlich.

noch das Resultat mannigfacher Experimente hinzu, bei welchen der Druck nur auf einzelne Nervenstämme des Rumpfes applicirt worden war. Es fand sich, dafs das Gefühl des Myrmecismus auf eine dem Verlaufe der einzelnen Nerven in dem gesunden und vollständigen Gliede fast genau entsprechende Weise eintrat. Ich begnügte mich, die für Physiologie und Psychologie gleich wichtigen Facta nackt hinzustellen, ohne mich auf kritische Beleuchtung oder Erfindung von Erklärungsversuchen einzulassen.

Es liegt nun sehr nahe, den Grund dieser merkwürdigen, subjectiven, dem directen Zeugnisse der Sinne selbst hartnäckigen Widerstand leistenden Integration darin zu suchen, dafs die Perception nach dem noch vorhandenen, vollständigen Theile geleitet und daher ergänzt werde. Die Unrichtigkeit dieser Ansicht bewies ich in dem schon früher erwähnten Aufsatze (l. c. S. 296.) dadurch, dafs Kranke, welche beide Füfse oder alle Finger verloren haben, eben so vollständig integriren, als solche, welche nur an einer Extremität amputirt sind. Doch mufs man sich, wie ich ausdrücklich zu bemerken mich veranlafst fühle, nicht durch unklare Antworten von ungebildeten, deutlicher Perceptionen und Ausdrücke unfähigen Menschen irre führen lassen.

Die nächste Vermuthung bestünde nun darin, den Grund des Phänomens nicht wie bei der eben widerlegten Annahme in einem gewissen zeitlichen Associationsgefühle, gleichsam einer Art von permanenter Erinnerungsvorstellung zu suchen. So deducirt z. B. Mendelssohn (Morgenstunden Thl. I. 1786. 8. S. 49.) die Ursache der Erscheinung auf folgendem Wege. Der Schmerz (und die Empfindung) habe ursprünglich kein Merkmal des Räumlichen oder Oertlichen. Nur die durch die Sinne des Gesichtes und des Getastes gemachten Erfahrungen setzten uns in den Stand, dem Objecte des Schmerzes seine Oertlichkeit in dem Körper nachzuweisen. Wir verdanken also die Möglichkeit einer genaueren Localisation der schmerzhaften Empfindungen nur einer gewissen, auf Empirie der Sinnesorgane beruhenden Ideenverbindung. Unvollständige Induction führe uns sehr häufig zu der Ueberzeugung von Gewifsheit. Und so sei die actuelle Existenz des Gliedes nicht absolut nothwendig, wenn wir in unserer Subjectivität eine schmerzhafte Empfindung dorthin versetzen sollen. Gruithuisen (Anthropologie 1810. 8. 200) nähert sich, wie wir bald sehen werden, einer mehr wahren und naturgemäfsen Erklärung der merkwürdigen psychologischen Erfahrung, welche er selbst an einer in der Mitte des Oberarmes amputirten Frau zu machen Gelegenheit hatte. Er legt seiner Deduction die leicht zu verificirende Erfahrung zu Grunde, dafs man durch gewaltsames Hervorschieben den N. ulnaris zwischen dem Olecranon und dem Condylus internus humeri aus seiner Furche dislociren kann, und dafs dann, sobald man ihn wiederum in seine alte Lage zurückbringt, die beiden letzten Finger der Hand sich unwillkührlich bewegen und dafs in der Haut derselben Gegend ein Gefühl von Myrmecismus entsteht. Obgleich der Reiz den Nerven in der Mitte seines Verlaufes treffe, so pflanze sich doch die motorische Affection nach den peripherischen und die sensuelle nach den centralen Enden fort. Auf gleiche Weise wirke auch die mechanische Affection irgend einer Art, welche auf das äufserste peripherische Ende des in dem Amputationsstumpfe enthaltenen, verkürzten Nerven ausgeübt wird. Die Reaction der Empfindung und der scheinbaren Bewegung sei dann durchaus noch dieselbe, als wenn die peripherischen Theile vollständig vorhanden wären. Man sieht also, dafs diese Deduction gewissermafsen den Cardinalsatz eben so unerklärt läfst, als das von Joh. Müller (Physiologie Th. I. 1835. 8. S. 385. u. 674.) aufgestellte Axiom, dafs der Stamm des verkürzten Nerven, der das vollständige Ensemble der Primitivfasern noch enthält, Empfindungen zu erzeugen im Stande ist, als sei das entfernte Glied noch an dem Körper befindlich. Ihrem Grundprincipe, ihrer Uridee nach, stimmen natürlich beide Vorstellungsarten vollkommen mit einander überein.

Um nun die Ansicht vollständig zu widerlegen, als beruhten die Integrationen auf gewissen Erinnerungsgefühlen (s. z. B. die Darstellung dieser Ansicht bei Steifensand über die Sinnesempfindung 1831. 8. S. 29.) untersuchte ich solche Individuen, welche mit verstümmelten Extremitäten geboren waren. Hier fand sich die Integration interessanter Weise genau so vollständig, als bei Amputirten. Am tauglichsten sind diese Versuche an solchen Menschen anzustellen, welche ohne Finger oder ohne Zehen mit mehr oder minder verkürzten oder vollständigen Rumpfgliedern geboren sind. In allen Fällen, die ich untersuchte (4 der Zahl nach), wurden die Gefühle vollkommen vervollständigt. Den interessantesten der Art hatte ich in Breslau wahrzunehmen Gelegenheit. Ein Mädchen, gegenwärtig

19 Jahre alt, war mit einer durchaus normalen oberen Extremität geboren. An der linken obern Extremität fanden sich zwar Oberarm und Vorderarm vollständig gebildet; allein die Metacarpalknochen waren ungefähr um die Hälfte verkürzt und nahmen von innen nach aufsen an Länge ab, während alle knochigten Phalangenrudimente fehlten und an der Stelle der Finger sich mehr oder minder reihenförmig gestellte und unvollkommen organisirte Warzen vorfanden. (Tab. II. Fig. 45.) Die einzige an diesem mifsgebildeten Stumpfe mögliche Bewegung war eine ziemlich vollkommene Flexion und Extension der gesammten verstümmelten Hand, ohne Zweifel dadurch erzeugt, dafs die M. M. flexores carpi radialis und ulnaris, so wie die M. M. extensores carpi radialis longus et brevis und der M. extensor carpi ulnaris ihre vollständigen Anheftungspunkte hatten. Nur war die Gröfse der möglichen Krümmungsbewegung ungefähr um 15—20° kleiner, als in dem normalen Verhältnisse. Von selbst erklärte das Mädchen (wie dieses alle ihre Gefühle mit Bestimmtheit auffassenden Amputirten oder von ihrem Fötusleben her Verstümmelten ohne Ausnahme thun), dafs sie stets die Empfindung habe, als besitze sie auch an der linken Seite eine eben so unvollständige Handfläche nebst den fünf Fingern, als an der rechten. So entschieden nun auch die Zeugnisse der Sinne, des Gesichtes und des Getastes dagegen sprachen, so waren auch hier, ganz wie bei den Amputirten, die inneren, der Wirklichkeit nach unrichtigen integrirenden Gefühle nie zu vernichten. Umbindung des gesammten Stumpfes erzeugte auch hier die Perception des Myrmecismus in den Fingern. Anhaltender Druck auf den N. ulnaris brachte ebenfalls das scheinbare Einschlafen der drei äufseren Finger hervor. Nur in den Traumvorstellungen fand sich jene, bei alten Amputirten ebenfalls vorkommende mehr dunkle und unbestimmte Integration. In mehr oder minder vollkommenem Grade lieferte die Untersuchung der anderen Individuen dieselben Resultate. Ich mufs nur bemerken, dafs die Vorstellung der Integration bei solchen Individuen lebhafter sind, denen alle peripherischen Endtheile z. B. sämmtliche Finger fehlen, als bei solchen, welche in dieser Hinsicht vollkommener organisirt sind, die z. B. noch einen Daumen oder Daumen und Zeigefinger besitzen.

Auf den ersten Blick scheint bei solchen Personen, deren Mittelglieder durch Hemmungsbildungen verkürzt oder mangelhaft sind, die Integration gänzlich zu fehlen. Allein eine genauere und sorgfältigere Beobachtung lehrt uns, das dieses durchaus nicht der Fall sei; dafs hier das Phänomen nur gewisse gesetzmäfsige Modificationen erleide. Ist nämlich das peripherische Endglied vollständig, so bezeugt zwar auch der innere Sinn des Verstümmelten die Anwesenheit der Mifsbildung. Allein nie hat das Individuum das richtige Längenmafs des verkürzten Theiles in seiner Vorstellung. Bei Manchen tritt dieses schon während der normalen Thätigkeit der Sinne hervor, bei Manchen dagegen erst dann, wenn man sie bei verschlossenen Augen an der normalen Extremität die Länge der verkürzten angeben läfst. Den ersteren Fall sah ich am deutlichsten bei einem Individuum, dessen linke obere Extremität durchaus normal war, dessen rechte dagegen sich bedeutend verkürzt zeigte, dafs sie nur bis etwas über das Ellenbogengelenk des gesunden Armes hinausragte. Der Oberarm hatte so ziemlich seine normale Länge und seine regelrechte Bildung- Nur schienen, so weit man durch die Weichtheile hindurchfühlen konnte, die Condyli des Ellbogengelenkes verkümmert zu sein. Auf den ersten Blick glaubte man den Vorderarm gänzlich zu vermissen. Bei genauerem Durchfühlen nahm man aber wahr, dafs wohl ein kleines Rudiment des Radius und ein noch kleineres, äufserst verkrümmertes Stückchen Ulna existirte. Das Olecranon schien vorhanden zu sein. Dagegen [illegible] sich über die Beschaffenheit der Carpusknochen nichts Sichere ermitteln. Die Ossa metacarpi und die Phalangen fanden sich ganz vollständig. Die Hand war in dem höchst unbeweglichen Carpalgelenke nach innen gedreht. Eben so waren auch einige Phalangen mehr oder minder vollständig anchylosirt. Der Oberarm hatte bis an das untere Ende des Deltoideus seine durchaus normale Fülle, wurde aber in seinem ferneren Verlaufe auffallend dünner, je mehr er sich seinem Ende näherte. Die Hand war im Ganzen (und in ihren einzelnen Theilen auf gleichmäfsige Weise) viel zu klein und schwitzte in ihrer Hohlhandfläche fortwährend bei allem Wechsel der Temperatur des Körpers und der der äufseren Luft. Durch Uebung vermochte das Individuum die verstümmelte Extremität zu einer fast unglaublichen Menge von Manipulationen zu gebrauchen; wurde aber, wie natürlich, hier auf jedem Schritte an die Mifsbildung des Armes erinnert. Nichts desto weniger existirte in ihm die unabweisbare Vorstellung, dafs die rechte obere Extremität in derselben Vollkommenheit existire, als die linke. Selbst wenn die unmittelbare Sinnesperception, sei es durch das Gesicht oder das Getast, in demselben Momente das Gegentheil nachwies, blieb doch die innere Integration durchaus dieselbe und durchaus eben so vollständig. Bei solchen Individuen, an denen die Mittelglieder der unteren Extremitäten verkürzt sind, scheinen die Gefühle der Integration zwar von dem beständigen, durch die Wirklichkeit gelieferten Gegenbeweise sehr unterdrückt, doch auch nicht immer, wie ich erfahren habe, gänzlich vernichtet zu werden.

Läfst man solche verstümmelte Individuen, denen das Gefühl der Integration nicht immer trotz aller realer Gegenbeweise vorschwebt, mit verbundenen Augen die Länge ihrer verkürzten Extremität an ihrer gesunden mafsweise angeben, so wird man allgemein finden, dafs sie dann die Länge stets gröfser darstellen, als sie actuell ist, oder dafs sie überhaupt nur bestimmen, dafs ihrem Gefühle nach die verstümmelte Extremität sich weiter erstrecke, ohne dafs ihnen die ganze exacte Bestimmung der äufsersten Endbegrenzung möglich wäre. Auf eine sehr ausgezeichnete Weise sah ich dies bei einem Individuum, dessen rechte obere Extremität ganz vollkommen ausgebildet war, dessen linke Hand dagegen unmittelbar an der Schulter ansafs. Die subjective Längenangabe kam mehr als der Hälfte des rechten Armes gleich.

Bei solchen Personen, denen beide obern oder beide untern oder alle vier Extremitäten zugleich fehlen, müssen sich die Verhältnisse so darstellen, wie bei uns die Blendungsbilder und die Traumgestalten sich zeigen, d. h. sie setzen das Phänomen local aufser sich in eine subjectiv percipirte Entfernung, vermögen aber nie die Distanz dieses subjectiven, scheinbar objectiven Sinnen- oder Gedankenbildes zu bestimmen. Dasselbe ist auch bei den subjectiven Gesichterscheinungen von solchen Blindgeborenen der Fall, welche die zur Erzeugung subjectiver Phänomene nöthigen nervösen Theile in vollkommener Integrität besitzen. Auch sie percipiren die ihrem Auge durchaus immanenten Lichterscheinungen aufser sich; sie vermögen aus keiner Entfernung bestimmt aufzufassen und setzen daher, überdiefs noch durch ihr fortwährend geübtes Tastgefühl verleitet, wenn sie durch die Operation z. B. des Staarschnittes oder der künstlichen Pupillenbildung sehend gemacht werden, alles unmittelbar vor sich. Auf eine analoge, wenn auch nicht vollkommen gleiche Weise ergeht es uns im Traume. Wir haben zwar immer das Bewufstsein, dafs es Distanzen gibt, dafs die verschiedenen Objecte in verschiedene Entfernungen des Raumes vertheilt sind. Allein das Mafs dieser Entfernung ist durchaus phantastisch und unsern reellen Erfahrungen meist widersprechend. Wir durcheilen im Traume weite sinnliche und geistige Räume, wenn wir uns auch wachend der Unmöglichkeit solcher Reisen noch so sehr bewufst sind.

Wenn die schon früher angeführten Versuche von Leuten, welche die Endglieder beider oberen oder beider unteren Extremitäten verloren haben, unwiderleglich beweisen, dafs die Integration der Gefühle auf keiner Analogievorstellung in Rücksicht eines an dem Körper noch befindlichen Theiles beruhen, so lehren die an den mit verstümmelten Extremitäten Geborenen evident, dafs von Gedächtnifs- oder Erinnerungsvorstellungen bei eben dieser Erscheinung gar nicht die Rede sein kann. Es giebt vielmehr ein Vergnügen, eine Tendenz der beständigen Ingration, die zu den rein objectiven sensuell-materiellen Actionen der geistigen Thätigkeit gehört, die trotz allen Gegenzeugnisses der Sinne, des Bewufstseins, der Psyche ungestört und ununterbrochen fortdauert. Das letztere ist zu merkwürdig, als dafs man sich damit begnügen sollte, den so paradoxen aber durch die mannigfachsten Erfahrungen so fest begründeten Satz als Axiom d. h. den Anfang unserer Unwissenheit oder die Grenze unseres Wissens aufzustellen. Versuchen wir daher, wenn auch auf hypothethischem Wege — und wie geht dieses bei Gegenständen der Art gegenwärtig noch anders? — fernere Erklärungsmomente des unzweifelhaften höchst wichtigen Factum aufzusuchen.

Wir haben oben gesehen, dafs Gruithuisen durch ein willkührlich anzustellendes Experiment nachwies, dafs ein in der Mitte gereizter Körpernerv an seinen peripherischen Enden motorisch und sensuell reagire, dafs Joh. Müller, welcher in seiner Nervenphysik ebenfalls mehrere Versuche der Art anführt, dasselbe in den Lehrsatz umänderte, die Vollständigkeit der in dem verkürzten Nerven enthaltenen Primitivfasern bedinge die vollständige peripherische, subjective Reaction. Das Factum, dafs die Durchschneidung, oder die mechanische oder die chemische Reizung innerhalb der Continuität eines Nerven in seiner peripherischen Verbreitung empfunden werde, die Versuche mit der lokalen Reizung der gesammten oder einzelnen Nervenstämme in dem Amputationsstumpfe oder in der von der Fötuszeit her verkümmerten Extremität u. dgl. setzen ebenfalls jenen eben angeführten Satz aufser Zweifel. Sollte sich aber kein höherer Grund dafür aus dem Schatze unseres gegenwärtigen materiellen Wissens auffinden lassen?

In meiner allgemeinen Anatomie des Nervensystemes (s. über den Verlauf und die letzten Enden der Nerven S. 109.) habe ich nachgewiesen, dafs die Primitivfaser der Körpernerven an ihren peripherischen Enden Umbiegungsschlingen bilden, dafs sie ununterbrochen in die Primitivfasern der weifsen Substanz des Gehirnes und des Rückenmarkes übergehen, dafs diese im Hirne wiederum mit Endumbiegungsschlingen schliefsen, welche die Kugeln der grauen Belegungsmasse umspinnen und durch diese Combination die sogenannte gelbe Substanz erzeugen. Ich wies ferner nach, dafs in dem Nervensysteme nicht blofs der rechten und linken Seitenhälfte, sondern auch des Centrums und der Peripherie eine bewundernswerthe, nach der Localität nur nothwendig modificirte, hohe Symmetrie herrsche. Wie es ferner nur angeht, durch Wahrscheinlichkeitsgründe unterstützt, suchte ich zu entwickeln, dafs die Kugeln der Belegungsmassen die rein activen, thätigen und schaffenden, die Primitivfasern dagegen die rein passiven, empfangenden und leitenden Organe des Nervensystems seien, dafs die letzteren eine Menge elliptischer Schlingen bildeten, deren Umbiegungen (Endumbiegungsschlingen der Primitivfasern) sich einerseits in dem Gehirne, an der Grenze der Kugeln der Belegungsmasse, andrerseits in der Peripherie, in den peripherischen Organen und zwischen den peripherischen Organtheilen vorfänden; dafs sich nur gleichartige Primitivfasern (sensible mit sensiblen und motorische mit motorischen) mit einander verbinden. Allgemein gilt es nun, dafs jede morphologische Eigenthümlichkeit zugleich eine functionelle bedingt; ja die letztere ist doch in Rücksicht der eigenthümlichen und specifischen Energieen nur der ideelle, geistige Ausdruck der materiellen, anatomischen Conformation. Wenn daher die centralen Endumbiegungsschlingen auf die anliegenden Kugeln der Belegungsmasse einwirken, so reagiren diese (durch Perception, Empfindung und Bewegung) so, dafs die Kette vollkommen geschlossen wird. Daher denn in dem peripherischen Theile Empfindung und Bewegung. Die eigenthümliche Reaction (nicht

Action) geht also primär von dem centralen Ende der Primitivfasern und den Kugeln der Belegungsmasse, also von Theilen aus, die unverändert bleiben, die peripherische Partie mag existiren oder nicht. Die Combination bleibt immer dieselbe; der geistige Ausdruck, die Perception der geschlossenen Primitivfaserkette bleibt immer unverändert, sie mag an ihrem peripherischen Ende unterbrochen oder verkümmert sein. Die Annahme, dafs in den elliptischen Schlingen nur gleichartige Primitivfasern sich verbinden — eine Hypothese, die dadurch bestätigt zu werden scheint, dafs nicht jede Empfindung sogleich Bewegung und umgekehrt erregt — bestätigt nur den aufgestellten Erklärungsgrund. Denn wo bei den von der Geburt verkümmerten Gliedern noch die Beweglichkeit rudimentär vorhandener Muskeln existirt, wird diese Bewegung auch so percipirt, als sei das Glied vollkommen ausgebildet. Wo dieses dagegen, wie bei allen Amputirten nicht der Fall ist, da bleibt zwar das Gefühl, als sei das entfernte Glied noch an dem Körper. Es ruht jedoch in einer bestimmten unverrückten Stellung.

Dafs nun aber diese innere, offenbar von der Wechselwirkung der centralen Endumbiegungsschlingen der Primitivfasern und der Kugeln der centralen Belegungsmasse ausgehenden Perception — um mich so auszudrücken, diese geistige Reproduction der materiellen Symmetrie des peripherischen Nervensystemes — nach aufsen versetzt werden, liegt eben in unserem geistigen Wesen überhaupt. Dieses Moment bedingt schon den Unterschied zwischen den höheren und niederen Sinnen. Das Auge, offenbar unser geistiges Sinnesorgan, besitzt schon diese Fähigkeit im höchsten Grade. Wir können, wie Steinbach auch treffend bemerkt, (Beitrag zur Physiologie der Sinne S. 185.) uns selbst die absolute Finsternifs nicht anders als räumlich, als ausgedehnt denken. Alle unsere geistigen Thätigkeiten basiren sich aber, sei es materiell oder ideell, auf jener Actio in distans.

Der Arzt hat häufig zu beobachten Gelegenheit, wie sehr materielle Verhältnisse des Körpers auf die psychische Thätigkeit wider Willen, und theils mit, theils ohne Bewufstsein einwirken. Das eben besprochene — und vielleicht zu weitläuftig besprochene — physiologisch-psychologische Factum liefert einen eclatanten Beweis, wie materielle Verhältnisse und dadurch bedingte ideelle Actionen des Nervensystemes gegen alles Zeugnifs der Sinne (Auge und Tastsinn), des Bewufstseins und Willens ihre siegreichen Einflüsse behaupten.

Die subjective Physiologie ist erst in der neuern und neusten Zeit ein Gegenstand ächter wissenschaftlicher Bearbeitung und Benutzung geworden. Das Schwankende, welches in allem Subjectiven liegt, die Möglichkeit, durch die eigne Willenskraft alles in das Bereich angeblich empirischer Facta hineinzubringen, scheint früherhin von der genaueren Bearbeitung dieses so reichen Feldes abgehalten zu haben; ja es scheint noch gegenwärtig demselben das allgemeine Vertrauen zu entziehen. Den letzteren Uebelstand zu heben, dürften die oben behandelten Objecte geeignet sein. Der Mensch besitzt aber nicht blofs die Fähigkeit, äufsere und fremde Gegenstände zu beobachten, er vermag auch viele innere Theile seines eigenen Organismus so genau kennen zu lernen, als dieses durch die Zergliederung des todten Leichnames oder die Beobachtung des gequälten Thieres möglich ist. In den subjectiven Gesichtserscheinungen kann er die Gestaltungen der Blutgefäfse, der Blutkörperchen, der Pigmentkörperchen des Corpus ciliare seines eigenen Auges wahrnehmen; in den subjectiven Tönen vermag er die Conformation seines Vestibulums zu hören; in den Druckversuchen der Nerven ist es möglich, den Verlauf der Nervenäste seines eigenen Körpers zu studiren. Mittheilung der subjectiven Gefühle kann ihn über diese Verhältnisse bei seinen Nebenmenschen belehren. Pathologische Abweichung gröfserer oder geringerer Art vermögen so ebenfalls wahrgenommen zu werden und so wird z. B. ein doppelter unterer Ast der Vena centralis retinae durch den bekannten Versuch, der dieses Gefäfs bis zu seinen feinsten Verästelungem in den subjectiven Gesichtsfelde zum Vorschein bringt, augenblicklich und mit der gröfsten Evidenz an dem lebenden Menschen erkannt.

Erklärung der Abbildung.

Fig. 45. Linearumrifs des in der Abhandlung erwähnten verstümmelten Armes.

a. Profilansicht. b. Ansicht von vorn.

Nachträge zu der kritischen Darstellung der physiologischen Leistungen des Jahres 1835.

Vergleichende Anatomie und individuelle Entwickelungsgeschichte.

Bei den Phryganiden vermindert sich im Laufe der individuellen Entwickelung die Zahl der Knoten der Ganglienkette fast gar nicht. In der Larve von Phryganea striata L. besitzt das Nervensystem keinen beträchtlichen Umfang. Der Kopf enthält drei Knoten. Zwei von diesen, welche über dem Oesophagus zwischen den Muskeln der Mandibeln liegen, constituiren das sogenannte Gehirn. Sie sind überdiefs die einzigen Knoten, welche hier oberhalb des Schlundes vorkommen. Aus ihnen entspringen aufser den beiden N. N. opticis und einigen nach vorn abgehenden Fäden zwei Zweige, welche sich mit dem unter dem Oesophagus liegenden Knoten vereinigen und so das Halsband hervorbringen. Das unter dem Oesophagus befindliche Ganglion hat eine eiförmige Gestalt und verbindet sich durch zwei Stränge mit dem vordersten Brustknoten. Jeder dieser Knoten ist nicht gröfser, als ein einzelnes Körperganglion. Ihre Kleinheit entspricht auch der geringen Ausdehnung des Kopfes. In dem aus drei Gliedern bestehenden Thorax finden sich in jedem der drei Glieder zwei neben einander liegende Knötchen, ähnlich denen, welche das Gehirn bilden. Aufserdem besitzt das dritte noch ein einfaches, hinter seinem Knotenpaare gelegenes zweites, rundliches Ganglion, welches beträchtliche Nerven aussendet. Alle werden durch Doppelstränge mit einander verbunden. Die Ganglien des Abdomens sind schon variabler und nehmen um so mehr an Umfang und Bedeutung ab, je mehr sie sich dem hinteren Ende des Körpers nähern. Neben dem Ganglion des ersten Bauchringes, welches ziemlich grofs und von eiförmiger Gestalt ist, findet sich in seltenen Fällen ein kleineres zweites Knötchen. Der zweite Ring hat in der Regel kein selbstständiges Ganglion und erhält seine Nerven von dem vorhergehenden Knoten. Dagegen besitzt jedes der drei folgenden Ringe ein nach hinten abgerundetes Ganglion. In dem sechsten Bauchringe finden sich in der ausgebildeten Larve die hintersten Ganglien, da das Nervensystem wie gewöhnlich verkürzt ist. Es existiren hier drei Knötchen, ein vorderes, rundliches, ein mittleres, kleineres und ein hinteres, eiförmiges, von welchem die Nerven des 7ten bis 9ten Bauchringes abgehen. In der Nymphe und dem vollkommenen Insekte hat das Nervensystem dieselbe Conformation. Die Zahl der Knoten, so wie die Stelle der hinteren Endigung des Ganglienstranges ist fast dieselbe, wie in der Larve Wichtigere Veränderungen zeigen sich besonders an dem Nervensysteme des Kopfes und der Brust. Das Hirn zeigt vier Lappen, nämlich zwei mittlere Hirnlappen und zwei seitliche Lobi optici, welche letztere die N. N. optici absenden. Aufserdem kommen aus dem Gehirne Nerven für die Antennen und für die Stirngegend. Ueberdies gehört noch zu dem Gehirne ein unter dem Oesophagus befindlicher Knoten, der durch die seitlichen Zweige des Halsbandes mit dem Gehirne vereinigt ist und zwei Stränge nach dem ersten Brust-Ganglion absendet. Die drei Ganglien des Thorax sind in dem ausgebildeten Thiere gröfser und einfach. Das Nervensystem des Bauches dagegen gleicht beinah vollkommen dem der Larve.

Bei der Larve Genus Phryganea verläuft der Darmkanal gerade von dem Munde zu dem After ohne Windungen zu machen. Dieses ist um so merkwürdiger, da diese Thiere von vegetabilischer Kost leben. Allein die Kürze des Darmkanales wird durch die beträchtliche Dicke derselben gewissermafsen ersetzt. Der Schlund reicht bis zum dritten Halsringe, besitzt keine Falten und geht äufserlich allmählig in den Vormagen über, zeigt aber an seinem Ende innerlich eine Klappe. Der Vormagen reicht bis zu dem fünften oder sechsten Bauchringe. Er ist sehr bedeutender Ausdehnung durch Speisen fähig, zeigt äufserlich zahlreiche Querfalten und ist überdiefs noch mit longitudinalen, so wie mit stärkeren transversalen Muskelfasern versehen. Seine innere Haut besitzt aufser mehr unregelmäfsigen Querfalten deutliche Papillen. An dem Ende desselben inseriren sich die Gallengefässe. Der Darm nimmt nur den 7ten bis 9ten Ring ein. Er zerfällt in den im siebenten Ringe befindlichen dünnen und den übrigen dicken Darm, der an seiner Innenhaut weichere, zahlreichere und gröfsere Falten besitzt, und einen drei Mal so starken Durchmesser bot. Am dicksten ist er oben, wo er die Hirngefäfse aufnimmt. Die mit Unrecht sogenannten Gallengefäfse bestehen aus fünf Coecis jederseits, die sich auf das mannigfachste uuter einander verwickeln. Die Harngefäfse sind in der Larve überaus fein und kaum darstellbar. Die Sericostomen stimmen in Rücksicht des Darmes fast gänzlich mit den Phryganeen überein. Aber in den Hydropsycheen ist der dünne Darm sehr klein; der dicke Darm dagegen stärker entwickelt. Die Gallengefäfse sind kürzer und die Vasa urinaria fehlen gänzlich. In der Lymphe wird der Vormagen so dünn, als der Schlund ist. Es bilden sich auch in ihm drei leise angedeutete Abtheilungen. Die hinterste von diesen erweitert sich späterhin beträchtlich. Der dünne Darm verlängert sich. Der dicke Darm verliert seine früheren beiden Wärzchen, während die Harngefäfse schwinden, und beginnt starke, aber wenig zahlreiche Querfalten zu erhalten. In dem ausgebildeten Insekte geht die erste Abtheilung des Vormagens verloren. An deren Stelle erscheint der dicke Schlund. Der zweite wird noch beträchtlicher und verwandelt sich in einen wahren Magen. Die dritte Abtheilung endlich besteht dann aus zwei Magen. Der dünne Darm hat sich bedeutend vergröfsert und gewunden. Der gesammte Darmkanal hat sich zwar absolut nicht verlängert; besitzt aber jetzt eine bedeutende relative Länge, da der Umfang des Thieres sich in dem Laufe seiner Metamorphose verkleinert. Der Oesophagus ist sehr dünn, an allen Stellen von gleichem Durchmesser, mit Längenfasern versehen und erstreckt sich bis zur Vereinigung des Thorax mit dem Abdomen. Der erste der drei Mägen erstreckt sich längs der beiden vordersten Ringe des Bauches, nimmt den Schlund nicht in seiner Mitte, sondern etwas nach rechts hin auf, besitzt ähnliche Häute, wie der Schlund und bildet überhaupt eine ziemlich grofse Tasche. Der zweite

Magen ist sphärisch, besitzt sehr deutliche Querfalten und stellt das wahre Digestionsorgan dar. Der dritte mehr kugelige Magen nimmt an seiner Basis die Gallengefäfse auf; der dünne Darm macht hier ein Drittel bis ein Viertel des gesammten Darmkanales aus, hat überall denselben Durchmesser und schnürt sich nur bei seinem Uebergange in den dicken Darm etwas ein. Dieser hat daher dünne Häute und nimmt gegen den After hin an Umfang ab. Das Tracheensystem, wie das Rückengefäfs bieten nicht besonders Merkwürdiges dar.

In den Larven der Phryganiden finden sich sowohl auf der Bauch- als auf der Rückenseite Blindsäcke, die sich nach aufsen öffnen und auf welchen sich die Tracheen ramificiren. Diese Organe variiren sehr. Sie zeigen sich selbst in sehr verwandten Insekten überaus verschieden.

Die männlichen Geschlechtstheile bestehen bei den Phryganiden aus den Hoden, den Samengefäfsen, der Samenblase, dem Ejaculationskanal und der Ruthe. Die Hoden erscheinen als zwei nierenförmige weifsliche Körper, welche in dem vierten, fünften und sechsten Ringe liegen. In ihrem unteren Drittheile befindet sich das Vas deferens, welches in seinem Verlaufe einige Biegungen macht und sich in die Samengefäfse öffnet. Diese bilden zwei Coeca von beträchtlichem Durchmesser, verdünnen sich nach unten, schwellen endlich in eine Art Sack an und verbinden sich kurz vor ihrem Ende zu einem einzigen, sehr durchsichtigen Vas deferens. Die Samenblase besteht aus einer ovalen, unmittelbar hinter der Ruthe liegenden Anschwellung und öffnet sich einerseits in den Canalis deferens, anderseits in den Ejaculationskanal. Dieser letztere bildet die Axe der Ruthe. Die weiblichen Genitalien bestehen aus den Eierstöcken, den Vaginalbläschen, einem zweiten Paare von Bläschen, der Copulationstasche und dem Oviduct. Die Ovarien bilden zur Zeit der Verpuppung jederseits einen kleinen länglichen Körper, der in zwei sehr feinen Fäden endigt. Im ausgebildeten Zustande enthalten sie Schläuche, die mit um so weiter entwickelten Eiern gefüllt sind, je tiefer diese liegen. Die Vaginalbläschen sind zwei blinddarmförmige Röhren, welche offenbare Analoga der Samenblasen des Männchen darstellen. Das zweite Bläschenpaar besteht ebenfalls aus blinddarmförmigen Bläschen, die an dem hinteren Theile des Oviductes liegen. Sie öffnen sich unter den vorhergehend genannten Taschen durch einen feinen Kanal. Die Copulationstasche bildet eine grofse, eiförmige, weiche Blase, in deren Mitte ein kleiner, nach dem Kopfe hin gerichteter einfacher Blinddarm mündet. An der Basis des letzteren geht der die Tasche mit dem Eileiter verbindende Kanal aus. Der Oviduct selbst ist ein abgeplattetes Rohr von überall gleichem Durchmesser, der durch die Vereinigung der beiden Vaginalbläschen entsteht, den Kanal der Copulationstasche, die Trompeten und die beiden anderen Bläschen aufnimmt und die Länge des letzten Ringes nicht übersteigt. Pictet. XCVI. 62 — 104.

I. Namenregister

der in der kritischen Darstellung der physiologischen Leistungen des Jahres 1835 genannten Schriftsteller.

(Die Zahlen bedeuten die Seitenzahlen des Repertoriums.)

II. Verzeichnifs

der Materialien, deren in der kritischen Darstellung der physiologischen Leistungen des Jahres 1835 Erwähnung geschieht.

III. Verzeichnifs

der Namen der in den eigenthümlichen Abhandlungen des ersten Bandes citirten Schriftsteller.

IV. Verzeichnifs

der in den eigenthümlichen Abhandlungen berührten Objecte.

Gedruckt bei Brandes u. Klewert.

Inhalt

des dritten und vierten Heftes.

(III.)

(IV.)

Berichtigung.

In der Ueberschrift der hier gegenüberstehenden, das Heft eröffnenden Abhandlung statt: I. Kritische Darstellung lies: X. Kritische Darstellung.

S. 202. statt: Bussaria verualis lies: Bursaria vernalis.

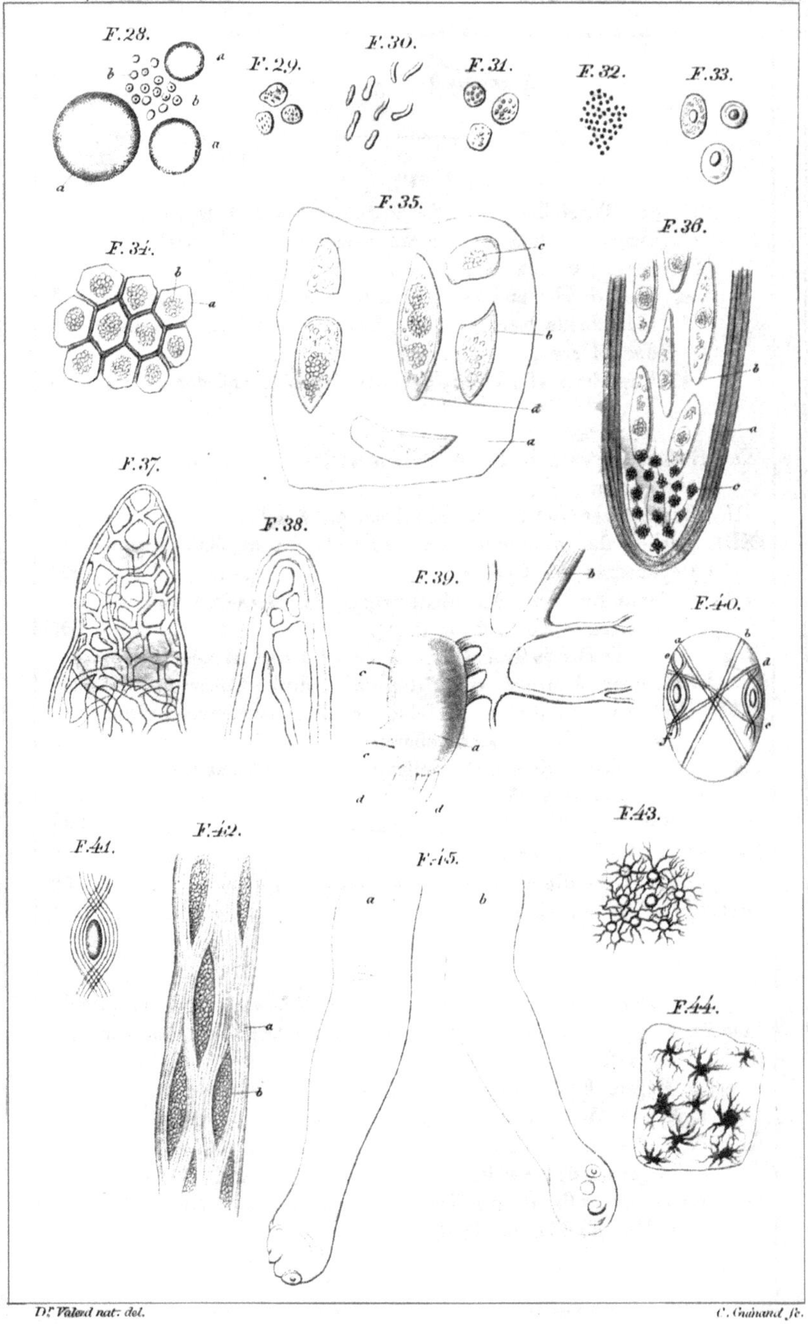

Dr. Valent. nat: del. C. Guinand sc.

Inhalt.

Von diesem Repertorium, dessen erstes Doppelheft wir dem Publikum im August v. J. übergeben haben, wird jährlich ein Band in vier zwanglosen Heften erscheinen.

Die Bogenzahl der Hefte kann nicht gleichmäfsig abgemessen werden, doch wird der vollständige Band 24 Bogen mit den nöthigen Kupfertafeln enthalten. Preis des Bandes $2\frac{1}{2}$ Rthlr. Subscr. Preis.

Das gegenwärtige zweite, den ersten Band beschliefsende Doppelheft enthält ein vollständiges Namen- und Sachregister über denselben.

Berlin, im Februar 1837.

Veit & Comp.

FSC
www.fsc.org
MIX
Papier | Fördert gute Waldnutzung
FSC® C083411

Kolibri 360 GmbH
Ferdinand-Jühlke-Straße 7
99095 Erfurt, Deutschland
produktsicherheit@kolibri360.de